神经系统

疑难病例诊断剖析

（第2辑）

主　审　蒋景文

主　编　刘银红

副主编　陈海波　秦绍森　刘　芳

编　委（以姓氏笔画为序）

于会艳	北京医院神经内科	陈海波	北京医院神经内科
王大明	北京医院神经外科	胡夏生	北京医院神经内科
刘　芳	北京医院神经内科	侯世芳	北京医院神经内科
刘银红	北京医院神经内科	秦绍森	北京医院神经内科
苏　闻	北京医院神经内科	殷　剑	北京医院神经内科
李淑华	北京医院神经内科	高　平	北京医院神经内科
张　华	北京医院神经内科	龚　涛	北京医院神经内科
张劲松	北京医院病理科	盛爱珍	北京医院神经内科
陈　涓	北京医院放射科	蒋　云	北京医院神经内科

人民卫生出版社

·北京·

图书在版编目（CIP）数据

神经系统疑难病例诊断剖析. 第 2 辑 / 刘银红主编
. —北京：人民卫生出版社，2020.8
ISBN 978-7-117-30235-7

Ⅰ. ①神… Ⅱ. ①刘… Ⅲ. ①神经系统疾病－疑难病
－诊疗 Ⅳ. ①R741

中国版本图书馆 CIP 数据核字（2020）第 129892 号

人卫智网	**www.ipmph.com**	医学教育、学术、考试、健康，购书智慧智能综合服务平台
人卫官网	**www.pmph.com**	人卫官方资讯发布平台

神经系统疑难病例诊断剖析 第 2 辑
Shenjing Xitong Yi'nan Bingli Zhenduan Pouxi Di 2 Ji

主　　编：刘银红
出版发行：人民卫生出版社（中继线 010-59780011）
地　　址：北京市朝阳区潘家园南里 19 号
邮　　编：100021
E - mail：pmph @ pmph.com
购书热线：010-59787592　010-59787584　010-65264830
印　　刷：三河市潮河印业有限公司
经　　销：新华书店
开　　本：787 × 1092　1/16　印张：18
字　　数：449 千字
版　　次：2020 年 8 月第 1 版
印　　次：2020 年 9 月第 1 次印刷
标准书号：ISBN 978-7-117-30235-7
定　　价：118.00 元
打击盗版举报电话：010-59787491　E-mail：WQ @ pmph.com
质量问题联系电话：010-59787234　E-mail：zhiliang @ pmph.com

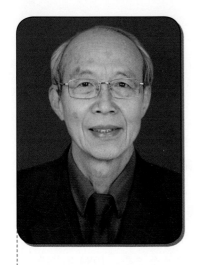

　　蒋景文　1930年出生。主任医师,教授,中央保健专家顾问。1953年7月毕业于上海第一医学院医学系。1979年曾至美国加州大学医学院任访问学者。1983年曾至日本研修。1990年及1992年曾分别至美国、北欧及英国考察。1986—1997年曾任北京医院神经内科主任,并被聘为北京医科大学(现北京大学医学部)兼职教授。现任职于北京医院神经内科,兼任北京市神经内科会诊中心会诊专家及中国人民解放军总医院肌肉神经病会诊中心会诊专家。曾任《中国神经免疫学和神经病学杂志》副主编及中华医学会北京分会神经病学会委员及脑电学组委员。发表论文30余篇,参与医学著作编写7部。多次获得"中央保健先进个人",2011年荣获"中央保健委员会保健工作杰出专家"称号,2017年8月荣获人力资源和社会保障部、国家卫生计生委和国家中医药局"全国卫生计生系统先进工作者"称号。

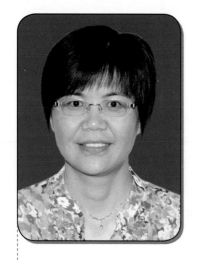

刘银红 1966 年出生。主任医师，医学博士。现任北京医院神经内科副主任兼保健医疗部神经专科主任，北京大学医学部硕士生导师。兼任中国老年保健医学研究会保健管理分会常委、慢性病防治委员会常委，中国微循环学会糖尿病和微循环专业委员会糖尿病神经病变学组副组长，北京自然科学基金评委。1989 年毕业于上海医科大学医学系。1993—1996 年师从蒋景文教授从事肌电图和神经电生理学研究，获医学硕士学位。2002—2005 年师从许贤豪教授、崔丽英教授从事重症肌无力的神经电生理学研究，获中国协和医科大学临床医学博士学位。2006 年晋升为主任医师。2006—2007 年在美国辛辛那提儿童医院神经科做访问教授。

　　长期从事神经肌肉疾病和脑血管病的临床和研究工作。负责完成中央保健委员会"缺血性脑血管病急性期脑灌注 CT 成像与临床的相关性研究"以及人事部留学回国资助经费"缺血性脑卒中静脉溶栓患者的多模式 CT 研究"等研究课题多项。发表核心期刊论文 40 余篇。主编专著《神经系统疑难病例诊断剖析》，参与撰写医学专著 5 部。

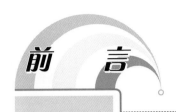

前　言

《神经系统疑难病例诊断剖析》自 2013 年出版后,受到了神经科医师的一致好评。这种理论结合实践、内容难度循序渐进以及针对每个病例深入讨论和分析的写作手法,对临床实践起到了较好的指导作用,对此我们也备受鼓舞。在此背景下,我们撰写了《神经系统疑难病例诊断剖析》的第 2 辑。

本书收集了全新的神经系统疑难病例,共 42 例,均为经过活检、基因、造影或临床随诊确诊的病例。其中 40 例病例涉及的疾病种类完全不同于第 1 辑,另 2 例结合诊断技术的新进展,在原有基础上做了进一步讨论。

本书依然沿用第 1 辑的写作风格,编著者均为北京医院主任医师或副主任医师,涵盖的科室有神经内科、神经外科、放射科和病理科。所有病例均经蒋景文教授亲自审阅两遍,以期如实反映蒋教授的临床诊断思路。讨论部分包括最新的国内外文献,让读者能够充分了解该疾病的最新进展。

本书的另一大特色是每个病例不仅包括完整的影像学资料和病理资料,还配有治疗前后的影像对照,病例典型,图文并茂,具有较强的临床指导性和可操作性。

希望本书能对神经内、外科的研究生、高年资住院医师、主治医师及神经影像医师等在神经系统疑难病例诊治方面提供一定的借鉴。

在本书即将出版之际,我的心中充满感激。首先要感谢我的恩师蒋景文教授,他高尚的医德、严谨的治学态度深深地影响了我们,他渊博的学识和孜孜不倦的探索精神令我们由衷地赞叹和敬佩,在文稿的反复修改中我们自己也获益良多。其次我要感谢所有编委和作者们这五年多来辛勤的付出,感谢北京医院神经外科、放射科及病理科的大力支持。本书在写作过程中,引用了国内外较新的参考资料,特向原著者表示感谢。

本书特别感谢北京医院学术著作出版基金(编号:BJ-2018-190)的支持。

限于编者水平,书中若有疏漏之处,恳请同仁批评指正。

刘银红

2020 年 5 月

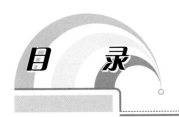

目 录

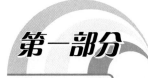

第一部分

脑与脊髓疾病

病例 1　发热伴头痛 10 余天

【病例资料】

患者，男性，61 岁。因"发热伴头痛 10 余天"于 2018 年 5 月 7 日收入院。

现病史：患者于 10 余天前无明显诱因出现发热，体温最高 39℃，伴头痛、恶心、呕吐，胃内容物为非咖啡色样物，伴全身乏力、食欲减退。无头晕、视物成双，无抽搐。5 天前就诊于当地医院，行腰穿检查，脑脊液压力不详，白细胞 488/mm³，单核细胞 74%，多核细胞 26%，Pandy 试验（+），蛋白 1.57g/L（正常范围：0.15～0.45g/L），糖 1.07mmol/L（正常范围：2.5～4.5mmol/L）。墨汁染色查隐球菌（−），抗酸杆菌（−），结核抗体（−）。胸部 CT：①双肺上叶及下叶炎症；②双肺多发索条影；③双侧胸腔少量积液伴胸膜肥厚。当地诊断为"急性脑膜炎"，给予脱水降颅内压治疗，头孢曲松、阿昔洛韦静脉滴注，治疗 1 周，效果不佳。转至我院急诊，查体：T 38.4℃，昏睡状态，脑膜刺激征阳性，双侧 Babinski 征可疑阳性。取血行血培养检查。予 20% 甘露醇、阿昔洛韦、头孢曲松和营养支持治疗。为进一步诊治收住神经内科病房。

自发病以来，患者精神状态差，食欲差，3 天未解大便，小便正常。

既往史：1984 年 9 月患者头外伤致右侧枕部颅骨损伤，行钛合金修补术，术后无明显后遗症。否认高血压、糖尿病、脑血管疾病、精神疾病病史，否认食物、药物过敏史。家中未饲养鸽子。

个人史：长期吸烟 30 年，平均 5 支 /d，长期饮酒 30 年，平均 1 两 /d（1 两 = 50g）。

婚育史：适龄结婚，育 1 子 1 女，爱人及子女体健。

家族史：否认家族遗传病史。

入院查体：T 37.0℃，P 78 次 /min，R 18 次 /min，BP 124/78mmHg。双肺呼吸音粗，可闻及细湿啰音，心律齐，各瓣膜区未闻及病理性杂音，腹软、无压痛和反跳痛，双下肢不肿。神经系统检查：嗜睡，构音欠清。双侧瞳孔等大等圆，直径 2.5mm，对光反射灵敏，眼球各向活动好，未见复视和眼震，鼻唇沟对称，伸舌居中。四肢肌力 5 级，肌张力正常，腱反射对称，双侧病理征（±）。深、浅感觉正常。共济运动正常。颈强直，双侧 Kernig 征（+）。

【入院诊断】

1. 颅内感染

　　结核性脑膜炎？

　　真菌性脑膜炎？

2. 颅脑外伤修补术后

【入院后辅助检查】

血 WBC $10.85×10^9$/L，NE 78.1%，尿、便常规正常。血生化正常。凝血象正常，D-Dimer 8 408ng/ml（正常范围：<255ng/ml）。PCT 和 CRP 正常，感染三项均为阴性。血 RF、ESR、ASO、IgA、IgG、IgM 和 IgE 均正常。血自身抗体（ANA、ds-DNA、RNP/Sm、Sm、SSA、Ro-52、SSB、Scl、Jo、MAM-M2），血 ACL，血抗中性粒细胞胞质抗体（ANCA）均为阴性。血肿瘤标志物 CA125 55.6U/ml（正常范围：<35U/ml），余项（CEA、AFP、CA153、CA199、SCC、Cyfra21-1、NSE）均在正常范围，T-spot 检测阴性。

脑电图：基本波率，后部导联示短程低波幅 9～10Hz α 节律及 α 活动。波形规整，调节尚可。快波：前部导联示散在少量低波幅 16～24Hz β 节律及 β 活动。慢波：前部导联示散在少量低波幅 4～7Hz θ 节律及 θ 活动。波幅特点：低波幅，两侧无明显不对称。调幅尚可。结论：轻度异常脑电图。

2018 年 5 月 8 日头颅 MRI：①右侧顶枕部术后改变，双侧颞叶及左侧额叶软化灶及周围胶质增生；②左侧侧脑室后角内侧条带状异常信号，不排除伪影的可能；③脑白质脱髓鞘性改变可能。增强扫描：左侧额叶病灶内缘不规则弧线样强化及向左侧基底节区延伸的条状强化影，脑膜部分强化（图 1-1）。

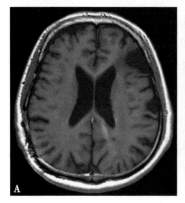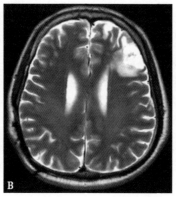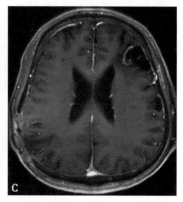

图 1-1　2018 年 5 月 8 日头颅 MRI 表现

A. T_1WI；B. T_2WI 显示左侧额叶软化灶；C. 增强扫描显示左侧额叶病灶内缘不规则弧线样强化，脑膜部分强化

【蒋景文教授初次查房】（2018 年 5 月 8 日）

病史特点：中年男性，急性起病，主要表现高热、头痛、恶心、呕吐。查体：昏睡状态，脑膜刺激征（+）。外院腰穿压力不详，脑脊液白细胞 488/mm³，明显升高，单核 74%，多核 26%，蛋白 1.57g/L，也明显升高，糖 1.07mmol/L，显著降低。墨汁染色查隐球菌（－），抗酸杆菌（－），结核抗体（－）。

定位诊断：脑膜受累，可能伴有脑实质损害。

定性诊断：考虑颅内感染，根据脑脊液化验结果，首先考虑结核性脑膜炎、真菌性脑膜炎的可能性大。其次如化脓性脑膜炎、病毒性脑膜炎也不能除外。鉴别诊断：脑膜癌病，有些患者可以发热起病，需要排除。

既往有脑外伤病史，头颅 MRI 所见左侧额叶和双侧颞叶软化灶可能为脑挫裂伤所遗留;增强 MRI 示左侧额叶病灶内缘线性强化,考虑为脑膜强化沿大脑沟回延伸所致。

建议:复查腰穿,查脑脊液常规、生化,以及病原学检查(包括结核、细菌、真菌涂片和培养),血和脑脊液病毒抗体检查,细胞学检查注意有无癌细胞。如患者病情较重,可先开始抗结核治疗。

【进一步检查】

2018 年 5 月 9 日上午复查腰穿,脑脊液压力 130mmH$_2$O,无色透明,WBC 580/mm^3,单核细胞 47.6%,多核细胞 52.4%,Pandy 试验呈弱阳性。CSF:糖 0.8mmol/L(同时血糖 6.2mmol/L),蛋白 1.022g/L,氯化物 110.7mmol/L(正常范围:120～132mmol/L)。CSF 细菌、真菌涂片和培养阴性。血和脑脊液 TORCH 检查均阴性。血和 CSF 副肿瘤抗体:CV2/CRMP5、PNMA2、Ri、Yo、Hu、Amphiphysin 均阴性。脑脊液病理:可见大量中性粒细胞,符合化脓性炎症改变;未见肿瘤细胞。

5 月 9 日下午急诊血培养回报:李斯特菌阳性。之后调整治疗方案为:青霉素钠 640 万 U/ 次静脉滴注,每 8 小时 1 次,左氧氟沙星 0.5g/ 次静脉滴注,每日 1 次。治疗 1 周后,患者体温正常,头痛基本消失,恢复正常进食,精神好,颈软,双侧 Kernig 征(+)。5 月 14 日复查 D-Dimer 2 144ng/ml。

【蒋景文教授再次查房】(2018 年 5 月 18 日)

李斯特菌脑膜炎在我国发病率低,而欧美国家发病率高,是成人脑膜炎的第三位常见原因。本病多见于免疫功能减低者,多为散发病例。西方国家曾出现食物污染引起的李斯特菌病暴发感染。

颅内感染的第一次脑脊液检查结果可能不典型,复查很重要。本例患者从两次脑脊液结果的动态变化来看,支持细菌性颅内感染。使用抗生素治疗前,行脑脊液涂片革兰染色、血和脑脊液培养对明确诊断至关重要。

本例血李斯特菌培养阳性,虽然脑脊液中细菌培养阴性,仍可确诊为李斯特菌脑膜炎。头孢类抗生素对李斯特菌病无效,青霉素类、氨基糖苷类抗生素、喹诺酮类治疗有效。因为病原体存在于细胞内,抗菌药物不易到达,治疗周期需要长些,至少用药 4 周。

【进一步诊治】

青霉素钠和左氧氟沙星继续静脉滴注 4 周,患者病情明显好转,精神好,头痛完全消失。2018 年 6 月 6 日查体:脑膜刺激征(-),神经系统无阳性体征。复查腰穿,压力 155mmH$_2$O,常规:WBC 25/mm^3,单核细胞 90%。糖 2.8mmol/L(同时血糖 6.0mmol/L),蛋白 0.445g/L,氯化物 115.8mmol/L。复查血 CA125 恢复正常。转当地医院继续治疗 2 周。

【最终诊断】

李斯特菌脑膜炎(listeria meningitis)

【讨论】

单核球增多性李斯特菌(listeria monocytogenes,LM),是一种兼性厌氧的革兰阳性杆菌,是一种细胞内病原体,取名自英国外科医生约瑟夫·李斯特,1918 年首次在一例因脑膜炎死亡士兵的脑脊液中分离出来,到 20 世纪中叶,LM 被认为是人类主要的致病菌,这可能与人类饮食习惯的变化和免疫抑制剂的使用有关。

LM 在环境中无处不在(土壤、动物、植物等),在绝大多数食品中都能找到 LM。LM 耐酸、耐低温,在 4℃以下仍然能生长繁殖,未加热的冰箱食品成为感染源,故被称为冰箱杀手,加热 > 70℃超过 2 分钟才能被杀灭。以食物为传染媒介,LM 是致命的食源性病原体,经口感染，造成中枢神经系统（central nervous system，CNS）和胎盘胎儿的靶损害。超过50%的李斯特菌病患者会出现菌血症，20%～25%CNS感染，10%～15%母婴感染。虽经积极治疗，李斯特菌病病死率仍高达16%～30%。

大约10%的健康人消化道内存在LM。LM进入人体是否得病与菌量和宿主的免疫状态有关。李斯特菌病多见于T淋巴细胞功能紊乱者，如怀孕的妇女、新生儿、老年人、免疫抑制剂治疗者，发病率升高。散发LM感染少见，为0.1～10/1 000 000。LM感染的暴发与污染食物的食用有关。西方国家李斯特菌病的发病率明显高于亚洲国家，与其喜食奶酪、熏鱼、生菜等即食食物有关。

LM感染后3～70天出现症状，健康成人可出现轻微类似流感样或胃肠道症状，易感者突然发热，剧烈头痛、恶心、呕吐、腹泻、败血症、脑膜炎、脑膜脑炎，孕妇易出现流产和死胎。LM经口进入肠道，LM的表面侵入性蛋白内化素A（internalin A，In1A），与位于小肠上皮的受体上皮钙黏蛋白（epithelial-cadherin，Ecad）特异性结合，经细胞内吞作用进入肠上皮细胞，透过小肠屏障的LM与细胞内肌动蛋白丝状物聚合，借真核细胞进行运动，经质膜突起在细胞与细胞间播散。不暴露在细胞外环境，因此LM躲避了免疫系统的监控。LM穿越肠道细胞进入血液循环，形成菌血症和血源性播散，LM以独立个体或侵入白细胞的方式，透过血脑屏障或胎盘。血脑屏障的微血管内皮细胞和脉络丛上皮，以及胚胎滋养层细胞均表达Ecad和Met，LM表面蛋白In1A和In1B分别与Ecad和Met结合，而后LM跨过血脑屏障和胎盘屏障。借此，CNS和胎盘胎儿成为LM感染的靶器官。

成人LM CNS感染最常出现脑膜炎、脑膜脑炎，其次是脑干感染（如菱脑炎）和脑脓肿。LM可同时引起脑膜和脑实质的损害，这与主要感染脑膜的肺炎链球菌、奈瑟菌和流感嗜血杆菌不同，与结核分枝杆菌相似。经胎盘感染，LM可致肉芽肿性菌血症，出现波及胎儿多脏器的全身化脓性肉芽肿，造成流产和/或死胎。

在成人细菌性脑膜炎中，LM脑膜炎的发病率占第三位，约为9%，肺炎链球菌脑膜炎和奈瑟菌脑膜炎分列第一位和第二位。大多数LM脑膜炎呈急性或亚急性起病，90%的患者首发症状为发热，体温超过39℃；有严重的头痛、恶心、呕吐；脑膜刺激征明显，如病变累及脑实质则可有脑炎和脑脓肿的表现，患者常有意识障碍，可发生抽搐。重症者可在24～48h昏迷。43%的李斯特菌脑膜炎出现典型的三联征：发热、颈抵抗和意识障碍。绝大多数患者出现头痛、发热、颈强直、意识障碍这4个症状中的至少2项。老年人LM脑膜炎临床表现多不典型，多出现意识障碍，可以无发热、无颈抵抗，或者由于颈椎病和骨关节病的存在，致使颈抵抗和Kernig征阳性的意义不易判定。

个别LM患者发生脑干脑炎，又称菱脑炎，临床表现为复视、发音和吞咽困难、面神经瘫痪和偏瘫等进行性脑干功能异常。典型者临床表现分两期。第一期：4～10d，非特异性症状：头痛、恶心、呕吐；第二期：非对称性脑神经损害，小脑症状，偏瘫或偏身感觉障碍。与LM脑膜炎多见于免疫功能减低者不同，菱脑炎多发生于健康人群。神经病理显示神经核、传导通路和支配口咽部的脑神经如Ⅴ、Ⅶ、Ⅸ、Ⅹ、Ⅻ的颅内段出现炎性渗出。LM脑干脑炎的感染途径包括：①血源性播散至CNS；②沿脑神经通路逆行到达CNS，如：自口腔黏膜→脑神经→CNS，造成菱脑炎。

外周血白细胞总数和中性粒细胞增多，单核细胞并无明显增多。脑脊液呈细菌性脑膜炎的表现：白细胞升高至数百或数千，以多核细胞为主，少数为单核细胞增多，蛋白增加，糖降低。老年人LM脑膜炎糖降低可以不明显。需要注意的是发病初期脑脊液的变化可以不典型，需要复查。脑脊液涂片有时可发现小的革兰阳性杆菌。确诊需要脑脊液 PCR 检测，血和 / 或脑脊液培养阳性。使用抗生素之前的血培养或脑脊液培养非常重要，阳性率高。

鉴别诊断：①典型的 LM 脑膜炎应与其他化脓性脑膜炎相鉴别：例如 LM 脑膜炎与肺炎链球菌脑膜炎相比较，LM 多见于免疫功能受损者，LM 缺乏 CNS 外感染的表现。病情危重出现昏迷时，肺炎链球菌脑膜炎比 LM 脑膜炎更快出现呼吸衰竭。肺炎链球菌脑膜炎的发病机制是 IgM 介导的补体活化；LM 脑膜炎是细胞介导的反应，补体介导的免疫反应活性较低。外周血和脑脊液中，肺炎链球菌脑膜炎白细胞总数和中性粒细胞的比例升高更明显。②LM 脑膜炎脑脊液细胞分类以单核细胞为主者，需注意与结核性脑膜炎或真菌性脑膜炎相鉴别。本例患者发病 1 周内的第一次腰穿显示，白细胞明显升高，单核细胞占优势，多核细胞 24%，蛋白明显升高，糖降低，开始曾考虑结核性脑膜炎或真菌性脑膜炎。6 天后复查腰穿，中性粒细胞的比例由 24% 升至 54%，细菌性脑膜炎的特征更加明显。③病情轻、脑脊液细胞数轻度升高者应与病毒性脑膜炎相鉴别，部分病毒性脑膜炎也会出现脑脊液中性粒细胞升高，蛋白升高，以及糖降低的表现。血和脑脊液的病原学检查，以及复查腰穿有助于明确诊断。

LM 对青霉素、氨苄西林、庆大霉素、链霉素、氯霉素、喹诺酮类、利福平、磺胺甲噁唑 / 甲氧苄啶（复方磺胺甲噁唑）等均敏感。青霉素或氨苄西林为其治疗药物，如病情较重，可以两种抗生素联合应用。氨苄西林或青霉素与氨基糖苷类抗生素联合应用有协同作用，临床常联合使用，氨苄西林 150～200mg/（kg·d），分次静脉注射或肌内注射，庆大霉素 1.5～5mg/（kg·d），疗程 4～6 周。利福平易透过血脑屏障，且对该菌作用强。复方磺胺甲噁唑对 LM 有体外杀菌作用，对青霉素过敏者可选用。左氧氟沙星可作为经验性治疗，尚需更多临床数据证实。头孢菌素对 LM 脑膜炎无效，当细菌性脑膜炎对头孢反应差时，需考虑 LM 脑膜炎的可能。

（蒋　云　窦丽勇　龚　涛）

参 考 文 献

1. BEN SS, EINHORN M, GREENBERG D. Listeria meningitis and ventriculitis in an immunocompetent child: case report and literature review[J]. Infection, 2012, 40(2): 207-211.

2. DISSON O, LECUIT M. Targeting of the central nervous system by Listeria monocytogene[J]s. Virulence, 2012, 3(2): 213-221.

3. HAGIYA H, OTSUKA F. Rhombencephalitis caused by Listeria monocytogenes[J]. Intern Med, 2014, 53(6): 639-640.

4. PAGLIANO P, ASCIONE T, BOCCIA G, et al. Listeria monocytogenes meningitis in the elderly: epidemiological, clinical and therapeutic findings[J]. Infez Med, 2016, 24(2): 105-111.

5. PELEGRIN I, MORAGAS M, SUAREZ C, et al. Listeria monocytogenes meningoencephalitis in adults: analysis of factors related to unfavourable outcome[J]. Infection, 2014, 42(5): 817-827.

6. THONNINGS S, KNUDSEN JD, SCHONHEYDER HC, et al. Antibiotic treatment and mortality in patients with Listeria monocytogenes meningitis or bacteraemia[J]. Clin Microbiol Infect, 2016, 22(8): 725-730.

7. ARSLAN F, MEYNET E, SUNBUL M, et al. The clinical features, diagnosis, treatment, and prognosis of neuroinvasive listeriosis: a multinational study[J]. Eur J Clin Microbiol Infect Dis, 2015, 34(6): 1213-1221.

8. SOARES-FERNANDES JP, BELEZA P, CERQUEIRA JJ, et al. Simultaneous supratentorial and brainstem abscesses due to Listeria monocytogenes[J]. J Neuroradiol, 2008, 35(3): 173-176.

病例 2　反复发热、头痛 3 个月

【病例资料】

患者，女性，39 岁。因"反复发热、头痛 3 个月"于 2014 年 3 月 19 日收入院。

现病史：患者 3 个月前劳累后出现发热，体温 39℃，伴头痛，无咳嗽、咳痰，无尿频、尿急、尿痛，无腹痛、腹泻。就诊于当地医院，查胸片示肺纹理紊乱，考虑肺部感染可能，予头孢曲松及阿奇霉素治疗 1 周，患者体温恢复正常，头痛缓解出院。2 天后患者再次发热，体温最高达 39℃，伴头痛，在当地医院行腰穿：压力 400mmH$_2$O，白细胞 22/mm^3，单核细胞 70%，多核细胞 30%，蛋白 0.558g/L（正常范围：0.15～0.45g/L），糖和氯化物正常，腺苷脱氨酶（ADA）阴性，考虑病毒性脑膜炎。予以更昔洛韦抗病毒治疗 2 周，患者体温逐渐正常，头痛缓解出院。2 个月前再次出现发热、头痛，就诊于当地医院，复查腰穿：压力 400mmH$_2$O，白细胞 140/mm^3，单核细胞 30%，多核细胞 70%，蛋白 0.773g/L，糖和氯化物正常，脑脊液病原学检查均阴性，血结核抗体弱阳性，仍考虑病毒性脑膜炎。予阿昔洛韦、头孢他啶治疗，体温正常，头痛缓解出院。半月前无诱因再次出现头痛，无发热，于当地医院腰穿：脑脊液压力 350mmH$_2$O，白细胞 4/mm^3，蛋白 0.632g/L，糖正常，氯化物 116mmol/L（正常范围：120～130mmol/L），ADA（−），墨汁染色（−），为进一步诊治来我院，门诊以"颅内高压原因待查"收入院。

发病以来食欲稍差，睡眠尚可，大便正常，尿量多，最多 10L/d，体重无明显下降。

既往史：5 个月前因停经、多饮多尿，于当地行垂体 MRI 检查提示垂体瘤，大小 15mm × 9mm，查泌乳素明显升高，考虑泌乳素瘤、尿崩症，予溴隐亭和弥凝口服治疗。否认肝炎、结核、疟疾病史，否认高血压、糖尿病病史。

个人史及家族史：无特殊。

入院查体：体温正常，血压及心率正常。神清，语利，高级皮质功能正常。双眼视力正常，双侧视盘边缘模糊，有少量渗血，左侧为著，余脑神经未见异常。四肢肌力、肌张力及腱反射均正常，双侧病理征（−）。颈部抵抗，颏胸距 2 横指，双侧 Kernig 征（−）。深、浅感觉及共济运动正常。

辅助检查：2013 年 12 月外院头颅 MRI 平扫：未见异常，增强提示鞍区占位，Ratheka 囊肿不除外（仅见报告）。

【入院诊断】

1. 颅内高压原因待查，病毒性脑膜炎？

2. 垂体瘤？

【入院后辅助检查】

血常规 WBC 5.59×10^9/L，中性粒细胞 36.6%，淋巴细胞 54.7%。血生化未见异常。

2014 年 3 月 20 日腰穿：CSF 压力 330mmH$_2$O，RBC 0/mm^3，WBC 2/mm^3，蛋白 0.486g/L，糖和氯化物正常。ADA（−），革兰染色、抗酸染色及墨汁染色均阴性，血和 CSF 病毒学全套抗体检测均阴性，CSF 肿瘤细胞检测（−）。

2014 年 3 月 26 日头颅 MRI：鞍区略饱满，其余未见异常（图 2-1）。

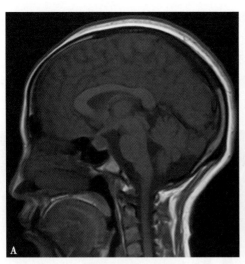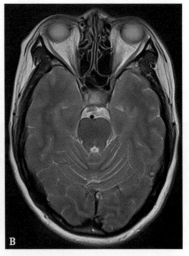

图 2-1　2014 年 3 月 26 日头颅 MRI 平扫表现

A. 矢状位 T_1WI；B. 轴位 T_2WI 显示鞍区略饱满

【蒋景文教授首次查房】(2014 年 3 月 26 日)

病史特点：急性起病，病程 3 个月，主要症状为反复发热伴头痛，无意识障碍。病情反复 4 次，每次间隔最多 1 周。入院前共做 3 次腰穿，压力均在 330mmH₂O 以上，WBC 第 1 次 22/mm³，以单核细胞为主，第 2 次 140/mm³，以多核细胞为主，最后 1 次 4/mm³，属正常范围，蛋白稍高，糖及氯化物均不低，给予抗菌及抗病毒药治疗均有效，而且第 2 次仅用了单一抗病毒治疗也有效，但一停药很快复发。最后 1 次复发仅有头痛，以后未再发热。入院后腰穿压力 330mmH₂O，脑脊液蛋白稍高（0.486g/L），常规、糖和氯化物正常。

定位诊断：发热、头痛，查体：脑膜刺激征(-)，双侧视盘水肿，定位于脑膜或脑室系统，腰穿压力高也支持。

定性诊断：急性起病，复发波动性病程，主要症状是发热伴头痛，多次脑脊液压力都明显高，白细胞数 2 次轻至中度升高，其余几次都正常，分类上 1 次以单核细胞为主，1 次以多核细胞为主，糖和氯化物均不低，蛋白仅稍高，脑脊液结果不支持化脓性、结核性和隐球菌性脑膜炎，且多次外院查脑脊液细菌、结核及真菌化验均阴性，抗病毒治疗也有效，考虑病毒性脑膜炎恢复期可能性大。但病毒性脑膜炎多为良性病程，少有复发患者；颅内压太高、短期内多次反复也不好解释。

需要查找其他引起脑膜炎复发和颅内压升高的原因。此次头颅 MRI 平扫未见脑实质异常，但垂体饱满，因 5 个月前诊断为垂体瘤，再复查垂体 MRI 及垂体激素水平，先予甘露醇、乙酰唑胺治疗。

【进一步诊治】

给予甘露醇、乙酰唑胺治疗后，患者头痛逐渐好转，一直无发热。住院期间多次复查腰穿，压力均大于 330mmH₂O，各次细胞数均正常，糖及氯化物均正常，偶有蛋白轻度增高，细菌、真菌、病毒及结核菌化验均为阴性。垂体激素如下：甲状腺功能全套：FT_4 0.72μg/dl（正常范围：0.89~1.76μg/dl），RT_3 19.5μg/dl（正常范围：32.5~66.4μg/dl），余正常。所查性腺激素（包括促黄体激素、促卵泡激素、催乳素、雌二醇及睾酮）均低于正常。皮质醇低于正常，生长激素及 ACTH 正常。

2014年4月1日行垂体MRI平扫：蝶鞍稍扩大，其内见一类圆形异常信号影，大小16mm×14mm，病变边缘清楚，在T₁WI呈不均质稍低信号，边缘信号稍高，在T₂WI上呈不均质稍高信号；增强扫描可见垂体边缘明显环形强化，内部无明显强化，病变突入鞍上，略推压视交叉，垂体柄增粗，呈不均匀强化，右侧海绵窦及漏斗处脑膜呈明显强化，两侧筛窦内见T₂WI高信号影，考虑垂体炎症可能，累及垂体柄及右侧海绵窦（图2-2）。

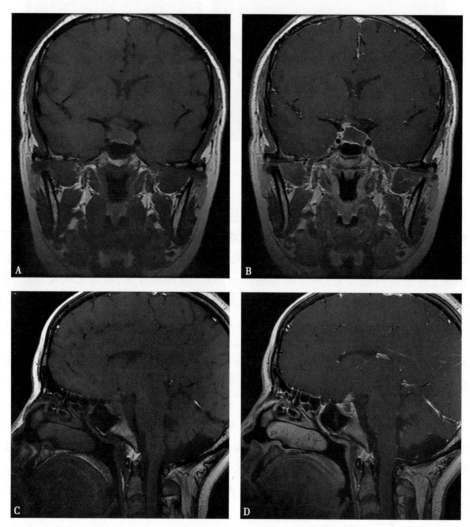

图2-2　2014年4月1日垂体MRI表现
冠状位（A、B）及矢状位（C、D）的平扫及增强T₁WI显示蝶鞍扩大，内见类圆形异常信号影，T₁WI（A、C）呈低信号，增强扫描（B、D）见明显环形强化，中心未见强化。垂体柄增粗，并有不均匀强化

【蒋景文教授再次查房】（2014年4月2日）

反复急性脑膜炎病史，临床及化验有垂体功能低下表现，垂体MRI平扫示蝶鞍稍扩大，其内见一类圆形异常信号影，边缘清楚，增强扫描可见边缘明显环形强化，内部无明显强化，垂体柄增粗，也有不均匀强化，右侧海绵窦受累，诊断考虑垂体脓肿，累及脑膜引起复发性脑膜炎。

颅内压升高的原因可能与反复脑膜炎症刺激导致脑脊液分泌增高有关，因影像学上脑室系统无扩张,脑脊液蛋白不高,不支持脑室梗阻所致;影像学上虽有海绵窦受累,但无临床症状,未提示有海绵窦血栓形成,其他静脉窦亦无血栓征象,所以不支持静脉窦梗阻原因。可能还是局部炎症刺激所致,建议先行抗炎治疗,待炎症及颅内压症状好转后再手术。

【进一步诊治】

2014年4月7日开始给予头孢曲松2g/次,每日2次,静脉滴注2周,泼尼松10mg/次,每日1次,优甲乐0.25μg/次,每日1次。4月15日复查腰穿:CSF压力下降至150mmH$_2$O,常规、生化正常,患者无头痛,无发热。4月22日复查头MRI:垂体脓肿较前缩小。

2014年4月28日神经外科于全身麻醉下行内镜经蝶窦入路垂体脓肿清除术,术中见病变位于鞍内,囊性,内有黄色黏稠脓液流出,予以清除脓液,冲洗脓腔,部分切除脓肿壁。术后脓液细菌、真菌及结核菌涂片及培养均阴性,病理检查未见肿瘤细胞。术后继续抗炎治疗,术后10天时复查腰穿:压力210mmH$_2$O,常规、生化正常,尿量较前明显减少,复查甲状腺功能正常,各项性腺激素及皮质醇恢复正常,停用泼尼松及甲状腺素片,继续给予弥凝治疗。患者于2014年5月10日出院。

【随访】

2015年3月9日复查垂体MRI:垂体菲薄,垂体柄下陷,且向右侧偏移,增强扫描垂体未见明显异常强化,垂体柄轻度强化,脑实质未见异常,海绵窦未见异常,以上符合垂体脓肿术后改变(图2-3)。甲状腺功能、性腺激素及皮质醇均正常范围。视力正常,视盘无水肿。2015年3月9日腰穿:压力260mmH$_2$O,常规及生化均正常。

2015年4月(出院后1年)随访,患者一直无发热及头痛,饮食好,睡眠稍差,仍有多饮多尿,但较前好转,继续口服弥凝治疗。建议3个月后再次复查腰穿,患者拒绝。

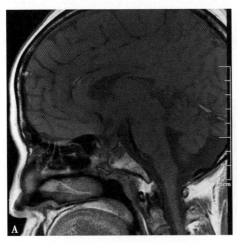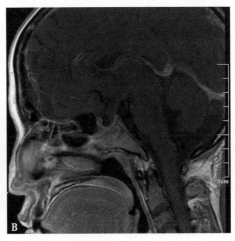

图2-3 2015年3月9日复查垂体MRI表现

A. 矢状位平扫显示垂体菲薄,垂体柄下陷;B. 增强扫描显示垂体未见明显异常强化,垂体柄轻度强化

【最终诊断】

垂体脓肿(abscess of pituitary)

【讨论】

垂体脓肿是一种少见的鞍内感染性疾病,发病率不足垂体疾病的1%,但严重者可危及生命。Simmomds于1914年报道了第1例垂体脓肿,以后陆续有个案报道,病例数不多。

此病虽是感染性疾病，但大多没有明显的感染征象，其临床表现、实验室检查及影像学检查均缺乏特异性，多是在手术或尸检中偶然发现，术前误诊率较高。影像学上常与垂体瘤、颅咽管瘤、垂体胶样囊肿（Rathke 囊肿）等相混淆。

本例患者尿崩症后 2 个月出现发热、头痛，腰穿提示脑膜炎性病变，开始曾误诊为垂体瘤和病毒性脑膜炎两个独立疾病，但短期内脑膜炎多次复发不好解释，最后通过影像学检查发现垂体病变为脓肿，并非肿瘤，才认识到垂体脓肿与反复的脑膜炎、颅内高压有关，类似病例尚未见文献报道。

垂体脓肿根据病因分原发性和继发性两种类型，前者指既往正常的垂体发生垂体脓肿，可因全身其他部位感染的血行播散或邻近器官炎症的直接蔓延导致，尤其当患者有脑膜炎、蝶窦炎、海绵窦血栓性静脉炎或感染性脑脊液漏时，局部病灶可扩散生长，侵及垂体时可引起垂体脓肿。后者指在已有垂体病变的基础上继发感染，垂体病变（如垂体瘤、颅咽管瘤、Rathke 囊肿等）、垂体手术以及垂体的放射治疗可破坏垂体局部的血液循环，降低垂体对病原菌的抵抗力，可使垂体脓肿的发生率增加。

引起垂体脓肿最常见的致病菌是革兰染色阳性球菌，其他包括革兰染色阴性球菌、大肠埃希菌、厌氧菌、真菌等，也有结核菌感染的报道。但有 50% 患者找不到病原菌，可能与术前抗炎治疗及实验室技术条件有关。本例患者术中未发现垂体瘤，诊断为原发性垂体脓肿，患者先有垂体病变，后出现脑膜炎，提示垂体病变可能是脑膜炎的病因，而不是脑膜炎导致了垂体脓肿。其垂体脓肿原因可能与鼻窦炎有关，但 MRI 上主要为筛窦炎，蝶窦炎不明显，也不排除筛窦炎扩散至颅内引起垂体脓肿可能。术后脓液培养无致病菌生长可能与术前多次抗炎治疗有关。

垂体脓肿的临床表现无特异性，常见的临床症状为头痛、闭经、多尿、视力障碍等症状，仅少数有发热，引起脑膜炎者非常少见。①头痛：是垂体脓肿最常见的症状，Vates 曾报道 91.7% 的患者伴有头痛。头痛的形式不典型，可位于双额、眶后或双颞部，有些患者可因突发性头痛而就诊，但大多数表现为慢性持续性头痛，病程可达数月至数年。②内分泌功能障碍：由于脓肿可破坏正常垂体，内分泌功能障碍多为腺垂体功能低下，严重者可出现全垂体功能低下，表现为虚弱无力、精神不振、食欲缺乏、性欲减退、月经失调或闭经、尿崩等。文献报道 50% 以上垂体脓肿患者可出现垂体功能低下，40% 患者出现尿崩症，而垂体瘤很少有这些表现，故垂体激素水平低下及尿崩症有助于垂体脓肿与垂体瘤在临床上的鉴别。极少数患者可有一过性垂体激素（如泌乳素）增加，可能与脓肿刺激垂体有关。③感染征象：虽为感染性疾病，但仅有少数患者可有发热、畏寒、肌肉酸痛等表现。文献报道仅 24%～33% 出现发热，极少数患者可表现为头痛、恶心、呕吐、高热、颈部抵抗、Kernig 征及 Brudzinski 征阳性等脑膜炎症状，为炎症进入蛛网膜下腔所致。本例患者的反复感染症状及脑脊液特点支持垂体脓肿累及脑膜致复发性化脓性脑膜炎，临床少见。④视力、视野障碍：当垂体脓肿达到一定体积，并向鞍上发展时可侵及视神经，引起视力、视野的改变，最常见双颞侧偏盲，视力减退多从一侧开始，可为渐进性，亦可迅速发展。⑤眼球运动障碍：部分患者可出现眼球内斜、眼睑下垂等眼球活动障碍，与脓肿侵及海绵窦有关。当下丘脑受压时可出现嗜睡、多食、肥胖、行为异常等表现。如脓肿向下发展，侵及鞍底时可出现脑脊液鼻漏。若脓肿阻塞脑脊液循环通路可引起梗阻性脑积水而出现颅内压增高表现。

影像学检查是诊断垂体脓肿的重要依据，CT 扫描最常见的征象为蝶鞍扩大和蝶鞍骨质的破坏，鞍内及鞍上可见软组织影。强化时病变多为不均匀强化，少数可为环状强化。MRI

分辨率高,可见鞍内或鞍上有囊性占位性病变,圆形或类圆形,边界清楚。由于脓肿内蛋白含量的不同,T_1WI 可为低信号或略高信号,T_2WI 为等信号或高信号,中央无强化,周边多为环形强化。但以上并非垂体脓肿特异性表现,垂体瘤或颅咽管瘤囊性变亦可出现类似特点。但垂体脓肿在 DWI 上一般为高信号,ADC 值下降,而肿瘤 DWI 为低信号,ADC 值升高,部分垂体脓肿患者伴有邻近脑膜强化、垂体柄或海绵窦强化,为垂体脓肿炎症累及脑膜、垂体柄和海绵窦所致。因此,影像学表现结合临床特点有助于术前与垂体瘤鉴别。

　　本例患者先出现多尿、闭经,当地影像学检查提示垂体瘤,临床未重视,仅对症治疗。后来反复出现脑膜炎伴颅内高压,我院化验示垂体激素异常,复查垂体 MRI 提示垂体脓肿,才怀疑反复的脑膜炎和颅高压可能与垂体脓肿相关。术前给予头孢曲松静脉治疗 2 周,颅内压由 $330mmH_2O$ 以上降至 $150mmH_2O$,手术清除脓肿后病情完全恢复,进一步支持垂体脓肿可能是反复的脑膜炎、颅内高压的病因。垂体脓肿导致脑膜炎属临床少见,大多为化脓性脑膜炎,为垂体脓液波及邻近脑膜进入蛛网膜下隙所致,也可能与颅咽管瘤引起复发性脑膜炎或慢性脑膜炎的机制相近。本例患者脑脊液检查不完全符合化脓性脑膜炎特点,可能与反复抗炎治疗导致脑脊液特点不典型有关。因此临床上对伴有垂体病变的反复脑膜炎患者要想到垂体脓肿的可能。另外本例患者颅内压太高不好解释,影像学检查上没有脑积水表现,蛋白不高,不支持系脑脊液循环受阻所致;虽左侧海绵窦受累,也没有出现海绵窦受累的临床症状,也没有其他部位静脉窦血栓的征象。推测颅内高压可能与脑膜的炎症刺激有关,头孢曲松抗炎治疗后颅内压恢复正常也支持这一点。

　　确诊为垂体脓肿的患者,应尽早行手术治疗,单纯药物保守治疗效果多不佳。经蝶窦入路垂体脓肿清除为最佳手术方案,可彻底清除脓肿,降低垂体受损的概率,避免脓肿与蛛网膜下腔相通而引起脓液扩散,减少对视神经的牵拉和刺激,降低复发率。术后使用抗生素 3～4 周,在细菌尚未检出之前,可按病情选用易于透过血脑屏障的广谱抗生素,待细菌培养和药敏试验结果出来后,予以适当的调整。对于垂体功能低下的患者,应采用激素替代疗法。

　　本例患者出院 1 年后仍有多饮多尿症状,无其他不适,复查垂体 MRI 发现垂体柄轻度强化,提示尿崩症可能与此有关,为垂体脓肿常见术后并发症。出院 10 个月时复查腰穿,脑脊液压力仍高,而常规和生化正常,神经系统查体亦无阳性体征,眼底无明显视盘水肿,外周血腺垂体激素无异常,复查垂体 MRI 平扫和增强未见垂体邻近附近脑实质、脑膜及海绵窦异常,因此,患者颅内高压的原因尚不明确,查阅国内外文献也未见到垂体脓肿导致颅内高压的报道。

（侯世芳　裴　傲）

参 考 文 献

1. VATES GE, BERGER MS, WILSON CB. Diagnosis and management of pituitary abscess: a review of twenty-four cases[J]. J Neurosurg, 2001, 95(2): 233-241.

2. HANEL RA, KOERBEL A, PREVEDELLO DM, et al. Primary pituitary abscess: case report[J]. Arq Neuropsiquiatr, 2002, 60(3-B): 861-865.

3. CAKIR L, KARACA Z, ALP E, et al. A case of pituitary abscess presented with acute purulent meningitis[J]. Turk JEM, 2009, 13: 63-66.

4. SHARMA MC, ARORA R, MAHAPATRA AK, et al. Intrasellar tuberculoma--an enigmatic pituitary infection:

a series of 18 cases[J]. Clin Neurol Neurosurg, 2000, 102（2）: 72-77.

5. SHUSTER A, GUNNARSSON T, SOMMER D, et al. Pituitary abscess: an unexpected diagnosis[J]. Pediatr Radiol, 2010, 40（2）: 219-222.

6. TAKAO H, DOI I, WATANABE T. Diffusion-weighted magnetic resonance imaging in pituitary abscess[J]. J Comput Assist Tomogr, 2006, 30（3）: 514-516.

7. BANGERA S, CHATTOPADHYAY, SINGH RK, et al. Primary pituitary abscess with coexisting pyogenic meningitis: an unexpected diagnosis[J]. Am J Med Sci, 2013, 345（1）: 75-77.

8. LIU F, LI G, YAO Y, et al. Diagnosis and management of pituitary abscess: experiences from 33 cases[J]. Clin Endocrinol, 2011, 74（1）, 9-88.

9. ANDRYSIAK-MAMOS E, SAGAN K, SAGAN L, et al. Cystic lesions of the sellar-suprasellar region-diagnosis and treatment[J]. Endokrynol Pol, 2018, 69（2）: 212-228.

10. EISENBERG Y, FROHMAN LA. Adipsic diabetes insipidus. A review[J]. Endocr Pract, 2016, 22（1）: 76-83.

病例 3　发作性意识丧失、四肢抽搐 19 天

【病例资料】

患者，男性，15 岁。因"发作性意识丧失、四肢抽搐 19 天"于 2015 年 5 月 28 日收入院。

现病史： 患者于 2015 年 5 月 9 日在家玩电脑游戏时突发四肢抽搐并跌倒，双眼上翻，呼之不应，头转向右侧，牙关紧闭，持续 4～5min 后缓解。当天上述症状反复发作 4 次，即在当地医院给予苯巴比妥 0.1g/ 次，肌内注射，每 8 小时 1 次，第 2 天改为苯巴比妥 0.1g/ 次，肌内注射，每 12 小时 1 次，第 3 天改为丙戊酸钠缓释片 0.5g/ 次，每日 2 次治疗，连用 3 天后停用，并给予甘露醇及对症治疗 5 天后出院。之后上述症状于 5 月 17 日发作 1 次，5 月 19 日发作 1 次，5 月 27 日发作 2 次。每次发作后均觉精神萎靡、乏力。发病以来，患者无发热，无头痛、头晕，无耳鸣、耳聋，无二便失禁。一般状况可，食欲、食量好，睡眠良好，体重无变化。大、小便正常。

既往史： 患者 4 岁时癫痫发作 4～5 次，为复杂部分性发作，在当地医院给予地西泮、丙戊酸钠等治疗，症状控制未再发作，之后未再口服抗癫痫药物。否认甲状腺功能亢进、干燥综合征、类风湿关节炎等其他自身免疫性疾病。

个人史及家族史： 无特殊。家族中无类似疾病患者。

入院查体： 神志清楚，言语欠流利。表情淡漠，时间及地点定向力正常，计算力正常，无幻觉，记忆力正常。脑神经未见异常。右侧肢体肌力 4 级，肌张力稍高，左侧肢体肌力 5 级，肌张力正常，无肌萎缩。腱反射对称，双侧病理征阴性。深、浅感觉正常，共济运动正常。脑膜刺激征阴性。

【入院诊断】

症状性癫痫可能性大

【入院后辅助检查】

血常规、肝肾功能及电解质正常。感染三项、乙肝两对半均为阴性。血肿瘤标志物（CEA、AFP、CA125、CA153、CA199、PSA）、甲状腺功能、血乳酸均未见异常。尿常规：蛋白质微量，余未见异常。腹部 B 超：肝、胆、胰、脾、双肾未见异常。B 超：双侧睾丸、附睾未见异常。

2015 年 5 月 28 日头颅 MRI：正常。脑电图：左侧额、颞部可见慢波灶。

【蒋景文教授查房】（2015 年 5 月 29 日）

青少年男性，急性起病，临床表现为癫痫大发作，考虑为症状性癫痫。①患者 4 岁时曾有癫痫发作，本次病情可能与 4 岁时的癫痫病史有关，也可能无关；②神经系统查体有右侧肢体肌力 4 级等局灶性体征，结合脑电图左侧额、颞部有局灶性慢波，提示患者脑部可能有局灶性病变；③完善头颅增强 MRI 检查，进一步明确脑部有无局灶性病变；④行腰穿，查脑脊液常规、生化，并行血和脑脊液的病毒抗体、自身免疫性脑炎抗体等检查，以明确患者癫痫发作的病因。

建议给予丙戊酸钠缓释片 0.5g/ 次，每日 2 次控制癫痫发作。

【进一步诊治】

2015 年 5 月 29 日行腰穿：脑脊液压力 70mmH$_2$O，无色透明，WBC 3/mm^3，生化正常。

24 小时 IgG 合成率正常, 寡克隆区带 (OB) 可疑阳性。血 TORCH: 风疹病毒抗体和巨细胞病毒抗体阳性, 余正常。脑脊液 TORCH: 均阴性。脑脊液细胞学: 白细胞 800/0.5ml (正常范围: <200/0.5ml), 淋巴细胞 90%, 单核细胞 10%。激活淋巴细胞 (+), 考虑淋巴细胞性炎症。血和脑脊液抗 Hu、Yo、Ri 抗体等均为 (-)。脑脊液 NMDA-R-Ab (+), CASPR2-Ab、AMPA1-R-Ab、AMPA2-R-Ab、LGI1-Ab 及 GABA2-R-Ab 均 (-)。血 NMDA-R-Ab、CASPR2-Ab、AMPA1-R-Ab、AMPA2-R-Ab、LGI1-Ab 及 GABA2-R-Ab 均 (-)。

2015 年 6 月 2 日头颅增强 MRI: 未见增强病灶。

2015 年 6 月 10 日予丙种球蛋白 20g/d[按 0.4g/(kg·d) 计算] 静脉滴注, 应用 5d。

2015 年 6 月 11 日胸部 CT: 胸腺区片状软组织影, 胸腺退化不全可能性大。心电图: 窦性心律不齐。

2015 年 6 月 24 日全身 PET 检查: 鼻咽后壁代谢活性增高灶, 不除外恶性, 建议进一步检查或活检。6 月 26 日行纤维喉镜检查示: 鼻咽顶后壁肿块, 表面光滑, 略见充血水肿, 舌根淋巴滤泡增生, 双侧声带活动好, 稍水肿, 闭合稍有不全, 食管入口及后联合稍水肿, 考虑鼻咽炎。

患者应用丙种球蛋白治疗后, 症状明显改善, 未再出现癫痫发作。

【最终诊断】

抗 N- 甲基 -D- 天冬氨酸受体 (NMDAR) 脑炎 (anti-N-methyl-D-aspartate receptor encephalitis)

【讨论】

自身免疫性脑炎 (autoimmune encephalitis, AE) 泛指一类由自身免疫机制介导的脑炎。2007 年, Dalmau J 等首次报道了由抗 NMDAR 抗体引起的脑炎, 由此翻开了临床神经免疫学崭新的一页。到目前为止, 共发现约 20 种与 AE 相关的自身抗体。此抗体主要分为两大类: ①针对细胞内 (核内或细胞质内) 抗原的抗体, 这些抗体引起的症状倾向于副肿瘤性, 对免疫治疗反应较差; ②针对神经元表面抗原的抗体, 这类患者的症状绝大多数为非副肿瘤性, 对免疫治疗反应好。抗 NMDAR 抗体就属于后一种, 其介导的抗 NMDAR 脑炎在自身免疫性脑炎中最常见, 其次为抗富含亮氨酸胶质瘤失活蛋白 1 (leucine-rich glioma inactivated-1, LGI1) 抗体相关脑炎与抗 γ- 氨基丁酸 B 型受体 (gamma-aminobutyric acid B receptor, GABA$_B$R) 抗体相关脑炎等。

NMDAR 是离子型谷氨酸受体的一种, 属于突触后膜阳离子通道, 具有调控中枢神经系统突触传递、调节突触可塑性、参与学习和记忆等重要功能。研究发现抗 NMDAR 抗体与 NMDAR 结合后, 受体间产生交联及内化, 突触后膜表面受体密度减少, 从而导致 NMDAR 介导的突触功能受损。由此推测抗体介导的 NMDAR 受体功能失调是患者出现各种神经精神症状的病理生理机制。观察发现, NMDAR 拮抗剂氯胺酮或苯环利定能引起类似的临床表现, 进一步印证了上述推测。最初报道的抗 NMDAR 脑炎多与卵巢畸胎瘤有关, 组织学研究发现, 手术切除的肿瘤组织中含有神经组织成分, 这些成分可见 NMDAR 表达, 推测肿瘤组织 NMDAR 异位表达, 刺激机体产生针对 NMDAR 的免疫应答, 并最终导致抗 NMDAR 脑炎。对于不合并肿瘤的抗 NMDAR 脑炎患者, 感染、自身免疫性疾病遗传易感性等因素可能与疾病的发生有关。

抗 NMDAR 脑炎多见于儿童和青少年, 女性多于男性。临床表现呈阶梯性进展, 大致可以分为 3 期。①前驱期: 可有发热、头痛、恶心、呕吐、腹泻以及上呼吸道感染等症状。②精神症状期：多于前驱症状 2 周内出现，以精神症状为突出表现，如焦虑、激越、行为异常、幻觉、妄想、思维紊乱、社交退缩等。近记忆力下降常见，但常常被精神症状所掩盖。还可见语言障碍，表现为语言减少，模仿言语，甚至缄默。③意识障碍期：患者逐渐出现意识水平下降，对外界刺激的反应性下降。此外，异动症和自主神经功能异常为这一阶段的常见表现。异动症可以表现为口面部运动障碍、舞蹈手足徐动症样动作、肌张力障碍、角弓反张姿势等。自主神经功能异常可见高热、血压剧烈波动、心动过速、心动过缓、心跳停搏和通气不足等。

癫痫发作可以出现在病程的任何阶段，其强度和频率会随着病程进展逐渐减弱。与青少年和成人相比，儿童的症状略有差异，行为异常和癫痫发作更加常见，且有可能成为首发症状。

卵巢畸胎瘤在青年女性抗 NMDAR 脑炎患者中较常见，其检出率具有年龄依赖性，18 岁以上女性约 50% 有单侧或双侧卵巢畸胎瘤，而小于 14 岁的女孩患畸胎瘤者不到 9%。男性患者合并肿瘤者罕见。除卵巢畸胎瘤外，相关的肿瘤还有睾丸生殖细胞肿瘤、纵隔畸胎瘤、小细胞肺癌、霍奇金淋巴瘤、卵巢囊腺纤维瘤和神经母细胞瘤等。因此，所有抗 NMDAR 脑炎患者应常规筛查潜在的恶性肿瘤。本例患者为少年男性，经全身 PET 和纤维喉镜检查，排除了恶性肿瘤。

抗 NMDAR 脑炎的辅助检查包括：①腰穿：脑脊液白细胞数轻度升高或正常，少数可超过 $100/mm^3$，脑脊液细胞学多呈淋巴细胞性炎症。脑脊液蛋白轻度升高，寡克隆区带可呈阳性，抗 NMDAR 抗体阳性。②头颅 MRI：50% 患者可无明显异常，或者仅有散在的皮质、皮质下点片状 FLAIR 和 T_2 高信号。部分患者可见边缘系统异常信号，病灶范围也可超出边缘系统。少数病例兼有中枢神经系统炎性脱髓鞘病的影像学特点。③脑电图：呈弥漫性或者多灶性慢波，也可见癫痫波，异常 δ 波是该病较特异性的脑电图改变，但敏感性不高，多见于重症患者。④卵巢超声和盆腔 CT 有助于发现卵巢畸胎瘤。对于首次检查阴性的患者，建议定期复查。

诊断抗 NMDAR 脑炎需要符合以下 3 个条件。

（1）临床表现：①精神行为异常或者认知障碍；②言语障碍；③癫痫发作；④运动障碍/不自主运动；⑤意识水平下降；⑥自主神经功能障碍或者中枢性低通气。上述 6 项中具备 1 项或者多项。

（2）脑脊液抗 NMDAR 抗体阳性。

（3）排除其他病因。诊断抗 NMDAR 脑炎，据文献报道 NMDAR 抗体的敏感性为 87.2%，特异性为 96.7%。有个别脱髓鞘综合征及单纯疱疹病毒性脑炎患者 NMDAR 抗体呈阳性，而临床上并不符合 NMDAR 脑炎的诊断。

到目前为止，国际上尚没有 AE 患者免疫抑制治疗的随机对照研究。抗 NMDAR 脑炎的治疗主要包括免疫治疗，合并肿瘤者进行肿瘤切除，对癫痫发作和精神症状者予以对症治疗。

免疫治疗包括一线免疫治疗、二线免疫治疗和长程免疫治疗。

（1）一线免疫治疗：①糖皮质激素。一般采用糖皮质激素冲击治疗，方法为：甲泼尼龙 1 000mg/d，连续静脉滴注 3d，之后改为 500mg/d，静脉滴注 3d。而后可减量为甲泼尼龙 40～80mg/d，静脉滴注 2 周；或者改为口服醋酸泼尼松 1mg/（kg·d），2 周；之后每 2 周减 5mg。对于轻症患者，可直接口服激素。口服激素总疗程为 6 个月左右。②静脉注射免疫球蛋白

（IVIg）。用法为 0.4g/（kg·d），连用 5d。对于重症患者，建议与激素联合使用。重症和复发性 AE 患者，IVIg 可重复或者多次使用。③血浆交换。可与激素联合使用。在 IVIg 之后不宜立即进行血浆交换。

（2）二线免疫治疗：一线免疫治疗效果不佳时，可选用利妥昔单抗和静脉注射环磷酰胺。若上述药物疗效欠佳，还可试用甲氨蝶呤等其他免疫抑制剂。

（3）长程免疫治疗：不伴有畸胎瘤的抗 NMDAR 脑炎患者，具有较高的复发率，因此，在一线或二线免疫治疗症状改善后，建议继续使用免疫抑制剂至少 1 年以上，可选用吗替麦考酚酯、硫唑嘌呤等药物。

对于合并肿瘤的抗 NMDAR 脑炎患者，应尽早手术切除肿瘤。对于未发现肿瘤的患者，建议定期复查，如女性患者定期检查腹部及盆腔超声、男性患者检查睾丸超声等。

80% 的抗 NMDAR 脑炎患者预后良好，早期开始免疫治疗和非重症患者的预后较好。少数患者可单次或者多次复发，肿瘤阴性患者和未使用二线免疫治疗的患者复发率较高。

总之，自身免疫性脑炎诊断的关键有赖于对疾病的充分认识。抗体检测虽然对诊断很有帮助，但临床上若过分依赖抗体检测的结果，有可能会延误诊断和治疗，从而影响患者预后。因此，临床医师要提高对该类疾病临床症状的警觉性。

（李　伟　申致远　苏　闻）

参 考 文 献

1. ZHANG L，WU MQ，HAO ZL，et al. Clinical characteristics，treatments，and outcomes of patients with anti-N-methyl-d-aspartate receptor encephalitis：A systematic review of reported cases[J]. Epilepsy Behav，2017，68：57-65.

2. DALMAU J，LANCASTER E，MARTINEZ-HERNANDEZ E，et al. Clinical experience and laboratory investigations in patients with anti-NMDAR encephalitis[J]. Lancet Neurol，2011，10（1）：63-74.

3. MANN AP，GREBENCIUCOVA E，LUKAS RV. Anti-N-methyl-D-aspartate-receptor encephalitis：diagnosis，optimal management，and challenges[J]. Ther Clin Risk Manag，2014，10：517-525.

4. BARRY H，BYRNE S，BARRETT E，et al. Anti-N-methyl-d-aspartate receptor encephalitis：review of clinical presentation，diagnosis and treatment[J]. Bjpsych Bull，2015，39（1）：19-23.

5. GRAUS F，TITULAER M J，BALU R，et al. A clinical approach to diagnosis of autoimmune encephalitis[J]. Lancet Neurol，2016，15（4）：391-404.

6. KELLEY BP，PATEL SC，MARIN HL，et al. Autoimmune Encephalitis：Pathophysiology and Imaging Review of an Overlooked Diagnosis[J]. AJNR Am J Neuroradiol，2017，38（6）：1070-1078.

7. 中华医学会神经病学分会. 中国自身免疫性脑炎诊治专家共识 [J]. 中华神经科杂志，2017，50（2）：91-98.

8. HERMETTER C，FAZEKAS F，HOCHMEISTER S. Systematic Review：Syndromes，Early Diagnosis，and Treatment in Autoimmune Encephalitis[J]. Front Neurol，2018，9：706.

9. BRADSHAW MJ，LINNOILA JJ. An Overview of Autoimmune and Paraneoplastic Encephalitides[J]. Semin Neurol，2018，38（3）：330-343.

10. JAMMOUL A，LI Y，RAE-GRANT A. Autoantibody-mediated encephalitis：Not just paraneoplastic，not just limbic，and not untreatable[J]. Cleve Clin J Med，2016，83（1）：43-53.

病例4　间断头晕伴多汗3个月，记忆力下降1个月，发作性四肢抽搐2天

【病例资料】

患者，男性，58岁。因"间断头晕伴多汗3个月，记忆力下降1个月，发作性四肢抽搐2天"于2017年11月6日收入院。

现病史：患者于入院3个月前间断出现头晕，晕沉感，与体位变化无关，不伴视物旋转，无恶心、呕吐，伴周身多汗，不伴发热，无乏力、盗汗，未予诊治。1个月前出现记忆力下降，讲话时出现虚构现象，症状持续数分钟好转，此后未再发生类似情况。1周前出现定向力障碍，不认识亲属，不清楚自己所在位置，找不到路，伴有性格改变，症状时轻时重。入院2天前出现幻觉，表现为未持电话，却有接听已故亲属电话的动作，随后出现意识丧失，双眼上翻，四肢抽搐，呼吸急促，持续5分钟后肢体抽搐好转，但意识未完全恢复，情绪激动，喊叫打人。约1小时后情绪恢复平静，对发作过程不能回忆。后就诊于当地医院，行脑电图检查可见发作性尖慢波活动，诊断为痫性发作，予苯妥英钠0.1g/次，每日3次口服，之后意识丧失及肢体抽搐未再发作。自发病以来，睡眠常伴肢体活动及喊叫，内容多与工作相关，无坠床。进食量增加，睡眠增多，体重轻度增加。

既往史：否认肝炎、结核、疟疾病史。否认高血压、心脏病病史。否认糖尿病、脑血管疾病、精神疾病等病史。

个人史、婚育史、家族史：无特殊。

入院查体：T 36.5℃，P 76次/min，R 20次/min，BP 120/67mmHg。全身皮肤较多汗，浅表淋巴结无肿大。心、肺、腹查体未见异常。神经系统检查：神志清楚，言语流利。远期记忆力正常，近期记忆力下降，时间定向力正常，地点定向力差，计算力下降，"100－7＝93，93－7＝?"右侧瞳孔直径3mm，对光反射稍迟钝，左侧瞳孔直径2mm，对光反射灵敏。双眼球各方向活动充分，无眼震。双侧面纹对称，悬雍垂居中，咽反射存在，伸舌居中。四肢肌力5级，肌张力正常，双侧腱反射对称减弱，双侧Chaddock征（+），双侧Babinski征（－）。双侧指鼻试验及跟膝胫试验稳准，深浅感觉正常。颈软，Kernig征（－）。患者睡眠中面部和上肢有不自主运动。

辅助检查（外院）：

2017年11月5日头颅MRI（图4-1）：双侧海马异常信号，T_1WI为稍低信号，T_2WI为高信号。脑电图：双侧颞叶、额叶发作性尖慢波活动。

【入院诊断】

认知功能障碍待查

　　自身免疫性脑炎?

　　病毒性脑炎?

【入院后辅助检查】

血、尿、便常规正常。肝肾功能、甲状腺功能未见异常。血钠131.5mmol/L（正常范围：135～148mmol/L），氯91.5mmol/L（正常范围：96～108mmol/L），余电解质未见异常。血氨

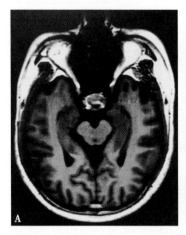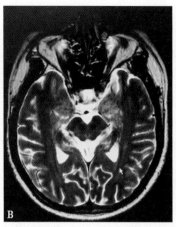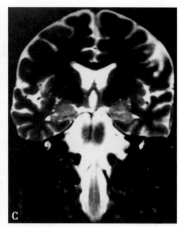

图4-1　2017年11月5日头颅MRI表现

双侧海马异常信号，T_1WI（A）为稍低信号，T_2WI轴位（B）及冠状位（C）上为高信号

508μmol/L（正常范围：<80μmol/L）。肿瘤标志物：CA72-4 30.94U/ml（正常范围：0～6.9U/ml），余肿瘤标志物未见异常。CRP 1.2mg/dl（正常范围：<0.8mg/dl），IgG 1 870mg/dl（正常范围：748～1 560mg/dl），ESR 26mm/h（正常范围：0～15mm/h），自身抗体全套均阴性。

认知功能检查：MMSE 21分，MOCA 19分。

2017年11月9日腰穿：脑脊液（CSF）无色透明，初压为85mmH₂O，常规生化正常。涂片及培养未找到抗酸杆菌、真菌及细菌。细胞学检查见极少量淋巴细胞及单核细胞，未见肿瘤细胞。血抗巨细胞病毒IgG抗体、风疹病毒IgG抗体及单纯疱疹病毒Ⅰ型IgG抗体（+）；CSF上述病毒抗体均（-）。血及CSF抗Hu、抗Ri、抗Yo抗体均（-）。莱姆病IgG抗体（-）。

2017年11月7日头颅MRI：双侧海马体积未见异常，T_1WI信号降低，FLAIR信号略增高。脑电图：未见明显尖波、棘波及慢波活动。

眼科检查瞳孔及眼部未见明显异常。

【蒋景文教授查房】（2017年11月9日）

病史特点：①中年男性，以认知功能障碍及四肢抽搐为主要症状。亚急性起病，病程中无发热，无外伤、感染、中毒等病史，无脑血管病的危险因素。②查体：存在认知功能障碍，双侧病理征阳性，右侧瞳孔略大于左侧，且对光反射略迟钝。③头颅MRI可见双侧海马异常信号，脑电图见发作性尖慢活动，血生化检查血钠稍低。脑脊液常规及生化未见异常。

定位诊断：认知功能下降，定位于双侧海马；发作性四肢抽搐，脑电图可见发作性尖慢波发放，定位于大脑皮质；双侧病理征阳性，定位于双侧锥体束；结合相关辅助检查，定位于双侧海马、大脑皮质。

定性诊断及鉴别诊断：

1. 自身免疫性脑炎　急性或亚急性起病的中老年患者，以认知功能下降、精神行为异常及癫痫发作为主要表现时，需要考虑自身免疫性脑炎。自身免疫性脑炎是由于体内产生了针对神经元胞膜、突触蛋白的抗体或抗肿瘤神经抗体而致病的一类疾病。根据抗体的部位分为两类，一类是抗神经元表面受体的抗体，包括抗NMDAR抗体、抗GABA_BR抗体、抗LGI1抗体等，另一类是抗神经元细胞内抗原的抗体，包括副肿瘤神经综合征抗体，如抗Hu、Yo、Ri等抗体等。不同类型的自身免疫性脑炎其症状有相同点，如认知功能障碍、精神行为异常等,但也有其各自的特点,如抗NMDAR脑炎、GABA$_B$R脑炎以癫痫症状为主,而LGI1抗体脑炎主要表现为面臂肌张力障碍、低钠血症等。该患者表现为认知功能下降及低钠血症,睡眠中面部和上肢有不自主运动,需要考虑LGI1抗体脑炎的可能。本病确诊需要检测到相关抗体,但阴性也不能完全排除诊断,需要以后复查。

2. 单纯疱疹病毒性脑炎 可表现为认知功能下降、精神行为异常及癫痫发作,病变常累及一侧海马、颞叶内侧及额叶底部,双侧同时受累较少见。病程中可有发热,多有脑脊液白细胞数升高,以单核细胞为主,脑脊液用PCR技术可以检测到单纯疱疹病毒抗原。该患者无发热、脑脊液细胞数正常,可能性不大。

建议:①完善自身免疫性脑炎相关抗体检测;②完善全身PET/CT检查。

【进一步诊治】

外送协和医院血液及脑脊液LGI1-Ab均阳性(1:100),其他血及脑脊液自身免疫性脑炎抗体(NMDAR-Ab、CASPR2-Ab、AMPA1R-Ab、AMPA2R-Ab、GABABR-Ab和DPPX-Ab)均为阴性。2017年11月14日行全身PET/CT检查示左侧海马区代谢活性增高灶,未见全身恶性代谢异常区(图4-2)。

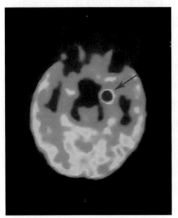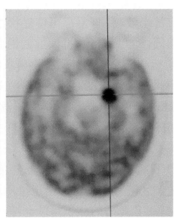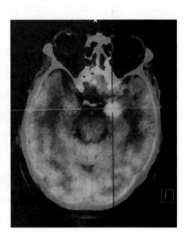

图4-2 2017年11月14日头部PET/CT显示左侧海马区代谢活性增高灶

2017年11月15日予以甲泼尼龙1 000mg/d冲击治疗,每3天减半量,逐渐递减。治疗2周后病情好转,多汗症状较前减轻,睡眠中肢体不自主活动减少。1个半月后患者认知功能明显改善,MMSE 26分(较前提高5分),MoCA 25分(较前提高6分),肢体不自主活动完全消失,虚构及癫痫未再发作,无多汗症状,血钠恢复至正常水平。

2017年11月29日复查腰穿:脑脊液压力150mmH$_2$O,常规及生化正常。脑脊液中LGI1抗体转阴,血液中LGI1抗体仍为阳性(1:100)。

【最终诊断】

富亮氨酸胶质瘤失活1蛋白(LGI1)抗体脑炎(anti-leucine-rich glioma inactivated-1 antibody encephalitis)

【讨论】

常见的自身免疫性脑炎包括抗N-甲基-D-天冬氨酸受体(anti-N-methyl-D-aspartate receptor,NMDAR)脑炎、LGI1抗体脑炎、抗γ-氨基丁酸B型受体(gamma-aminobutyric acid B receptor,GABA$_B$R)脑炎、抗接触蛋白相关蛋白2(contactin associated protein-like 2,CASPR2)

相关脑炎和抗 α- 氨基 -3- 羧基 -5 甲基 -4- 异恶唑丙酸受体（alpha-amino-3-hydroxy-5-methyl-4-isoxazolepropionic acid receptor，AMPAR）相关脑炎等。LGI1 抗体脑炎是一种是以近记忆下降、癫痫、精神症状、低钠血症为特征性表现的自身免疫性脑炎，多累及海马、岛叶、杏仁核等边缘系统。富亮氨酸胶质瘤失活 1 蛋白（LGI1）是一种神经元分泌蛋白，它起着两种癫痫相关蛋白 ADAM22 和 ADAM23 配体的作用，LGI1 与突触前 ADAM22、突触后 ADAM23 蛋白均有相互联系，将抑制信号从突触前膜传给突触后膜，在突触传递以及突触重塑过程中具有重要作用。

　　LGI1 抗体脑炎多见于 50 岁以上人群，男性多于女性，急性或亚急性起病。主要的临床表现包括：①认知功能障碍，主要表现为近记忆力下降，而远期记忆力相对保留。定向力障碍突出，包括时间、地点、人物定向力等。②精神行为异常，表现为人格和行为障碍，如淡漠、易怒、焦虑、强迫行为、幻觉、偏执、抑郁等症状，部分患者还可能出现去抑制状态或昏迷等意识障碍。③癫痫，53% 的患者以癫痫起病，癫痫发作的类型可以有一种或多种，包括部分性癫痫发作，肌阵挛和全身性强直阵挛发作。约 50% 的患者有面臂肌张力障碍发作（faciobrachial dystonic seizures，FBDS），表现为短暂性单侧上臂痉挛和收缩，伴有同侧的面部抽搐，发作时间多小于 3 秒，每天发作次数可达 40～50 次。FBDS 可同时伴有其他肌张力障碍，抗癫痫治疗对 FBDS 常常无效，免疫治疗可使症状改善。④低钠血症，60%～80% 的患者会出现低钠血症，常较顽固，难以纠正。持续性低钠血症可能提示 LGI1 抗体脑炎。低钠血症发生的机制可能是由于抗利尿激素的异常分泌所致，LGI1 同时在下丘脑和肾脏均有表达。常规补钠治疗往往效果不佳，但免疫治疗后低钠血症常可得到纠正。⑤自主神经功能障碍，如多汗、快速眼动期睡眠障碍、失眠、低体温、唾液分泌过多、疼痛、进食异常、性功能障碍等症状均可出现。自主神经功能障碍可能与 LGI1 抗体影响了自主神经间突触信号的传递有关。

　　头颅 MRI 检查主要在 T_2WI 和 FLAIR 见到双侧海马异常高信号，部分患者海马的高信号可蔓延到杏仁核、岛叶和纹状体区。有些患者会出现单侧海马的异常。部分患者海马的信号不高，仅表现为肿胀，而有些患者海马的体积可能会缩小。有些患者早期 MRI 检查无异常，但在后续的复查中会出现典型的脑炎表现。PET/CT 发现海马、基底节区葡萄糖代谢摄取明显增加，呈现高代谢改变，有些患者可见低代谢异常。PET/CT 较 MRI 更早期发现病灶。

　　脑电图表现无特异性，可表现为一侧或双侧颞叶癫痫样放电，局灶或弥漫性慢波活动，部分患者脑电图无异常改变。

　　实验室检查常无特异性发现，75% 的患者脑脊液细胞和蛋白在正常范围内，检测到脑脊液 LGI1 抗体是确诊的关键。LGI1 抗体可能在疾病的早期为阴性，随着病程延长会转为阳性，因此对初次检查为阴性，但临床高度怀疑为 LGI1 抗体脑炎的患者需要隔几日后复查抗体。LGI1 抗体的滴度与病情的轻重相关，也可作为判断疾病转归的标志。LGI1 抗体脑炎很少合并肿瘤，血清肿瘤标志物通常正常。但也有个别 LGI1 抗体脑炎患者合并胰腺神经内分泌肿瘤、胸腺瘤、转移性腹部间皮瘤等，因此对 LGI1 抗体脑炎患者应常规筛查肿瘤。

　　目前 LGI1 抗体脑炎尚缺乏统一的诊断标准。以下表现提示该病可能：中老人以急性或亚急性起病的认知和精神障碍，顽固性低钠血症，多汗，频繁发生的 FBDS，头颅 MRI 发现双侧海马 T_2WI 高信号改变，PET/CT 见海马高代谢，确诊需要检测脑脊液 IGI1 抗体。LGI1 抗体脑炎的鉴别诊断有：①单纯疱疹病毒性脑炎，常累及颞叶内侧、海马、边缘系统及岛叶。任何年龄均可发病，多为急性起病，多伴有发热，临床表现有头痛、意识障碍、精神异常，部分患者出现癫痫发作，也可有局灶性神经功能症状及体征，包括偏瘫、偏盲、失语、感觉障碍、共济失调等。脑电图可见脑内弥漫性慢波活动，颞叶可有尖波、棘波等。头颅 MRI 可在颞叶内侧见 T_1 低信号、T_2 高信号病灶。PCR 检查脑脊液中单纯疱疹病毒抗原多为阳性，抗病毒治疗有效。②副肿瘤性边缘叶脑炎，LGI1 抗体脑炎的临床表现和副肿瘤性边缘叶脑炎一样，在鉴别诊断中应该考虑到。因为恶性肿瘤存在与否对疾病的预后影响很大，因此副肿瘤抗体的检测和全身恶性肿瘤的筛查就至关重要。70% 抗 AMPAR 相关脑炎合并有恶性肿瘤，30%～50% $GABA_BR$ 脑炎患者常合并小细胞肺癌，而 LGI1 抗体脑炎合并恶性肿瘤的比例不足 10%。③克 - 雅病（Creutzfeldt-Jakob disease，CJD），多发于中老年人，亚急性起病，病变累及大脑皮质、基底节、小脑、锥体外系等多部位，表现为严重的进行性认知功能障碍，精神异常、人格改变、行为异常，伴有面部表情减少、震颤、活动缓慢、行走不稳、肌阵挛等。脑电图可见典型的"三相波"或周期性活动。早期头颅 MRI 弥散加权成像（Diffuse weight image，DWI）可见大脑皮质"镶边样"高信号，中晚期在基底节区、小脑发现多发长 T_1、T_2 异常信号，脑萎缩明显。脑脊液 14-3-3 蛋白阳性。④中枢神经系统血管炎，是一组累及中枢神经系统的炎性血管病，常与免疫异常相关。神经系统症状和体征呈局限性或弥漫性，多有头痛、局灶性神经功能缺损和弥漫性脑损害症状。多数患者在影像学检查上会出现广泛的皮质和髓质损害，少见孤立性边缘系统受累，增强后软脑膜可出现强化。脑血管检查可发现节段性动脉狭窄或闭塞。

LGI1 抗体脑炎一线治疗包括口服或静脉应用糖皮质激素，静脉滴注丙种球蛋白或两种治疗方法联合使用。二线治疗包括应用利妥昔单抗、环磷酰胺、硫唑嘌呤和吗替麦考酚酯。一线治疗的有效率达到 80%，平均开始改善的时间为 2 周。免疫治疗后癫痫及 FBDS 症状好转很快，但是认知功能恢复较慢。对于具体哪种免疫治疗方法更有效，目前没有确定的结论。

大多数 LGI1 抗体脑炎对免疫治疗敏感，预后良好。但 27% 的患者会出现临床复发，复发时间大多数为 3 年内。复发患者再次应用免疫治疗后症状可以好转。对免疫治疗反应差和临床复发是预后不良的预测因子。

本例患者为中年男性，亚急性起病，以认知功能下降伴发作性四肢抽搐为主要临床表现，查体以认知功能障碍为主要特点，头颅 MRI 见双侧海马异常信号，脑电图可见癫痫样放电。且患者有低钠血症、多汗和自主功能障碍表现，睡眠中有面部和上肢的不自主活动，脑脊液的 LGI1 抗体（+）。经过免疫治疗后，患者认知功能改善，多汗症状消失，低钠血症纠正，复查脑脊液 LGI1 抗体阴性，因此 LGI1 抗体脑炎诊断明确。

在临床诊疗中，需要提高对自身免疫性脑炎的认识，对伴有顽固低钠血症的脑炎患者要考虑到 LGI1 抗体脑炎的可能性，尽早检测相关抗体，早期诊断，早期应用免疫治疗，改善患者预后。

（陈玉辉　宋江曼　曾湘豫）

参 考 文 献

1. VAN SONDEREN A，THIJS RD，COENDERS EC，et al. Anti-LGI1 encephalitis: Clinical syndrome and long-term follow-up[J]. Neurology，2016，87（14）：1449-1456.

2. GRAUS F，TITULAER MJ，BALU R，et al. A clinical approach to diagnosis of autoimmune encephalitis[J].

Lancet Neurol，2016，15（4）：391-404.

3. DALMAU J，ROSENFELD MR. Paraneoplastic syndromes of the CNS[J]. Lancet Neurol，2008，7（4）：327-340.

4. LAI M，HUIJBERS MG，LANCASTER E，et al. Investigation of LGI1 as the antigen in limbic encephalitis previously attributed to potassium channels：a case series[J]. Lancet Neurol，2010，9（8）：776-785.

5. OHKAWA T，FUKATA Y，YAMASAKI M，et al. Autoantibodies to epilepsy-related LGI1 in limbic encephalitis neutralize LGI1-ADAM22 interaction and reduce synaptic AMPA receptors[J]. J Neurosci，2013，33（46）：18161-18174.

6. ARMANGUE T，LEYPOLDT F，MALAGA I，et al. Herpes simplex virus encephalitis is a trigger of brain autoimmunity[J]. Ann Neurol，2014，75（2）：317-323.

7. WANG M，CAO X，LIU Q，et al. Clinical features of limbic encephalitis with LGI1 antibody[J]. Neuropsychiatr Dis Treat，2017，16（13）：1589-1596.

8. ARINO H，ARMANGUE T，PETIT-PEDROL M，et al. Anti-LGI1-associated cognitive impairment：Presentation and long-term outcome[J]. Neurology，2016，87（8）：759-765.

9. SZOTS M，MARTON A，KOVER F，et al. Natural course of LGI1 encephalitis：3-5 years of follow-up without immunotherapy[J]. J Neurol Sci，2014，343（1-2）：198-202.

10. CHANG BS. The face（and arm）of treatment for seizures in VGKC/LGI1 antibody-associated limbic encephalitis[J]. Epilepsy Curr，2014，14（4）：180-182.

病例5 波动性认知障碍3个月余

【病例资料】

患者，女性，72岁。因"波动性认知障碍3个月余"于2016年10月28日收入院。

现病史： 患者于2016年7月底因儿子车祸情绪激动后出现记忆力下降，不能叫出子女的名字，言语减少，讲话多为单字，很多词语不能说出，偶有头顶部疼痛，伴有头晕，活动时四肢颤抖，睡眠较前明显增多，进食减少，无吞咽困难，无饮水呛咳，无发热，无幻觉。8月3日就诊于当地医院，行头颅MRI检查示腔隙性脑梗死，住院治疗17天（具体药物不详），出院时家属诉患者记忆力好转，无说话忘词现象，但言语较前减少。8月30日患者就诊于北京某三甲医院，查头部CTA示轻度脑动脉硬化改变，诊断为抑郁状态，给予舍曲林治疗，症状无明显改善。10月13日患者无明显诱因再次出现说话忘词，记忆力减退，近事遗忘明显，逐渐加重，并出现反应迟钝，理解力下降，双下肢颤抖以致不能独自行走。为求进一步诊治，门诊以"亚急性认知障碍原因待查"收入院。发病以来食欲减退，大、小便正常，无发热，无抽搐及意识障碍。

既往史： 高血压病史20年、糖尿病病史10余年，胰头良性占位病史2年，双膝关节炎2年。

入院查体： 神志恍惚，反应迟钝，定向力、记忆力和理解力明显减退，"100-7=?"不认识家人。脑神经未见异常，颈部可疑有抵抗，双上肢肌力5级，右下肢肌力4级、左下肢肌力4⁺级，双上肢及左下肢肌张力稍高，四肢腱反射活跃，双侧Babinski征（-），双侧Chaddock征（±）。其他检查无法配合。心肺腹（-），双下肢无水肿。

辅助检查（外院）：

2016年8月3日头颅MRI：双侧基底节区少许白质脱鞘样改变，老年性脑改变。

2016年8月30日头部CTA：脑动脉硬化改变。

【入院诊断】

亚急性认知障碍原因待查

【入院后辅助检查】

血、尿、便常规正常。凝血象、血生化、糖化血红蛋白、红细胞沉降率、CRP、肿瘤标志物均在正常范围。T3、T4和TSH正常，抗甲状腺过氧化物酶抗体（TPOAb）>500U/ml（正常范围：0～70U/ml）、抗甲状腺球蛋白抗体（TGAb）218U/ml（正常范围：0～70U/ml）。抗SSA抗体阳性，余自身抗体阴性。血氨181μmol/L（正常范围：18～72μmol/L），MMSE 12分，HAMD 10分，HAMA 6分，临床记忆不能完成，ADL 63分。甲状腺B超：甲状腺弥漫性病变，甲状腺右叶实性结节，TI-RADS分级3级。腹部增强CT：胰腺囊性病变，考虑囊腺瘤可能。

2016年11月1日头颅MRI：①双侧基底节区少许脱髓鞘改变；②老年性脑改变；③双侧海马轻度萎缩。脑电图：前部导联散见短程阵发中-高波幅2～3Hz σ节律及σ活动，各导联低-中波幅4～7Hz θ波及θ活动亦稍多。颈部动脉B超：颈部动脉多发动脉硬化斑块。

2016年11月2日腰穿：脑脊液（CSF）压力90mmH₂O，RBC 3/mm³，WBC 5/mm³，蛋白0.773g/L（正常范围：0.15～0.45g/L），糖和氯化物正常。涂片及培养未找到细菌、新型隐球菌及抗酸杆菌。脑脊液病理：可见极少量淋巴细胞及单核细胞，未见肿瘤细胞。血及脑脊液副肿瘤综合征抗体 Amphiphysin、CV2、PNMA2、Ri、Hu、Yo 均为阴性,病毒抗体及自身免疫性脑炎相关抗体均为阴性。血及脑脊液寡克隆区带(OB)阴性,IgG 指数正常,IgG 鞘内合成率为 22.42mg/24h(正常范围:<7.0mg/24h),血及脑脊液髓鞘碱性蛋白抗体正常范围,血及脑脊液抗髓鞘少突胶质细胞糖蛋白抗体正常范围。血及脑脊液水通道蛋白 4(AQP4)抗体均为阴性。

【蒋景文教授查房】(2016 年 11 月 4 日)

病史特点:①老年女性,亚急性起病,波动性病程。②主要表现为认知障碍及肢体震颤,无发热。查体:高级皮质功能明显减退,可疑运动性失语,肌张力升高及双侧病理征可疑阳性。③辅助检查:脑电图见阵发性慢波;血清 TPOAb 及 TGAb 明显升高;脑脊液蛋白高,IgG 合成率升高;头颅 MRI 见非特异性脑白质脱髓鞘改变。血及脑脊液副肿瘤综合征抗体、病毒抗体及自身免疫性脑炎相关抗体均为阴性。

定位诊断:认知功能减退提示双侧高级皮质受累,言语困难提示额叶受累,四肢震颤及肌张力升高提示锥体外系受累,双侧病理征可疑阳性提示双侧锥体束受累。综合定位于双侧大脑半球,以皮质受累为主并累及皮质下的弥漫性病变。

定性诊断及鉴别诊断:病变比较弥散,亚急性病程又呈波动性,因此考虑:

1. 代谢性或免疫介导性脑病可能性大。

(1)桥本脑病(Hashimoto encephalopathy, HE):以女性较多见,临床表现复杂多样,有两种临床亚型:常见型为起病隐匿的弥漫进展型,主要症状为痴呆和精神异常;少见型为卒中样发作的血管炎型,多呈缓解复发病程,表现为轻偏瘫、失语、共济失调、偏侧感觉异常、可逆性遗忘等,一般仅有轻度认知功能障碍。两型症状可部分重叠,均可见震颤、肌阵挛、昏迷、癫痫等。血清 TPOAb 明显升高,可有脑脊液蛋白升高、非特异性脑电图慢波及头颅 MRI 脑白质改变,本例患者符合 HE 的诊断。

(2)肝性脑病:血氨增高(181μmol/L)支持,但脑电图未见"三相波"及典型肝性脑病的脑电图所见,肝功能及其他生化检查正常,且未经相关代谢治疗病情有过自发缓解,可能性小。

2. 路易体痴呆　多发于中老年人,慢性病程,表现为波动性认知障碍、视幻觉、锥体外系症状。该患者认知障碍呈波动性,有肌张力增高,要考虑该病。但患者病程进展较快,无视幻觉,缓解期症状不明显,不支持该病。

建议试验性激素治疗,可选择大剂量激素冲击逐渐减量方案,如有效则小剂量口服维持至少半年。

【进一步诊治】

2016 年 11 月 5 日开始予以甲泼尼龙 500mg/d 静脉滴注,每 3 天减半量至 60mg,每日 1 次。激素应用期间患者血糖增高,予胰岛素对症治疗。治疗 3 天后患者症状明显缓解,MMSE 由治疗前的 12 分上升到治疗后的 21 分。

2016 年 11 月 16 日(治疗后 11 天)复查腰穿,压力 90mmH$_2$O,RBC 0/mm^3,WBC 7/mm^3,单核细胞 85.7%,蛋白 0.499g/L,糖和氯化物正常。脑脊液 TPOAb 阳性。血氨 200μmol/L。11 月 17 日复查血 TPOAb 335U/ml、TGAb 133.7U/ml,较前有下降。复查脑电图:前部导联散见短程阵发中 - 高波幅 2~3Hz σ 节律及 σ 活动,各导联低 - 中波幅 4~7Hz θ 波及 θ 活动较前明显减少,无癫痫波。

患者临床症状明显好转,于 2016 年 11 月 21 日出院。

【随访】

患者出院后继续口服甲泼尼龙 60mg/d，每周减量 4mg，病情稳定，日常生活自理，认知功能正常。2017 年 2 月激素减至 28mg/d 时因血糖高就诊于当地医院，复查甲状腺功能：T3、T4 正常，TSH 5.27μIU/ml（正常范围：0.27～4.20μIU/ml），TPOAb 和 TGAb 均在正常范围，给予优甲乐 25μg/ 次，口服每日 1 次，患者自行停用激素。

停药 2 个月后病情复发，出现记忆力下降，交流困难，行为异常如吃香蕉不剥皮等，伴肢体抖动、进食困难、睡眠增多等症状，2017 年 4 月 17 日再次入我院。查体：意识模糊，言语减少，无法正确应答，定向力、记忆力及计算力等高级皮质功能明显受损。脑神经未见异常。四肢肌张力增高，肌力正常，腱反射对称低，病理征阴性。入院诊断考虑桥本脑病复发，给予甲泼尼龙 500mg/d，静脉滴注，每 3 天减半量，第 2 天出现抽搐发作 2 次，给予丙戊酸钠治疗后未再发作。

住院期间复查头颅 MRI 较无明显变化；脑电图出现弥漫性慢波及慢活动，未见癫痫波。复查甲状腺功能：TPOAb 448.6U/ml，余均正常。内分泌科会诊诊断为桥本甲状腺炎，建议继续口服优甲乐。复查腰穿：压力正常，WBC 1/mm^3，蛋白 0.999g/L，糖及氯化物正常，脑脊液及血清 OB（+）。治疗 3 天后意识明显好转，1 周后记忆力明显恢复，2 周后复查腰穿，各项指标均恢复正常。

2017 年 5 月 2 日患者出院，继续口服甲泼尼龙 56mg/d。出院 1 个月后电话随访病情稳定，生活自理，认知正常，甲泼尼龙每 10 天减 4mg。

【最终诊断】

桥本脑病（hashimoto encephalopathy，HE）

【讨论】

桥本脑病（HE）最早由 Lord Brain 等于 1966 年首次报道，患者为 49 岁男性，临床表现为不同血管供血区反复卒中样发作，进行性认知功能减退和精神症状。既往有桥本甲状腺炎、甲状腺功能减退病史。检查发现甲状腺功能（T3、T4）低于正常，抗甲状腺球蛋白抗体（antithyroglobulin antibody，TGAb）和抗甲状腺微粒体抗体（antithyroid microsomal antibody，TMAb）明显增高，脑脊液蛋白增高，且对激素治疗有效，推测其发病可能与桥本甲状腺炎所致的自身免疫反应有关。因此 Lord Brain 等将其命名为桥本脑病，也称自身免疫性甲状腺炎相关的激素反应性脑病（steroid-responsive encephalopathy associated with autoimmune thyroiditis，SREAT）。之后世界各地均有病例报道。随着对该病认识的深入，发现少数患者（10%～15%）血清抗甲状腺抗体阴性，也有少数对激素不敏感的病例，故命名尚有争议。因大多数患者早期对皮质激素有显著疗效，因此早期诊断和治疗非常重要。

HE 属罕见病，有学者统计发病率约 2.1/10 万，发病年龄：9～86 岁不等（平均年龄儿童 12～14 岁，成人 45～55 岁），男女比例为 1:5，20% 患者为儿童。诱因多不明显，急性或亚急性起病，呈复发—缓解性病程或渐进性病程。临床表现复杂多样，主要表现为脑病综合征：认知功能损害、精神症状（幻觉、抑郁、躁狂、双相情感障碍或偏执等）、行为异常、不同程度的意识障碍、不自主运动、癫痫发作、肌阵挛、震颤、全身舞蹈或卒中样发作、小脑性共济失调等。国外有学者总结了不同时期多个国家报道的 117 例 HE 患者，各主要临床症状的出现率分别为：认知功能障碍（36%～100%）、精神行为异常（36%～85%）、癫痫发作（52%～66%）、言语障碍（73%～80%）、局灶性症状（18%～31%）、肌阵挛（37%～65%）、震颤（28%～84%）。儿童以癫痫发作最常见。根据临床症状及病程特点，Kothbauer 将其分为两型，常见为弥漫性脑病型，隐袭性起病，进行性病程，似变性病样的痴呆及精神症状型；少见为急性血管炎型，表现为局灶性症状，缓解—复发病程，似血管炎性卒中样发作型。两型均可出现震颤、肌阵挛、癫痫发作、锥体外系症状及小脑性共济失调等。本例患者主要表现为进行性认知功能下降及震颤，伴言语障碍，无发热，属于弥漫性脑病型。

HE 的确切发病机制仍不清楚，目前认为属于自身免疫性疾病。支持证据有：①甲状腺自身抗体升高；②半数有桥本甲状腺炎等自身免疫性疾病病史或家族史，文献已报道的其他伴发疾病有艾迪生病、自身免疫性胃炎、恶性贫血、类风湿关节炎、系统性红斑狼疮、1 型糖尿病、重症肌无力、肾小球肾炎、原发性胆汁性肝硬化等；③年轻女性多见；④皮质类固醇治疗反应性好。发病机制有两种学说：一种认为是自身免疫介导的中枢神经系统血管炎学说，即自身免疫机制介导的血管炎引起微血管破坏，导致脑水肿或者脑部血流低灌注，累及半球和脑干，从而出现局灶性神经功能缺损或昏迷等症状，并可随皮质激素的应用而迅速缓解。但仅有的病理资料提示血管炎的证据并不多。另一种是抗神经元自身抗体学说，推测可能是某些未知抗体与中枢神经系统和甲状腺组织共有的抗原发生自身免疫反应而致病。Ochi 等发现 HE 患者血液中抗 α- 烯醇化酶抗体较健康人和普通桥本甲状腺炎患者高，该自身抗体可能为抗神经元抗体，对此目前还没有定论。病理上可见 T、B 淋巴细胞浸润全脑，为弥漫性脑病，血管周围有轻度炎症细胞浸润而无明显血管炎证据。

HE 发病与甲状腺功能无必然联系，大部分患者甲状腺功能正常，也可表现为甲状腺功能减退，或者甲状腺功能亢进。仅 20% 左右有桥本甲状腺炎病史，50% 有其他自身免疫性疾病病史或家族史。特异性指标是甲状腺相关抗体升高，特别是以血清抗甲状腺过氧化物酶抗体（anti-thyroid peroxidase antibody，TPOAb）升高为主，几乎 90%～100% 存在，是诊断 HE 的一个重要指标。TGAb 和 TMAb 亦可升高，少数抗 TSH 抗体阳性。TPOAb 水平与脑病的严重程度不相关，少数健康人及其他自身免疫病如重症肌无力的患者也可存在 TPOAb、TGAb 阳性，提示 TPOAb 可能并不直接引起脑病，但在免疫治疗后，患者症状改善的同时可检测到甲状腺相关抗体滴度的降低，提示 TPOAb 是一个较好的 HE 病程生物学标记，故病程中复查甲状腺抗体对诊断及评价疗效很有价值。目前研究认为抗 α- 烯醇化酶抗体可能与发病有关，将来有望成为诊断 HE 的特异性血清学指标。

脑脊液检查大多数出现蛋白轻至中度升高，少数 14-3-3 蛋白为阳性，白细胞大多正常，部分白细胞稍多，以淋巴细胞为主。少数有 IgG 合成率增加及寡克隆区带阳性。30% 左右患者脑脊液中可检测到抗甲状腺抗体，因血清中抗体阳性在正常人很常见，因此 CSF 中出现抗甲状腺抗体阳性更有助于确诊 HE，目前认为 CSF 中出现抗甲状腺抗体和抗 α- 烯醇化酶抗体是 HE 重要的生物学标志物。本例患者脑脊液抗甲状腺抗体阳性，进一步支持 HE 的诊断。但国内尚无法进行抗 α- 烯醇化酶抗体检测。

几乎所有的 HE 患者都有脑电图异常，通常表现为广泛或弥漫性慢波或额部不规则 θ 节律活动；也有三相波为主、局灶性慢波、癫痫波发放。常常可出现光敏性肌阵挛发作。脑电图可用来监测病情变化，随着临床症状的好转而改善，症状复发时脑电图异常加重。多数患者激素治疗后脑电图异常可恢复。本例患者两次发作均可见弥漫性慢波或慢活动，并随病情好转而好转。

头颅 MRI 异常表现比例报道不一，Sawka 等报道异常率为 33%，Chong 等报道为 49%。主要见非特异性的皮质下白质及皮质 T_2WI 异常高信号，部分患者异常信号随着症状的好转或接受激素治疗后恢复正常。本例患者头颅 MRI 亦出现非特异性侧脑室周围白质 T_2WI

高信号，并没有随激素治疗及病程变化而变化，结合患者高龄，有长期糖尿病病史，颈部动脉多发动脉硬化斑块，考虑脑白质病变可能为脑动脉硬化性。

由于 HE 发病率低，临床症状多样及缺乏特异性的诊断标准，诊断往往较困难。最新的诊断标准包括：①临床上出现认知功能障碍、精神症状、部分性或全身性癫痫、局灶性神经功能缺损或意识障碍、肌张力异常等脑病样等症状；②外周血 TPOAb 滴度升高；③排除感染、中毒、代谢等其他神经系统疾病；④类固醇激素治疗有效。其中认知障碍和精神症状的出现为必备条件。激素治疗不敏感亦不能排除该病，因抗甲状腺抗体滴度高并非特异性，临床诊断该病需综合影像学、脑电图、脑脊液的特征，尤其脑脊液中出现抗甲状腺抗体和 / 或抗 α- 烯醇化酶抗体阳性，可考虑 HE 的诊断。

本例患者为老年女性，临床表现为亚急性起病的脑病样症状，复发—缓解病程，血清及脑脊液中 TPOAb 阳性，各种辅助检查未提示有结缔组织病及副肿瘤性证据，自身免疫性脑炎相关抗体阴性，脑电图支持器质性脑病，脑脊液蛋白中度升高，头颅 MRI 示非特异性白质病变，激素治疗反应好，符合 HE 诊断标准。

HE 主要需与克 - 雅病（Creutzfeldt-Jakob disease，CJD）相鉴别，两者都可表现为快速进展性痴呆，可伴肌阵挛发作，脑脊液 14-3-3 蛋白均可阳性，二者鉴别有一定难度。因二者的预后截然不同，因此鉴别诊断非常重要。Castillo 等报道初步诊断为 CJD 的患者中 50% 后来诊断为 HE。头颅 MRI 检查对二者的鉴别有一定帮助，HE 患者多数头颅 MRI 正常，而 CJD 在 DWI 上可出现特征性"镶边征"。HE 对激素治疗反应好，CJD 激素治疗无效，因此早期试验性激素冲击治疗也很重要，必要时可行脑活检。其次，HE 尚需与感染性、中毒代谢性、血管性等所致的脑病及遗传变性疾病（脑淀粉样血管病、MELAS、路易体痴呆、遗传性共济失调等）相鉴别。其他一些自身免疫性疾病导致的脑病如前述的各种结缔组织病（原发或继发 CNS 血管炎、系统性红斑狼疮、干燥综合征和白塞综合征等）、少数不典型 MS、副肿瘤性边缘叶脑炎及特异性神经抗体（如 NMDA 受体抗体）相关的自身免疫性脑炎等临床症状相似，且也对激素敏感，应注意鉴别。进行各种自身抗体尤其特异性抗神经抗体的检测很重要。

治疗：急性期甲泼尼龙大剂量冲击 3～5d，根据治疗反应逐渐减量，神经系统症状可在数日或数周内明显改善，突然停药或减药过快可致症状复发，口服泼尼松需维持数月至 1～2 年。激素治疗的效果与 HE 的不同临床类型有关，急性血管炎型对激素治疗反应好，且复发风险低；而弥漫性脑病型对激素治疗反应差，且容易复发和波动。合并甲状腺功能减退者补充甲状腺素片，单纯治疗甲状腺功能减退通常对神经系统症状无作用。多次复发者需合用其他免疫抑制剂如环磷酰胺，不能应用激素或对激素治疗反应差者还可试用丙种球蛋白及血浆置换。

绝大多数（92%）HE 患者经治疗后病情完全好转，多数在 1 周内好转，亦有自发缓解者。8% 的患者疗效较差。也有报道激素治疗 1 年方有效。复发缓解型疗效好于进展型。进展型多见于老年人，可出现不可逆的认知功能损害。死亡病例少见，文献报道 85 例中仅有 3 例死亡。儿童 HE 患者即使早期应用激素治疗，仍常遗留不同程度的后遗症。

HE 的临床表现复杂，无特异性，可能导致误诊及漏诊，但其为可治性疾病，早期治疗效果好，关键是要提高对其认识及警觉性。对于诊断不清的可疑患者，若无激素应用禁忌证，可试验性大剂量激素冲击治疗并观察疗效。

（侯世芳 杜 危 陈玉辉）

参 考 文 献

1. BRAIN L, JELLINEK EH, BALL K. Hashimoto's disease and encephalopathy[J]. Lancet, 1966, 2(7462): 512-514.

2. MIJAJLOVIC M, MIRKOVIC M, DACKOVIC J, et al. Clinical manifestations, diagnostic criteria and therapy of Hashimoto's encephalopathy: report of two cases[J]. J Neurol Sci, 2010, 288(1-2): 194-196.

3. KOTHBAUER-MARGREITER I, STURZENEGGER M, KOMOR J, et al. Encephalopathy associated with Hashimoto thyroiditis: diagnosis and treatment[J]. J Neurol, 1996, 243(8): 585-593.

4. OCHI H, HORIUCHI I, ARALI N. Proteomic analysis of human brain identifies a-enolase as a novel autoantigen in Hashimoto's encephalopathy[J]. FEBS Lett, 2002, 528(1-3): 197-202.

5. CASTILLO P, WOODRUFF B, CASELLI R, et al. Steroid-responsive encephalopathy associated with autoimmune thyroiditis[J]. Arch Neurol, 2006, 63(2): 197-202.

6. FLANAGAN EP, CASELLI RJ. Autoimmune encephalopathy[J]. SeminNeurol, 2011, 31(2): 144-157.

7. MONTAGNAG, IMPERIALI M, AGAZZI P, et al. Hashimoto's encephalopathy: A rare proteiform disorder[J]. AutoimmunRev, 2016, 15(5): 466-476.

8. LAURENT C, CAPRON J, QUILLEROU B, et al. Steroid-responsive encephalopathy associated with autoimmunethyroiditis(SREAT): Characteristics, treatment and outcome in 251 casesfrom the literature[J]. Autoimmun Rev, 2016, 15(12): 1129-1133.

9. ZHOU J Y, XU B, LOPES J, et al. Hashimoto encephalopathy: literature review[J]. ActaNeurolScand, 2017, 135(3): 285-290.

病例6 发热伴四肢无力、意识障碍1个月余

【病例资料】

患者,男性,25岁。因"发热伴四肢无力、意识障碍1个月余"于2014年12月12日收入院。

现病史: 患者于2014年11月5日着凉后发热,体温最高达39℃,不伴咳嗽、咳痰,次日出现周身皮疹,前胸及后背多发,无明显瘙痒及疼痛,予降温对症治疗后,体温正常,皮疹减轻。1周后出现排尿困难,并再次发热,体温波动于38~39℃,于当地医院留置导尿管。11月13日患者出现四肢无力,双下肢为主。11月14日出现呼吸困难,予紧急气管插管上呼吸机,此后病情逐渐加重,11月20日出现意识障碍,并逐渐加重至昏迷。患者于外院住院治疗,先后予更昔洛韦抗病毒(剂量及疗程不详)、血浆置换(2014年11月18日)、丙种球蛋白(2014年11月15日至20日,疗程5天,剂量不详)、甲泼尼龙冲击治疗(2014年11月21日至12月10日,起始剂量1g/d,每3日减半至60mg/d)。患者于2014年12月4日意识逐渐好转,可自主呼吸,能间断脱机,但四肢仍无自主活动,为求进一步诊治转入我科。

既往史: 既往体健,否认自身免疫性疾病史。

个人史: 无特殊。

家族史: 否认家族性遗传病史。

体格检查: T 38℃,P 128次/min,R 20次/min,BP 127/87mmHg。气管切开,留置鼻饲管和导尿管。形体消瘦,前胸及后背多发散在暗红色皮疹。胸廓活动度低,咳嗽力弱,双肺可闻及湿啰音,其余内科查体未见异常。专科查体:神志清楚,言语不能(气管切开),双侧瞳孔等大同圆,直径3mm,对光反射灵敏。双眼球各方向活动充分,无复视及眼震。双侧额纹及鼻唇沟对称。四肢肌力0级,四肢肌张力减低,双侧腱反射未引出,双侧病理征未引出。深、浅感觉查体不合作。颈软,Kernig征(−)。

化验检查: 血肿瘤标志物均正常。甲状腺功能未见异常。自身免疫抗体全套均为阴性。

辅助检查(外院):

2014年11月21日腰穿:脑脊液压力240mmH$_2$O,WBC 96/mm^3,单核细胞55%;蛋白1.07g/L(正常范围:0.15~0.45g/L),糖和氯化物正常。11月13日肌电图检查:神经传导速度正常,F波出现率低。12月10日头颅MRI:脑内白质广泛脱髓鞘改变(图6-1)。12月12日胸部X线:左侧大量胸腔积液,左肺大片状实变影。

【入院诊断】

意识障碍伴四肢无力待查

急性播散性脑脊髓炎可能性大

【入院后诊治经过】

2014年12月15日腰穿:压力145mmH$_2$O,WBC 6/mm^3,RBC 12/mm^3,蛋白正常,糖

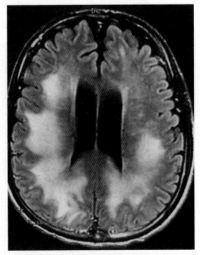

图6-1 2014年12月10日头颅MRI表现
FLAIR像示脑内白质广泛脱髓鞘改变

2.2mmol/L（正常范围：2.5～4.4mmol/L），氯化物 114mmol/L（正常范围：120～130mmol/L）；血及 CSF 寡克隆区带（OB）（−），IgG 指数 0.86（正常范围：<0.85），血髓鞘碱性蛋白（MBP）6.04μg/L（正常范围：<2.5μg/L），CSF 髓鞘碱性蛋白（MBP）7.82μg/L（正常范围：<3.5μg/L），IgG 鞘内合成率 3.63mg/24h（正常范围：<7.0mg/24h）。CSF 细菌、真菌、隐球菌、结核杆菌涂片及培养均阴性。脑脊液病毒抗体（−）。血腺病毒 7 型抗体 IgM（＋），余病毒抗体阴性。血自身免疫抗体（−）。血水通道蛋白抗体（−）。

2014 年 12 月 18 日头颅 MRI：延髓、脑桥、双侧桥臂、双侧脑室周围及大脑皮质下白质可见广泛对称性长 T_1、长 T_2 异常信号，增强扫描未见明显强化（图 6-2）。

入院后急予呼吸机辅助呼吸，加强痰液引流，先后予头孢米诺、头孢哌酮舒巴坦静脉点滴治疗肺部感染，阿昔洛韦 0.5g/ 次，每 8 小时 1 次，静脉滴注，泼尼松继续 30mg/d，并加强对症营养支持治疗。

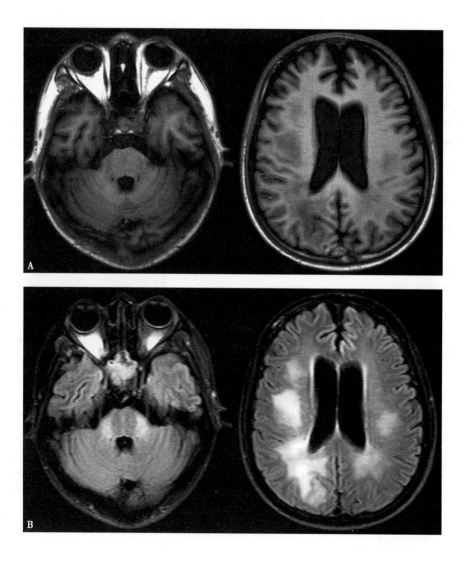

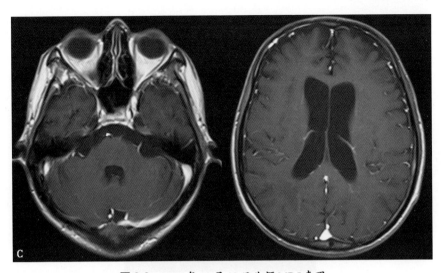

图6-2　2014年12月18日头颅MRI表现

脑桥、双侧桥臂、双侧脑室周围及大脑皮质下白质可见广泛对称性异常信号；T_1WI（A）
低信号，FLAIR（B）高信号，增强扫描（C）未见明显强化

【蒋景文教授查房】（2014年12月19日）

病史特点：①青年男性，急性病程。发热、尿便障碍、四肢无力、意识障碍为主要表现，免疫治疗有效。②查体：神清，气管切开呼吸机辅助呼吸，脑神经未见异常，四肢肌张力低，四肢肌力0级，腱反射对称低，双侧病理征阴性。胸廓活动度低，咳嗽力弱。③腰穿：压力高，以单核细胞为主的白细胞增多，蛋白中度升高，糖及氯化物正常。④头颅MRI示脑白质广泛长T_1、长T_2异常信号，考虑脱髓鞘病变。⑤肌电图检查F波出现率低。

定位诊断：四肢肌张力低，肌力下降，腱反射未引出，病理征阴性，定位于下运动神经元病变；排尿障碍，定位于脊髓排尿中枢；病程中有意识障碍，定位于脑干网状结构或双侧半球。综上定位于大脑、脑干、脊髓及周围神经。

定性诊断：青年男性，有感冒前驱病史，急性发病，神经系统表现为以广泛脑白质、脑干、脊髓和周围神经受累，脑脊液白细胞中度增多，以单核细胞为主，蛋白中度升高，糖和氯化物正常，考虑为免疫介导的神经系统脱髓鞘病变，以急性播散性脑脊髓炎（acute disseminated encephalomyelitis，ADEM）可能性大，同时累及神经根，免疫治疗有效也支持此诊断。ADEM为一种免疫介导的，以脑和脊髓白质脱髓鞘为主的疾病，与病毒感染、疫苗接种关系较大。患者病情及影像学的表现更像急性坏死性出血性脑脊髓炎（急性出血性白质脑炎），但CSF红、白细胞数都不够多。此外，还应进一步寻找脊髓受累的证据。

鉴别诊断：多发性硬化（multiple sclerosis，MS），Marburg变异型，即瘤样MS，该病以脑白质脱髓鞘为主要表现，病灶比较大，病变不像ADEM广泛弥漫，有开环状强化。一般MS少见意识障碍，复发风险较高，而ADEM可以合并意识障碍，多为单相病程，重型病死率较高。

【进一步诊治】

2014年12月19日颈椎MRI：C_1～C_7节段脊髓内长节段等或长T_1、长T_2异常信号（图6-3）；增强扫描未见强化。12月23日胸椎MRI：T_3～T_{10}节段脊髓内长节段等或长T_1、长T_2异常信号（图6-4）；增强扫描未见强化。

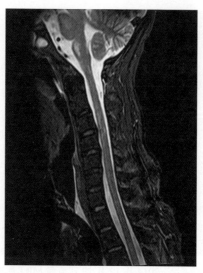

图6-3　2014年12月19日颈椎MRI表现

T_2WI压脂像显示延髓腹侧及C_1～C_7节段脊髓内长节段异常高信号

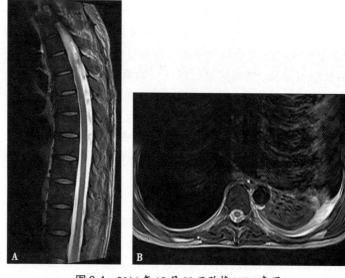

图6-4　2014年12月23日胸椎MRI表现

T_2WI矢状位（A）可见T_3～T_{10}节段脊髓内长节段异常高信号；轴位（B）可见髓内异常高信号

2014年12月31日肌电图：针极肌电图所见符合神经源性病变，四肢神经传导速度正常，F波未引出，根性可能性大。住院期间继续口服泼尼松30mg/d，患者四肢无力逐渐好转。2015年1月10日查体：双上肢远端肌力3$^+$级，双下肢远端肌力2级，近端肌力1级。1月11日下午6：50，患者无明显诱因突发四肢抽搐，双眼向上凝视，呼之不应，持续约1分钟后抽搐停止，考虑症状性癫痫。复查头颅MRI见脑白质脱髓鞘较前好转，为预防病情波动再次予甲泼尼龙500mg/次，每日1次静脉滴注，共5天，后改为泼尼松30mg/d口服，同时予苯妥英钠100mg/次，每日3次口服。患者未再发作抽搐，四肢无力及呼吸力弱亦逐渐好转，于2015年1月19日拔出气管套管。之后进行肢体康复训练，病情逐渐好转。

2015年2月13日出院。出院时能自行进食，不需他人搀扶下可行走300m，排尿困难有所减轻，但有尿不尽感。出院查体：神清语利，双上肢肌力5级，左下肢近端肌力4级，右下肢近端肌力3级，双侧远端肌力5级，双下肢腱反射亢进（+++），踝阵挛（+），双侧Babinski征（+）。

【随访】

出院后激素逐渐减量，每2周减1片直至停用。患者四肢肌力继续改善，排尿费力感逐渐减轻。生气后癫痫发作2次，化验发现苯妥英钠浓度偏低，调整剂量后未再发作。

出院后1年5个月（2016年7月）门诊复查，行走如常，但不能快跑，不能长时间憋尿。查体：神清，语利，脑神经未见异常，高级皮质功能正常，四肢肌力5级，双下肢肌张力稍高，腱反射亢进，双侧病理征阳性，深、浅感觉无异常。复查头颅MRI示双侧半球及脑干白质病灶明显减少，左侧半球病变基本消失，增强扫描未见强化；脑白质轻度萎缩性改变。颈椎及胸椎MRI脊髓内病变消失。（图6-5）

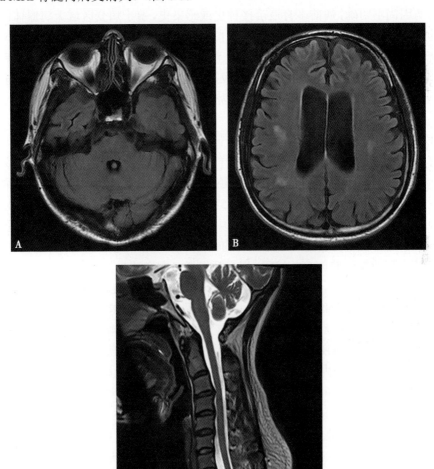

图6-5　2016年7月头颅MRI表现

FLAIR示脑干白质（A）及双侧半球（B）病灶明显减少，左侧半球病变基本消失，仅见少许脱髓鞘改变；颈椎MRI T_2WI（C）显示颈髓内病变消失

【最终诊断】

急性播散性脑脊髓炎（acute disseminated encephalomyelitis，ADEM）

【讨论】

急性播散性脑脊髓炎（ADEM）是一种免疫介导的中枢神经系统炎性脱髓鞘性疾病，以脑和脊髓白质受累为主要表现，亦可累及视神经。病理学特征为静脉血管周围炎症细胞浸润及神经纤维脱髓鞘改变。发病率 0.3/10 万～0.6/10 万，多发于儿童和青壮年，男性略多于女性。冬春季节高发，常继发于呼吸道或胃肠道病毒感染、疫苗接种后，50%～85% ADEM 在发病前有病毒感染或疫苗接种史，平均潜伏期是 4～12 天。发生在疫苗接种后的称为接种后脑脊髓炎，发生在感染性疾病后的称为感染后脑脊髓炎，无明显诱因的称为特发性脑脊髓炎。该病起病急，病情进展迅速，一般 2～5 天达到高峰，如不及时诊断治疗，多数会留有后遗症，甚至死亡。因此早期诊断、早期治疗尤为重要。本例患者存在明显前驱呼吸道病毒感染病史。

目前病因尚不明确，病前多有疫苗接种史或感染史，鉴于病变区域无病原体检出，目前普遍认为本病是由于自身免疫损伤所致，可能是由于某些病原体的氨基酸序列和人体中枢神经系统髓鞘蛋白的氨基酸序列结构相似。当病原体感染人体激活 T 细胞免疫后，机体产生的抗体与中枢神经系统髓鞘发生交叉反应，导致髓鞘破坏。但仍有部分病例病前无明确诱因，推测可能存在隐源性感染，因此不能因缺乏前驱感染症状或接种史而否认 ADEM 的诊断。

ADEM 广泛累积于包括大脑、小脑、脑干、脊髓在内的中枢神经系统，且近年来大量报道证实有周围神经损害，其临床表现复杂多样。往往首发非特异性症状，如头痛、易激惹、嗜睡、发热、恶心、呕吐等，继而出现局灶性神经功能缺损症状。根据受累部位的不同，ADEM 有如下表现：单侧或双侧锥体束征（60%～95%）、急性偏瘫（76%）、共济失调（18%～65%）、脑神经麻痹（22%～45%）、癫痫（13%～35%）、偏身感觉障碍（2%～3%）等，脑干受累时会有 11%～16% 患者出现呼吸衰竭。上述症状均合并不同程度的意识障碍，严重程度从嗜睡到昏迷不等。虽然 ADEM 临床症状较重，但多数患者可完全治愈。

最为严重的 ADEM 是急性出血性白质脑炎（acute hemorrhagic leukoencephalitis，AHLE），主要表现为快速进展的 CNS 白质出血性脱髓鞘，头颅 CT 或 MRI 发现以大脑白质受累为主的多发病灶，伴点状或片状出血，尤以磁敏感加权成像（SWI）显示无移位髓内静脉伴点状出血可作为一种独特的 AHLE 早期诊断线索。该病致死率很高，幸存者后遗症明显，死亡原因为严重的脑水肿和颅内压升高。本例患者虽早期临床症状严重，但影像学尤其 SWI 无出血表现，激素治疗反应好，且没有明显后遗症，不支持 AHLE 诊断。ADEM 时周围神经系统（peripheral nervous system，PNS）也可同时受累，表现为急性多发性神经根神经病。PNS 多与中枢神经系统（central nervous system，CNS）同时受累，或 CNS 首先受累，间隔很短时间后出现 PNS 受累。PNS 的髓鞘和轴索受累比例相当。本例患者入院后的体征存在下运动神经元受累表现，肌电图发现 F 波出现率低，提示合并周围神经受累。

MRI 检查对 ADEM 诊断至关重要。头颅 MRI T_2 加权成像及液体衰减反转回波成像（FLAIR）表现为在大脑白质、灰白质交界区、小脑、脑干及脊髓多发、不对称的大面积高信号改变，边缘不清。深部灰质也常常受累（40%～60%），且常为双侧性的，但皮质受累少见。与多发性硬化（MS）相比，近皮质、侧脑室旁脑白质和胼胝体病变发生率较低。ADEM 起病时 MRI 可以正常，5～7 天后病灶迅速出现并逐渐扩大，伴强化，是否出现强化与炎症时期相关。强化类型包括环形强化、结节状强化、线状或点状强化。脑脊膜却少见强化。脊髓病变主要累及胸髓，为长节段、肿胀病灶，可伴有不同程度的强化。病灶强化一般会持续2个月左右。

脑脊液检查：压力轻到中度升高，白细胞可轻度升高，以淋巴细胞为主，蛋白水平轻度升高，但25%~33%的患者CSF无异常。与MS相比，ADEM的CSF白细胞水平更高，一般超过50/mm^3，蛋白水平较高，提示血脑屏障的破坏更严重。ADEM的IgG合成率不高，寡克隆区带也不常见(0%~29%)，而且也是短暂性的，这点与MS不同。ADEM的鞘内存在Th1和Th2活化，伴随鞘内相关细胞因子和趋化因子的产生。

长期以来ADEM没有统一的诊断标准，2012年国际儿童MS研究小组提出了针对儿童的ADEM诊断标准如下：①首次发作的多灶性临床中枢神经系统事件，病因可能是炎性脱髓鞘；②伴有不能用发热解释的脑病样症状；③急性期存在典型脑部MRI病灶：弥漫性边界不清的直径大于1~2cm的大病灶，主要累及脑白质的等或长T_1、长T_2异常病灶，也可累及丘脑或基底节的深部灰质；④发病3个月或更长时间没有出现新的临床症状和MRI病灶。要求具备以上所有特点方可符合典型ADEM的诊断。

本例患者青年男性，平素健康；起病急，病情进展快，有上呼吸道感染前驱症状；1周后出现排尿困难，随后出现四肢无力、呼吸困难及意识障碍等脑和脊髓受累症状；MRI提示双侧大脑半球皮质下白质、脑干及上胸段脊髓多发斑片状长或等T_1、长T_2异常信号，FLAIR高信号，颅内病灶直径>2cm；脑脊液压力240mmH$_2$O，白细胞96/mm^3，单核细胞55%，蛋白明显升高，糖和氯化物正常，OB阴性；皮质类固醇治疗有效，恢复较好，MRI未见脑坏死病灶。以上特点支持ADEM的诊断。

ADEM没有特异性生物学标志物，需排除其他类似疾病方可诊断。临床上与病毒性脑炎及经典MS首次发作仍难以鉴别，MRI检查可为大多数患者提供有价值的鉴别证据。①单纯疱疹病毒性脑炎：病变主要发生在颞叶、岛叶、额叶眶面，并累及灰质，ADEM病变主要发生在皮质下脑白质。两者均可出现意识障碍，但病毒性脑炎意识障碍出现早，而ADEM首先出现瘫痪、尿便障碍和共济失调等局灶性神经系统症状。本例患者起病时有高热，腰穿压力较高，白细胞数偏高，当地曾考虑病毒性脑炎。但患者以脊髓受累起病，随后出现脑部症状，MRI提示颅脑和脊髓广泛病变，肌电图有周围神经受累，且抗病毒治疗无效，不支持病毒性脑炎。②ADEM与MS均为中枢神经系统脱髓鞘病，二者的关系尚不明确，又因两者均缺乏特异性诊断标准，不典型或复发型病例可造成诊断上的困难。但ADEM多见于儿童，发病前多有诱因，为单时相，少有复发；弥漫性脑损害的症状明显，如发热、有脑膜刺激征、癫痫、失语和脑病表现等；MRI示病变广泛，可出现大脑、小脑、脑干、脊髓甚至深部灰质如基底节、丘脑病灶，特别是丘脑是否受累可作为鉴别ADEM和MS的重要依据。③自身免疫性脑炎：为亚急性病程，往往累及灰质，影像学检查结果对诊断有帮助，相应的抗体阳性可以确诊。

ADEM急性期治疗首选类固醇皮质激素，它可减少CNS的炎症反应，促进临床好转。皮质类固醇一般选用激素冲击疗法，即甲泼尼龙1g/d，静脉滴注，连用3~5d，继而换为泼尼松1~2mg/(kg·d)，口服，连续1~2周，随后在2~6周逐渐减量，减量过程不能太快，维持用药的时间最好不短于12周，否则可能会引起ADEM的复发。对缓解不明显或早期复发的患者可予第二次激素冲击治疗。丙种球蛋白(IVIg)静脉滴注或血浆交换是二线治疗，适用于激素治疗有禁忌、无反应或病情进行性加重的患者。丙种球蛋白的用法是0.4g/(kg·d)，连用 5d。血浆置换有时用于重症患者,标准疗法是隔日血浆交换,1∶1 交换,治疗 5～7 次。大多数 ADEM 对皮质类固醇反应良好,但对合并 CNS 和 PNS 损害者效果略差,有效率不到 40%,对这类患者再予 IVIg 可能有半数患者有效。对于多次复发或持续进展的 ADEM 也可以考虑免疫抑制剂治疗,包括环磷酰胺或硫唑嘌呤,但有效性尚不确定。

　　45%～65% ADEM 患者预后良好,15%～30% 遗留中重度功能障碍,病死率为 0～15%。年龄大、起病残疾程度重、血脑屏障破坏明显、脊髓和 PNS 受累较重者预后较差。ADEM 复发率为 24%～30%,男性、年龄大、同时合并 CNS 和 PNS 受累者更易复发。

(陈玉辉　侯世芳　殷　剑)

参 考 文 献

1. BERZERO G, CORTESE A, RAVAGLIA S, et al. Diagnosis and therapy of acute disseminated encephalomyelitis and its variants[J]. Expert Rev Neurother, 2016, 16(1): 83-101.

2. TENEMBAUM S. CHITNIS T. NESS J, et al. Acute disseminated encephalomyelitis[J]. Neurology, 2007, 68(16 Suppl): S23-S36.

3. KOELMAN DL. CHAHIN S. MAR SS, et al. Acute disseminated encephalomyelitis in 228 patients: A retrospective, multicenter US study[J]. Neurology, 2016, 86(22): 2085-2093.

4. KRUPP LB, TARDIEU M, AMATO MP, et al. International Pediatric Multiple Sclerosis Study Group criteria for pediatric multiple sclerosis and immune-mediated central nervous system demyelinating disorders: revisions to the 2007 definitions[J]. Mult Scler, 2013, 19(10): 1261-1267.

5. POLMAN CH, REINGOLD SC, BANWELL B, et al. Diagnostic criteria for multiple sclerosis: 2010 revisions to the McDonald criteria[J]. Ann Neurol, 2011, 69(2): 292-302.

6. CHAUDHRY LA, BABUR W, CHAUDHRY GA, et al. Acute disseminated encephalomyelitis: a call to the clinicians for keeping this rare condition on clinical radar[J]. Pan Afr Med J, 2018, 29: 138.

病例 7 间断发热 3 个月，加重伴言语障碍 5 天

【病例资料】

患者，女性，39 岁。因"间断发热 3 个月，加重伴言语障碍 5 天"于 2015 年 4 月 20 日收入院。

现病史：患者 2015 年 1 月下旬反复出现发热，最高体温达 40℃，伴咳嗽、乏力、头晕和精神差，痰不多。未诊治。精神差及全身乏力逐渐加重。4 月 8 日就诊于外院，行超声心动图检查，报告：二尖瓣中度关闭不全，二尖瓣瓣前叶回声增强，瓣叶增粗；左室增大（舒张末期内径 51mm，收缩末期内径 33mm），LVEF 62%。患者返家，未及时复诊。4 月 15 日患者出现反应迟钝、言语内容混乱、应答不切题，偶有黑矇，轻度活动即有气短症状，再次到外院就诊，当时查体：T 40℃，WBC 5.68×10^9/L，中性粒细胞 80.9%，红细胞沉降率 58mm/h（正常范围：0～15mm/h），血气分析：PO_2 84mmHg，PCO_2 36mmHg，pH 7.447，SB 27.3mmol/L。胸片示双肺纹理增粗。心电图未见异常。予头孢哌酮舒巴坦钠抗感染治疗。4 月 17 日转至我院神经内科急诊。患者发病以来精神差，进食一般，睡眠可，大、小便基本如常。近 2 年消瘦明显。否认拔牙史。

既往史：幼年时期患"先天性心脏病"，2012 年 7 月 27 日超声心动图报告：二尖瓣前叶脱垂伴关闭不全（轻度）。此次发病前无不适，活动耐量较同龄人无减低。近 2 年出现膝关节肿痛。否认肝炎、结核、疟疾病史，否认高血压、糖尿病、脑血管疾病和精神疾病病史。曾行剖宫产手术。否认食物、药物过敏史。

入院查体：T 38.2℃，P 90 次/min，R 18 次/min，BP 105/78mmHg。嗜睡，思维混乱，时间、地点、人物定向力差，记忆力差，计算力差，应答不切题，查体欠配合。双侧瞳孔等大等圆，直径约 4mm，对光反射灵敏。双侧颈静脉充盈。双肺未闻及干湿性啰音，心界叩诊不大，未触及震颤，心律齐，二尖瓣听诊区可闻及 3/6 级收缩期杂音，可向心底方向传导。腹软，肝、脾肋下未触及。双下肢不肿。双侧鼻唇沟对称。四肢肌张力正常，肌力检查不配合，四肢见自主活动，右下肢肌力可疑减低，双侧腱反射对称，双侧病理征阴性。颈抵抗，颏胸约 3 横指，双侧 Kernig 征可疑阳性。

辅助检查：

血常规：白细胞 5.05×10^9/L，红细胞 3.25×10^{12}/L，血红蛋白 94g/L，血小板计数 163×10^9/L，中性粒细胞 72.5%。血生化：葡萄糖 6.4mmol/L（正常范围：3.9～6.1mmol/L），其余正常。ESR 29mm/h。凝血象正常。CRP 和降钙素原正常。HIV 抗体，梅毒抗体和丙肝抗体均阴性。抗核抗体核颗粒型 1:100，重组 RO-52 弱（+），抗双链 DNA 抗体弱（+），抗心磷脂抗体＜12RU/ml，PR3（ANCA）、MPO（ANCA）、抗 SSA 抗体、抗 SSB 抗体、抗 Jo-1 抗体、抗 Sm抗体、抗 RNP/Sm 抗体、抗 Scl-70 抗体均为阴性。血气分析正常。

2015 年 4 月 17 日腰穿：脑脊液压力 190mmH$_2$O。白细胞 427/mm³，单核细胞 23%，蛋白正常，糖 2.2mmol/L（同期血糖 9.3mmol/L），氯化物 115.9mmol/L（正常范围：120～130mmol/L）。涂片未找到细菌或真菌。

2015 年 4 月 17 日头颅 CT：左侧侧脑室前角旁及颞叶略低密度影。胸部正侧位片未见异常。盆腔 B 超未见异常。

2015年4月18日超声心动图：二尖瓣赘生物伴关闭不全（中），瓣尖可见1.4cm×0.8cm中等强回声。主动脉瓣钙化赘生物可疑（轻），左冠瓣可见约3mm中等强度回声。左心收缩功能正常，LVEF 65%。

2015年4月18日头颅MRI：左侧侧脑室旁、颞叶、基底节区异常信号。病灶周围水肿不明显，无脑室受压。考虑急性脑梗死（图7-1）。

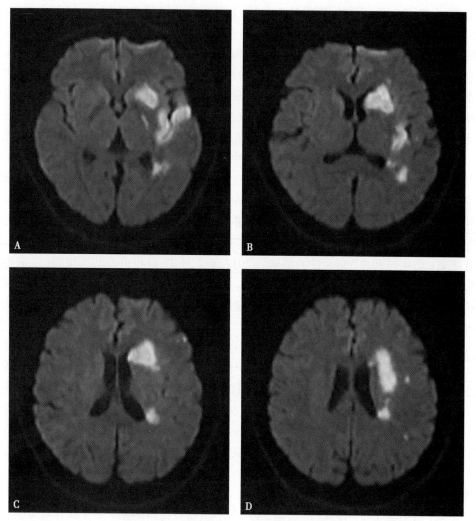

图7-1　2015年4月18日头颅MRI表现

DWI像显示左侧颞叶和基底节区（A、B），以及侧脑室旁（C、D）急性脑梗死

【入院诊断】

1. 发热待查

   感染性心内膜炎

2. 脑栓塞（左侧大脑中动脉）

3. 脑膜炎？

【蒋景文教授首次查房】（2015年4月18日）

病史特点：中青年女性，反复发热3个月，而后出现皮质功能障碍和右下肢轻瘫，脑膜刺激征可疑阳性。红细胞沉降率异常。

定位：左侧锥体束和皮质损害，脑膜亦受累。脑脊液压力升高，白细胞明显增加，以多核细胞为主，糖降低，氯化物轻度降低，蛋白在正常范围。

定性：颅内细菌或真菌感染可能。患者既往有先天性二尖瓣前叶脱垂伴关闭不全，心脏超声显示二尖瓣赘生物，主动脉瓣钙化和可疑赘生物。头颅 MRI 显示：左侧侧脑室旁、颞叶、基底节区急性缺血性改变，系左侧大脑中动脉供血区梗死。综合考虑：感染性心内膜炎，菌栓脱落导致脑栓塞。细菌性心内膜炎多为链球菌或金黄色葡萄球菌感染，在等待细菌和真菌培养结果的同时，立即开始抗感染治疗。注意患者心功能情况。请心内科和胸外科会诊，联合治疗。

【进一步诊治】

2015 年 4 月 18 日开始给予 20% 甘露醇 100ml/ 次，每 8 小时 1 次，以及依达拉奉静脉滴注，心内科会诊后给予万古霉素 0.5g/ 次，每 8 小时 1 次，静脉滴注，美罗培南 0.5g/ 次，每 8 小时 1 次，静脉滴注，并转入心内科病房。

血培养多次回报：草绿色链球菌，对青霉素 G、头孢曲松、美罗培南、万古霉素敏感。患者有青霉素过敏史，头孢曲松皮试阳性。继续美罗培南和万古霉素治疗。用药期间监测血生化，未见肝、肾指标异常。监测血常规示白细胞计数正常，中性粒细胞分类仍高，77%～81%，轻度正细胞性贫血，血红蛋白 95～105g/L。

2015 年 4 月 23 日复查超声心动图：二尖瓣赘生物，前叶瓣尖可见 0.9cm×0.6cm 大小中高回声团块，回声较均匀，在此团块之上附着另一长条状较为柔韧的团块，大小约 0.7cm×0.5cm，收缩期坠入左房。左心收缩功能正常，LVEF 60%。

2015 年 4 月 23 日复查头颅 MRI：左侧基底节和脑室旁、颞叶、岛叶、额叶及放射冠区亚急性脑梗死，与 2015 年 4 月 18 日对比未见新病变出现。头颅 MRA：左侧大脑中动脉起始部闭塞（图 7-2）。

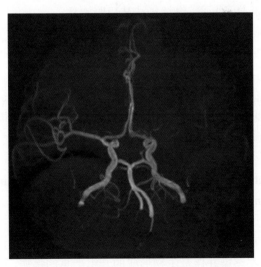

图 7-2 2015 年 4 月 23 日头颅 MRA 表现
左侧大脑中动脉 M1 段闭塞，远端不显影

【蒋景文教授再次查房】（2015 年 4 月 25 日）

患者感染性心内膜炎，细菌性脑栓塞诊断明确。细菌性脑栓塞合并脑膜炎和栓塞后出血的比例高，还可能出现脑脓肿和动脉瘤。目前患者出现头痛，需要警惕栓塞后出血和动

脉瘤破裂出血。感染性心内膜炎病情危重，病死率高。如果头痛加重或出现新的临床表现，及时复查头颅 CT 或 MRI。

【进一步诊治】

2015 年 4 月 29 日复查腰穿：脑脊液压力 130mmH$_2$O，白细胞 2/mm^3，红细胞 35/mm^3，蛋白 0.768g/L（正常范围：0.15～0.45g/L），糖 1.9mmol/L（同期血糖 6.3mmol/L），氯化物 118.4mmol/L。

抗生素治疗第 17 天，患者体温正常。抗生素治疗第 20 天，患者体温再次升高，GM 试验 0.1，G 试验 <10pg/ml；咽拭子培养：白色假丝酵母菌；尿培养：少量白色假丝酵母菌。加用氟康唑静脉治疗 6 天，患者体温降至正常。2015 年 5 月 11 日超声心动图：二尖瓣开放略受限，前叶舒张期呈穿窿样改变，瓣尖可见 1.5cm×1.1cm 大小中等偏强回声，短轴最大直径约 2.0cm×0.9cm，后瓣增厚固定，二尖瓣闭合欠佳。主动脉瓣增厚，左冠瓣可疑回声略增强，主动脉瓣开放不受限。左心室增大（50mm），LVEF 60%。

2015 年 5 月 12 日神经系统查体：神志清楚，理解力和定向力较前好转。能简单对话，能说出自己的名字，认识家人。脑神经未见异常，四肢肌力 5⁻ 级，腱反射对称。双侧病理征（－）。痛觉未见异常。颈软，双侧 Kernig 征（－）。抗生素总共使用 1 个月。因抗生素治疗期间，动态监测超声心动图发现二尖瓣赘生物较前增大，2015 年 5 月 12 日转入心外科手术治疗。

2015 年 5 月 22 日患者在全身麻醉下行体外循环下二尖瓣及赘生物切除，二尖瓣人工机械瓣置换术。手术所见：主动脉瓣三叶瓣，启闭良好，无赘生物；二尖瓣扩大，瓣叶菲薄，前瓣叶增厚及溃疡，有赘生物附着约 1.5cm×2.0cm 大小，二尖瓣瓣口关闭不全。左心房内未见血栓。三尖瓣无明显反流。术后给予低分子肝素钠注射液 2 500U/ 次，每 12 小时 1 次；同时口服华法林钠片 1.5mg/ 次，每日 1 次，而后逐渐加量至 4.5mg/ 次，每日 1 次。监测凝血象 INR 2.0～2.76，停用低分子肝素，继续华法林口服治疗。

术后病理报告：肉眼所见：瓣膜组织表面可见灰红灰黄色赘生物形成，大小 1.5cm×1cm×0.5cm，切面灰红色，质韧。镜下所见：（二尖瓣）瓣膜组织急性及慢性炎，瓣膜增厚，纤维组织增生，伴玻璃样变，可见纤维素渗出，赘生物形成，并见组织水肿、变性及坏死，病变符合感染性心内膜炎之瓣膜改变。革兰染色示：革兰阳性球菌团，Giemsa（＋），钙染色（－）。

2015 年 6 月 12 日复查头颅 MRI：左侧基底节和脑室旁、颞叶、岛叶、额叶及放射冠脑梗死，大部分软化，周围伴缺血性改变及少量渗血。

【最终诊断】

细菌性脑栓塞（ bacterial cerebral embolism ）合并脑膜炎（ meningitis ）

感染性心内膜炎（ infective endocarditis，IE ）

【讨论】

感染性心内膜炎（IE）是由细菌、真菌和其他病原微生物循血行途径引起的心内膜、心脏瓣膜或邻近大动脉内膜感染并伴赘生物形成的一组严重的疾病，其年发病率为（3～9）/10 万。在使用抗生素之前，IE 病死率为 100%。1942 年青霉素的使用，大大降低了 IE 病死率。近 10 年，早期心脏手术降低了复杂性 IE 病死率。然而，虽经积极治疗，IE 病死率仍高达 10%～30%。

近 40 年来，IE 的流行病学发生了很大变化，既往 IE 主要见于有心脏瓣膜病的儿童和青年，大多数是慢性风湿性心脏病。现在随着人们生活环境的改善，风湿性心脏病的发生率显著降低,IE 更多见于老年人和新的危险因素患者,后者包括静脉滥用药物,安装心内装置(人工心脏瓣膜,起搏器),心脏瓣膜退行性变,静脉置管,血液透析及住院的心脏病患者。最常见的致病菌是革兰阳性菌,占全部 IE 病原学的 80%,包括链球菌,金黄色葡萄球菌和耐药肠球菌。大约 10% 的 IE 血培养呈阴性,这可能与既往使用抗生素有关,另外,部分致病菌是专性胞内菌(obligate intracellular bacteria)、真菌和难养病原体(fastidious pathogens),在常用的培养基中难以生长。

心脏器质性病变所导致的血流紊乱、心内植入装置和炎症等因素均可诱导内皮损伤,内层胶原暴露,血小板、红细胞、白细胞和纤维蛋白聚集,从而为病原微生物的侵入创造条件。反复发生的菌血症可使机体循环中产生抗体,介导病原体在损伤部位与上述各种成分黏附形成赘生物。赘生物质地松脆,易破碎脱落,常引起受累瓣膜关闭不全、瓣周及瓣叶脓肿、腱索断裂等。赘生物破裂时,碎片脱落导致周围动脉栓塞和远隔部位转移性脓肿。来自左心的栓子可在脑部、冠状动脉、脾、肾、肠、肢体和皮肤等发生栓塞;来自右心的栓子一般造成肺损害。然而,存在心内分流(如卵圆孔未闭、房间隔缺损、室间隔缺损或其他复杂先天性心脏病)时,三尖瓣或肺动脉瓣上右心系统的赘生物也可脱落至左心系统,从而引发脑栓塞,称之为反常栓塞,这在儿童患者中更为多见。

根据感染的部位及是否存在心内异物,IE 被分为以下 4 种类型:左心自体瓣膜 IE、左心人工瓣膜 IE、右心 IE 和植入装置相关 IE(发生在起搏器或除颤器导线上的 IE,可伴或不伴瓣膜累及)。其中,左心人工瓣膜 IE 最为严重,见于 20% 的患者,病死率达 20%~40%;右心 IE 多见于静脉滥用药物、植入心脏起搏器和除颤器,以及中心静脉置管的患者。随着心脏植入装置的增加,IE 发生率明显增加。

IE 呈亚急性或急性起病,主要表现为发热(70%~80% 的患者)、全身乏力、肌肉酸痛、食欲缺乏、体重减轻等全身症状和全身栓塞的证据;查体发现大约 50% 的患者新出现病理性心脏杂音或原有的心脏杂音加重。2/3 的 IE 患者炎性指标(红细胞沉降率,C 反应蛋白)升高,1/2 的 IE 患者出现白细胞升高和贫血。脑部并发症是 IE 最常见、严重的并发症,见于 20%~40% 的 IE 患者,头颅 MRI 显示 80% 的 IE 患者存在脑部损害。脑部并发症主要包括:缺血和出血性卒中(60% 的患者为 IE 首发症状),短暂性脑缺血发作(transient ischemic attack,TIA),隐匿性脑栓塞,细菌性动脉瘤,脑脓肿和脑膜炎。脑栓塞占神经系统并发症的 50%~80%,其中,70%~90% 的脑栓塞事件位于大脑中动脉区域。脾栓塞引起左上腹疼痛、脾大。肾栓塞引起季肋部和腹部疼痛、血尿和肾衰竭。另有化脓性肺栓塞、急性周围动脉闭塞、椎骨骨髓炎、皮肤黏膜瘀点瘀斑、Janeway 损害、Osler 结节、Roth 斑和甲下线状出血等表现。随着病情进展瓣膜损害逐渐加重,可能出现心功能不全和心律失常。当出现心力衰竭、感染性休克、神经系统并发症和房室传导阻滞等临床表现时均提示病情危重。

根据 IE 的临床特征、实验室检查及循证医学证据,目前多采用改良杜克标准(表 7-1)来诊断 IE。血培养及超声心动图是诊断 IE 的基石。对临床疑似 IE 的患者,应尽快行血培养和心脏超声检查。在开始抗生素治疗前,留取血标本分别行需氧菌和厌氧菌培养和药敏试验,为抗生素的选用提供依据。最好在 1~2 小时,留取 2~3 次血培养。文献报道 3 次血培养发现病原体的阳性率可达到 90%。巴尔通体(Bartonella)、立克次体、布鲁氏菌等感染的血培养常为阴性。对于临床怀疑 IE,血培养阴性的患者行血清学检查。血培养阴性的复杂性 IE 患者,尽早行心脏手术时,可取瓣膜组织行多种病原体的基因扩增(PCR)和免疫组化检查,提高病原学诊断的阳性率。

表 7-1 IE 诊断标准（改良的 Duke 标准）

诊断 IE

1. 病理学标准：赘生物的病理或细菌学

2. 临床标准：2 项主要标准；或 1 项主要标准与 3 项次要标准；或 5 项次要标准

可能 IE

1. 1 项主要标准与 1 项次要标准

2. 3 项次要标准

排除 IE

1. 确定其他诊断

2. 抗生素使用≤4 天，其临床症状消失

3. 抗生素使用＜4 天，手术或尸检未发现病理学证据

附：

主要标准

1. 血培养阳性

   1）IE 典型致病菌（绿色链球菌、牛链球菌、金黄色葡萄球菌或没有发现原发灶的社区获得性肠球菌）

   2）持续性阳性：间隔 12 小时以上的两次血培养阳性或 3 次或≥4 次血培养阳性（第一次和最后一次间隔＞1 小时）

2. 心脏受累的证据

   1）新的瓣膜反流

   2）超声心动图显示瓣膜或腱索等有摆动的团块

   3）心脏脓肿

   4）置换的瓣膜有新的部分裂开

次要标准

1. 易感因素：易于感染的心脏基础疾病或静脉滥用药物

2. 发热，体温≥38℃

3. 血培养(+)，但不符合主要标准

4. 血管现象：大动脉栓塞，真菌性动脉瘤，Janeway 结节，紫癜

5. 免疫学现象：肾小球肾炎、Osler 结节、Roth 斑点，类风湿因子

IE 心脏超声的主要特征是赘生物和脓肿，其他包括瓣膜破坏、脱垂，动脉瘤，瓣膜穿孔等。普通心脏超声心动图（经胸超声心动图，transthoracic echocardiography，TTE）和经食管超声心动图（transesophageal ecocardiography，TEE）发现自体瓣膜 IE 赘生物的敏感性分别为 75% 和 85%～90%。一般先做 TTE。以下情况考虑 TEE：①临床怀疑 IE，但是 TTE 阴性；② TTE 提示 IE，但不确定；③有人工瓣膜或心内装置。联合 TTE 和 TEE，90% 的患者可见赘生物，60% 可见瓣膜反流，20% 可见瓣周脓肿和少见的人工瓣膜断裂、假性动脉瘤。需要注意的是：对于初始检查结果阴性的患者，如果 7～10 天后临床仍高度怀疑 IE，应复查 TTE 或 TEE；初始检查阳性的患者，应动态随访超声心动图，以监测并发症、治疗效果和预后。头颅 MRI 主要用于脑栓塞的诊断。PET 用于检测周围栓子事件和转移性感染。18F-PDG 检测器官糖代谢增加，既往用于肿瘤，近来发现可用于诊断和检测炎症和感染性疾病。18F-PDG PET/CT 诊断人工瓣膜 IE 敏感性高。增加 18F-PDG PET/CT 检查后，改良 Duke 标准的诊断敏感性从 70% 提高到 97%。需要注意的是：因大脑 FDG 摄入多，18F-PDG PET/CT 不用于检测脑栓塞。

IE 需要药物和手术联合治疗。抗生素的使用原则是早用药、足剂量、长疗程。对于高度怀疑 IE 的病例，2～3 次血培养后，立即开始经验性抗生素治疗，青霉素 / 舒巴坦或青霉素 / 克拉维酸钾，同时联合庆大霉素。青霉素过敏者，头孢曲松联合庆大霉素治疗。而后根据血培养和药敏试验结果选用敏感抗生素。青霉素敏感性链球菌 IE 和肠球菌 IE，给予 β-内酰胺类抗生素联合氨基糖苷类抗生素，其中链球菌 IE 治疗 2～6 周。肠球菌 IE 需要治疗 6 周。金黄色葡萄球菌 IE 首选万古霉素或达托霉素治疗。一般而言，人工瓣膜 IE 的抗生素使用时间较自体瓣膜 IE 延长 2 周。

早期瓣膜置换或修复（在抗生素治疗期间）在近 30 年已经升至 50%。手术可以完全切除感染组织，重建心脏结构。心脏超声发现以下情况提示需要手术治疗：①血流动力学改变：心力衰竭。②心脏传导异常。③局部不能控制的感染：脓肿、假性动脉瘤，赘生物增大。特别是合并心力衰竭，需要紧急手术。④提示栓塞。危及生命的 IE 在诊断后 24 小时内手术，病情相对稳定者药物治疗 1 周内手术。在脑栓塞事件后，大部分患者还有瓣膜手术指征，是否手术要权衡栓塞的风险和心脏手术的风险。脑栓塞和 TIA 不是手术禁忌证。真菌性 IE 通常难以治愈，应在药物治疗 7～10 天后行病灶清除和瓣膜置换术，术后持续抗真菌治疗 6～8 周。

溶栓、抗凝和抗血小板药物不建议用于 IE 的治疗。研究发现 IE 脑栓塞患者溶栓后致死性颅内出血的发生率增加 15%，因此大多数学者认为 IE 急性期不应积极溶栓。口服抗凝血药增加脑出血的死亡风险，并不减少栓塞风险。如有使用华法林的明确指征（如已置换机械瓣膜），应在严密监测凝血象的情况下小心抗凝。此外，美国心脏病协会（American Heart Association，AHA）指南提出：金黄色葡萄球菌感染的机械瓣膜 IE 患者，如果出现脑栓塞，至少应在起病 2 周内中断抗凝。对于 IE 合并脑栓塞患者的抗凝时机和指征，仍需要大规模临床研究加以证实。抗血小板药物不建议用于 IE。在没有出血的情况下，若阿司匹林用于其他疾病的治疗，或许可以继续使用。

很多因素影响这一疾病的预后，如人工瓣膜 IE、神经系统并发症、微生物毒力，患者的特点及存在的其他疾病，诊断和治疗是否及时，是否行手术治疗以及手术时机等。10%～30% 的患者因并发心力衰竭、脑卒中、多脏器功能衰竭和败血症等突然死亡。IE 复发率 <5%，并且常常发生在开始的 3 个月内，治疗后 1 年内需要定期随诊。

（蒋　云　申致远）

参 考 文 献

1. BRUUN NE, HABIB G, THUNY F, et al. Cardiac imaging in infectious endocarditis[J]. Eur Heart J, 2014, 35(10): 624-632.

2. HOEN B, DUVAL X. Clinical practice. Infective endocarditis[J]. N Engl J Med, 2013, 368(26): 1425-1433.

3. THUNY F, GRISOLI D, COLLART F, et al. Management of infective endocarditis: challenges and perspectives[J]. Lancet, 2012, 379(9819): 965-975.

4. TATTEVIN P, WATT G, REVEST M, et al. Update on blood culture-negative endocarditis[J]. Med Mal Infect, 2015, 45(1-2): 1-8.

5. DE EGEA V, MUÑOZ P, VALERIO M, et al. Characteristics and outcome of streptococcus pneumoniae endocarditis in the XXI Century: A systematic review of 111 cases (2000-2013)[J]. Medicine (Baltimore), 2015, 94(39): e1562-572.

6. MESTRES CA，PARE JC，MIRO JM. Organization and functioning of a multidisciplinary team for the diagnosis and treatment of infective endocarditis：A 30-year perspective（1985-2014）[J]. Rev Esp Cardiol（Engl Ed），2015，68（5）：363-368.

7. QUE YA，MOREILLON P. Infective endocarditis[J]. Nat Rev Cardiol，2011，8（6）：322-336.

8. ONG E，MECHTOUFF L，BERNARD E，et al. Thrombolysis for stroke caused by infective endocarditis: an illustrative case and review of the literature[J]. J Neurol，2013，260（6）：1339-1342.

9. YANG E，FRAZEE BW. Infective Endocarditis[J]. 2018，36（4）：645-663.

病例8　孕38周，发作性四肢抽搐2次

【病例资料】

患者，女性，35岁。因"孕38周，入院待产"于2016年2月15日收入院。

现病史：既往月经规律，恶心、呕吐等早孕反应明显，至孕4个月时自行缓解。无毒物及放射线接触史。停经18周自觉胎动，活跃至今。孕期定期产检。孕期无创DNA低风险，OGTT试验（-）。孕中晚期无头痛、头晕、眼花、视物不清等不适。现孕足月，B超示子宫前壁下段肌层厚0.18cm，入院待产。

既往史：2009年10月24日行剖宫产术，2015年1月行人工流产术。无高血压病史。

住院经过：入院时BP 120/80mmHg。2016年2月17日在腰麻下行子宫下段剖宫产术，术中以ROA（右枕前位）娩出一足月女，Apgar评分1分钟、5分钟、10分钟均为10分，体重3 350g，胎膜胎盘娩出完整，羊水量中，色清，胎盘娩出后子宫收缩正常。手术顺利，术中出血约200ml，补液1 250ml，术毕安返病房。

2016年2月21日（术后第4天）清晨出现2次发作性四肢抽搐，口吐白沫，双眼向右侧凝视，伴意识障碍、尿失禁。首次发作持续2～3分钟后自行缓解，间隔10余分钟再次发作。第2次发作时立即给予地西泮10mg静脉推注后抽搐停止，随后出现昏睡、躁动，给予甘露醇脱水降颅内压治疗，继之予咪达唑仑持续静脉泵入。抽搐停止后查体：双侧瞳孔直径2mm，对光反射存在，双侧腱反射对称（++），双侧病理征（+）。约30分钟后意识逐渐转清。急查血气为呼吸性酸中毒，余无异常。急查头部CT提示：双侧枕叶、顶叶皮质下见斑片状低密度影，考虑缺血性病变。抽搐停止1小时后复查神经系统体征：双侧病理征（+）转为右侧病理征（+），左侧（-），颈软，双侧Kernig征（-），余未见异常。2016年2月23日（术后第6天）：复查双侧病理征消失，其余神经系统查体未见异常。头颅MRI：双侧大脑半球多发异常信号，多对称分布于大脑后部，考虑可逆性后部脑病综合征（图8-1）。

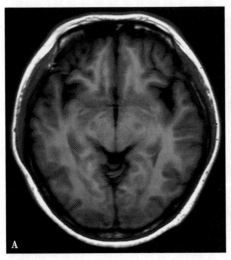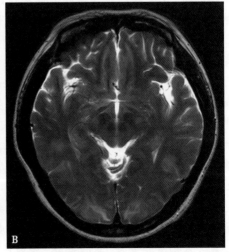

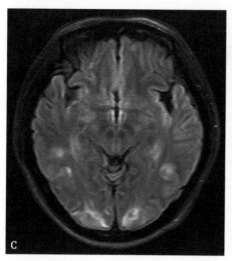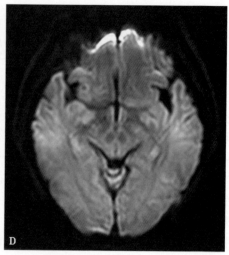

图8-1　2016年2月23日头颅MRI表现

双侧颞枕叶多发斑片状异常信号，边界模糊，以皮质和皮质下分布为主；T_1WI（A）呈稍低信号，T_2WI（B）及FLAIR（C）呈稍高信号，DWI（D）呈等信号

住院期间监测血压：除抽搐发作时血压急剧增高外，均维持于120～140/70～89mmHg。2月21日首次抽搐发作时血压188/98mmHg，发作间期135/78mmHg，第2次发作时206/109mmHg，抽搐停止后血压恢复正常。

【蒋景文教授会诊查房】（2016年2月25日，术后第8天）

头痛消失，未再发作抽搐，抽搐发作时曾出现一过性双侧病理征（＋）。目前精神状态良好，神经系统查体未见异常。

病史特点：青年女性，急性起病，剖宫产术后头痛，癫痫发作伴意识障碍。既往无高血压病史，此次入院时及住院期间血压均正常，但两次癫痫发作过程中血压急剧增高，最高达206/109mmHg，抽搐停止后血压恢复正常。经对症治疗后症状和体征消失。头颅CT示双侧枕叶、顶叶皮质下斑片状低密度影，MRI双侧大脑半球多发异常信号，多对称分布于大脑后部。

定位诊断：主要表现为头痛和癫痫发作，除癫痫发作时可见双侧病理征（＋）外，未见神经系统其他定位体征，结合影像学所见病变位于双侧大脑半球，病灶多分布于双侧颞顶枕叶，累及皮质及皮质下。

定性诊断和鉴别诊断：

1. **可逆性后部脑病综合征**（posterior reversible encephalopathy syndrome，PRES）　本病好发于女性，常见于高血压及妊娠围生期患者，多数患者在发病急性期出现血压突然急剧升高。本例患者急性起病，于剖宫产术后发生头痛、癫痫发作，发作时伴血压急剧增高，影像学显示双侧颞顶枕叶对称性分布的颅内多发病灶，经积极治疗后症状体征消失，符合PRES。但不够典型，PRES典型病灶应位于后循环皮质下区域，本例虽以后部皮质及皮质下受累为主，但前、后循环区域均有受累。

2. **脑栓塞**　本病突然发病，也可表现头痛、癫痫发作，颅内可见多发病灶，若栓子来源于心脏或主动脉弓等，前、后循环均可累及，皮质更易受累，多见于心脏瓣膜病、心房颤动或羊水栓塞。本例青年女性，急性起病，颅内见多发病灶，需考虑本病。但本例既往无心脏病病史,不支持,可再查超声心动图,监测心率变化,进一步排除心脏疾病。本例发病于剖宫产术后第4天,羊水栓塞的可能性不大。

目前予以对症治疗,必要时行腰穿、MRV等进一步检查。应给予抗癫痫治疗,建议口服拉莫三嗪,因该药通过乳汁分泌相对较少。动态观察病情变化,1个月后如果头颅MRI所见多发病灶消失,神经系统症状体征恢复良好,则支持PRES。

【进一步诊治】

经过积极监控血压、对症支持治疗后,患者未再出现头痛及癫痫发作。因顾虑抗癫痫药物的副作用,患者拒绝服用拉莫三嗪,于2016年2月26日出院。

【随访】

2016年4月11日门诊随防:出院后未再出现头痛及抽搐发作,神经系统查体未见异常,复查头颅MRI原有病灶均消失(图8-2)。

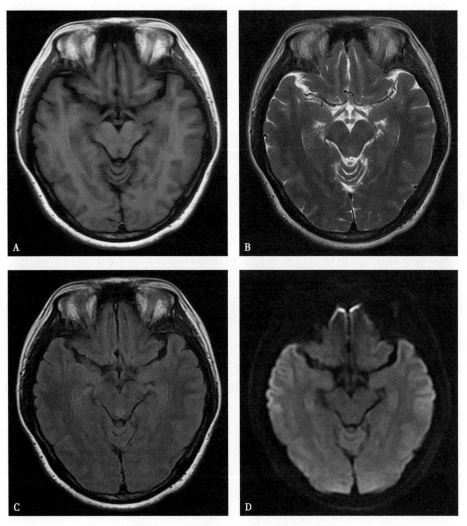

图8-2　2016年4月11日头颅MRI表现

T_1WI(A)、T_2WI(B)、FLAIR(C)及DWI(D)显示原双侧颞枕叶多发斑片状异常信号已完全消失

【最终诊断】

可逆性后部脑病综合征(posterior reversible encephalopathy syndrome，PRES)

【讨论】

可逆性后部脑病综合征(PRES)，也称为可逆性后部白质脑病综合征(reversible posterior leukoencephalopathy syndrome，RPLS)，又名可逆性脑病、后部可逆性脑水肿综合征或高灌注脑病，目前广为接受的名称为 PRES，是近年来逐渐被认识和重视的一种临床 - 放射学综合征。1996 年 Hinchey 等首次报道一组 15 例患者，急性起病，以头痛、精神障碍、癫痫发作、视力异常、皮质盲和昏迷为临床表现，影像学以大脑后部可逆性脑白质病变为特征，PRES 由此得名，名称中的"可逆性""后部"两个概念高度概括了本病的典型特征。近年来，一些不典型 PRES 的报道陆续增多，包括中央变异型 PRES，PRES 伴脊髓受累，可逆性全部脑病综合征(generalised reversible encephalopathy syndrome)等，对本病的诊治和研究提出了新的挑战。

本病的发生与多种疾病相关，最多见于恶性高血压或血压急剧波动，其次是妊娠产褥期先兆子痫或子痫，以及肾衰竭、恶性肿瘤和使用细胞毒性药物，自身免疫性疾病等。细胞毒性药物包括环磷酰胺、环孢菌素、麦考酚酸酯和利妥昔单抗等。常见的自身免疫性疾病包括系统性红斑狼疮、硬皮病、Wegener 肉芽肿、结节性动脉炎、亚急性淋巴细胞性甲状腺炎、Crohn 病、硬化性胆管炎、类风湿关节炎、干燥综合征等。此外，文献报道也可见于以下状况，如颈动脉内膜剥脱术后、血栓性血小板减少性紫癜、电解质紊乱、感染所致高凝状态、输血、HIV 感染、吉兰 - 巴雷综合征等。

有关其发病机制主要有两种学说，即脑血管自动调节功能失调学说和血管内皮损伤学说。①脑血管自动调节功能失调学说：当血压急性升高，如高血压脑病或血压急剧波动时，由于快速升高的血压超过了脑血管的自身调节能力，导致脑血管过度舒张、血脑屏障破坏和血管源性水肿。由于脑白质主要由神经纤维髓鞘、小动脉和毛细血管构成，组织结构较疏松，因此渗出液更容易潴留在白质，特别是分水岭区域，因此 PRES 病灶主要分布于白质区域，表观扩散系数(ADC)呈高信号也支持血管源性水肿这一学说。椎 - 基底动脉系统相对于颈内动脉系统而言，血管交感肾上腺素能神经纤维分布较少，对血压急剧增高的损害更敏感，更易出现血管源性水肿，因此 PERS 主要累及大脑后部。但迄今为止脑灌注增加的直接证据仍然较少，而且，PRES 的部分患者血压并不高，可为正常血压，甚至少数患者为低血压，这就难以完全用脑血管自动调节失衡学说来解释。②血管内皮损伤学说：对毛细血管内皮细胞产生毒性反应的各种因素，如子痫或尿毒症相关的毒性物质、免疫抑制剂等细胞毒性药物等，均可直接或间接导致血管内皮损伤使得血管通透性增加，血浆从毛细血管壁渗出进入间质产生脑水肿。此外，免疫机制可能也参与了 PRES 的发病。总之，PRES 病因众多，可能存在多种发病机制。

儿童、成人均可发病，女性多见。多数患者有血压急剧增高或大幅度波动病史，或在使用细胞毒性药物过程中发病。通常急性或亚急性起病，病情于 12～48h 达到高峰，大多数病例症状在 1 周内缓解。临床表现因损伤部位及范围不同而异。常见的临床表现有头痛、癫痫发作、视觉障碍、不同程度意识障碍、认知功能障碍或精神症状。头痛是最常见的首发症状，通常为弥漫性、缓慢进展的钝痛，也可表现为突然的雷击样头痛，可能由皮质血管痉挛所致。精神异常、谵妄、意识迷乱等脑病征象也很常见，随着病情进展，脑病逐渐加重，意识障碍加深，可出现意识模糊、激越、失定向、嗜睡、昏睡甚至昏迷。癫痫发作很常见，也可以作为首发症状出现,以全面性强直 - 阵挛发作为主,部分病例可发展为癫痫持续状态。因病变主要累及顶枕叶,视觉症状比较常见,可以有视物模糊、视野缺失、偏盲或皮质盲、Anton 综合征等。局灶性神经功能缺损表现为偏瘫、失语,脊髓、脑干功能受损者较少。当血压得到及时控制后,临床症状和体征通常可在数小时或数天内完全恢复。少数患者可遗留永久性脑损害,如脑梗死、脑出血等,甚至死亡。

影像学检查在 PRES 诊断和鉴别诊断中具有举足轻重的作用。脑部病变具有对称性、多灶性、主要累及后部脑区、白质受累重于灰质、占位效应轻的特点。典型病灶主要位于大脑后循环供血区,最常见的病变为双侧顶叶、枕叶的皮质和白质的弥漫性水肿,病变也可累及额叶,颞叶以及小脑半球,部分不典型病例还可累及脑干、基底节,及大脑深部白质。2007 年 Bartynski 和 Boardman 根据病灶分布特点提出将 PRES 分为 3 种类型:①经典型,即顶枕叶为主型,主要累及大脑后部顶枕叶的白质和皮质,颞叶也有不同程度的受累;②全半球分水岭型,血管源性水肿呈线样分布于额、顶、枕叶,颞叶和深部核团也可受累;③额上沟型,水肿呈线样分布于额上沟内、后侧,与全半球分水岭型类似,只是额极未累及。新近又有学者提出了中枢变异型,占 PRES 的 4%~5%,其特征是累及丘脑,双侧丘脑常同时受累,还可累及脑干、内囊后肢及脑室旁白质。CT 表现为低密度病灶。与 CT 相比,MRI 检查更有优势,特别是 FLAIR 像可更敏感地检测到脑水肿,对早期微小的局部病变也能清晰显示。病灶区在 DWI 有低信号或等信号改变,而在 ADC 上显示为高信号改变,可借此与脑梗死进行鉴别。

血管源性脑水肿的发病机制是微血管通透性增高,前已述及 PRES 的发病机制为脑血管自动调节功能失调学说和血管内皮损伤,导致脑血管过度舒张、血脑屏障破坏、血管通透性增高,大分子如蛋白质等成分渗出,产生的是血管源性脑水肿。而细胞毒性脑水肿的发病机制主要与钠泵功能减退有关。各种代谢抑制物及急性缺氧都可能使 ATP 生成减少,致依赖于 ATP 提供能量的钠泵活动衰减,Na^+ 不能向细胞外主动转运,水分进入细胞内以恢复平衡,故造成过量 Na^+ 和水在脑细胞内积聚,产生细胞毒性脑水肿,如脑梗死急性期即为细胞毒性脑水肿。对于上述两种不同性质的脑水肿,DWI 结合 ADC 图像有很好的鉴别价值。DWI 的信号强度受两个因素影响:被测组织的水扩散率及其本身的 T_2 特性,DWI 上的高信号可以是真正的弥散受限也可以是因为 T_2 加权效应所致,而 ADC 图则真正反映组织的弥散能力。因此,当受累区域在 DWI 显示为低信号或等信号改变,而在 ADC 上显示为高信号改变,提示病变为血管源性水肿,在脑梗死急性期病变区 DWI 为高信号,ADC 图为低信号,呈细胞毒性水肿改变。

10%~25% 的 PRES 患者可伴发颅内出血,以脑实质出血最常见,其次是蛛网膜下腔出血,18%~30% 同时存在两者类型的出血。异基因骨髓移植后罹患 PRES 者颅内出血概率更大。血管造影(DSA、CTA 或 MRA)证实血管形态不规则伴弥漫性血管收缩,可见局部血管收缩、舒张,远端血管分支减少或血管呈"串珠样征"改变,上述改变同样具有可逆性。有研究报道 17%~38% 的可逆性脑血管收缩综合征患者伴发 PRES。

存在上述已知的 PRES 危险因素如高血压、特别是血压急剧升高者、子痫或先兆子痫、有免疫抑制剂和细胞毒性药物的应用史、自身免疫性疾病等患者,出现头痛、癫痫发作、视觉障碍、不同程度的意识障碍及精神异常等脑病临床表现,影像学具有颅内多灶性、累及大脑后部顶枕叶为主的表现,在 MRI T_2WI 或 FLAIR 呈高信号,DWI 显示为血管源性水肿,经过及时正确治疗后临床症状迅速改善,影像学病灶随之改善或消失,在排除其他疾病情况下即可诊断为 PRES。近年发生于产褥期的 PRES 病例日益增多,因此,对于妊娠高血压、子痫前期或子痫的患者,出现头痛、惊厥、视力障碍、精神或意识状态改变者应高度警惕 PRES。尤其应该注意的是,此类患者多数存在严重的基础疾病,临床表现也会相应复杂化,应对临床表现进行全面、综合性分析,结合影像学改变,尤其是动态观察,症状、影像学具有可逆性方能正确诊断。

PRES 应与下列疾病鉴别:自身免疫性或副肿瘤性脑炎、可逆性脑血管收缩综合征(reversible cerebral vasoconstriction syndrome,RCVS)、感染性脑炎、急性播散性脑脊髓炎等。①自身免疫性或副肿瘤性脑炎:有肿瘤病史,血浆或脑脊液特异性抗原抗体阳性,影像学检查显示可为单侧病灶。②RCVS:本病与 PRES 的危险因素和诱因、起病方式、临床表现、病程演变及转归、预后均极为相似。RCVS 更多继发于使用外源性血管活性药物(大麻、可卡因、麦角类药物、5-羟色胺类药物、收缩鼻黏膜类药物、细胞毒性药物);临床表现两者非常相似,但 RCVS 雷击样头痛更为突出,卒中样(包括缺血和出血)事件发生率更高。发病机制虽不十分清楚,但 RCVS 多认为系外源性血管活性药物诱发血管紧张度改变所致,而 PRES 更多发生于血压急剧升高后,发病机制主要为脑血管自动调节功能失调和血管内皮损伤所致。也有学者认为这两种疾病具有重叠性,或应归类为同一大类谱系疾病。③感染性脑炎:脑脊液细胞数增多、病原体染色或培养阳性,通常有发热、外周血白细胞增多,影像学病灶不对称。④急性播散性脑脊髓炎:多见于儿童,MRI 检查显示为散在病灶、类圆形斑片状异常信号,病程呈进行性发展,顶枕部脑白质受累较轻有助于作出鉴别诊断。

本病无特异性治疗,以对症治疗为主,早期诊断、及时有效的控制血压是治疗的关键。对严重高血压患者,应保证平缓降压,在最初数小时内血压降低的目标值应控制在 25% 以内,因为过快降低血压可能诱发脑缺血,同时还应避免血压波动。去除病因是 PRES 治疗的另一关键点,应积极治疗原发病,如先兆子痫或子痫、败血症、自身免疫性疾病等。其他的对症治疗包括抗癫痫、控制精神症状、治疗头痛等。

本病预后较好,经过积极治疗,多数患者在数天到 1 周内临床症状得到显著改善,影像学恢复多数需要数周左右的时间。但延误治疗仍可遗留后遗症,重症患者可致死亡。严重的神经功能缺损和死亡主要是由于颅内出血,后颅窝水肿伴脑干压迫或脑疝,或者弥漫性大脑水肿和颅内压增高。10%～20% 患者可遗留神经功能后遗症。PRES 也有复发的可能,占 5%～10%,尤其是高血压未得到控制者复发率更高。

(高 平 杜 危)

参 考 文 献

1. HINCHEY J,CHAVES C,APPIGNANI B,et al. A reversible posterior leukoencephalopathy syndrome[J]. N Engl J Med,1996,334(8):494-500.

2. RACT I,POUJADE A,CARSIN-NICOL B,et al. Spinal cord involvement in posterior reversible encephalopathy syndrome(PRES)[J]. J Neuroradiol. 2016,43(1):56-58.

3. OLLIVIER M,BERTRAND A,CLARENÇON F,et al. Neuroimaging features in posterior reversible encephalopathy syndrome:A pictorial review[J]. J Neurol Sci,2017,373:188-200.

4. GRANATA G,GRECO A,IANNELLA G,et al. Posterior reversible encephalopathy syndrome-insight into pathogenesis,clinical variants and treatment approaches[J]. Autoimmun Rev,2015,14(9):830-836.

5. LONG TR,HEIN BD,BROWN MJ,et al. Posterior reversible encephalopathy syndrome during pregnancy:

seizures in a previously healthy parturient[J]. J Clin Anesth，2007，19（2）：145-148.

6. FUGATE JE，RABINSTEIN AA. Posterior reversible encephalopathy syndrome：clinical and radiological manifestations，pathophysiology，and outstanding questions[J]. Lancet Neurol，2015，14（9）：914-925.

7. LIMAN TG，BOHNER G，HEUSCHMANN PU，et al. The clinical and radiological spectrum of posterior reversible encephalopathy syndrome：the retrospective Berlin PRES study[J]. J Neurol，2012，259（1）：155-164.

8. STAYKOV D，SCHWAB S. Posterior reversible encephalopathy syndrome[J]. J Intensive Care Med，2012，27（1）：11-24.

9. RYKKEN JB，MCKINNEY AM. Posterior reversible encephalopathy syndrome[J]. Semin Ultrasound CT MR，2014，35（2）：118-135

10. BARTYNSKI WS，BOARDMAN JF. Distinct imaging patterns and lesion distribution in posterior reversible encephalopathy syndrome[J]. AJNR Am J Neuroradiol，2007，28（7）：1320-1327.

11. MCKINNEY AM，JAGADEESAN BD，TRUWIT CL. Central-variant posterior reversible encephalopathy syndrome：brainstem or basal ganglia involvement lacking cortical or subcortical cerebral edema[J]. AJR Am J Roentgenol，2013，201（3）：631-638.

12. MILLER TR，SHIVASHANKAR R，MOSSABASHA M，et al. Reversible Cerebral Vasoconstriction Syndrome，Part 1：Epidemiology，Pathogenesis，and Clinical Course[J]. AJNR Am J Neuroradiol，2015，36（8）：1392-1399.

病例 9 右下肢无力 6 天

【病例资料】

患者，男性，50 岁。因"右下肢无力 6 天"于 2015 年 7 月 24 日收入院。

现病史：患者 6 天前睡眠醒来发现右下肢无力，抬举费力，走路略有拖沓，不伴麻木，右上肢及左侧肢体活动正常。无头晕、头痛，无视物模糊、重影，无言语不清，无吞咽困难。自认为是着凉，未就诊，自行按摩及热足浴，症状无改善，随来我院神经内科就诊，查体：右下肢肌力 4$^+$ 级，右侧膝反射较左侧活跃，右侧踝阵挛阳性。头颅 CT 显示：左侧内囊后肢新鲜低密度影，双侧侧脑室旁和基底节多发腔隙性低密度灶，脑室周围广泛略低密度影，以"急性脑梗死"收入院。

既往史：近 1 年来出现记忆力减退，近记忆力减退明显。发现高脂血症 1 年，口服立普妥 20mg/ 次，每日 1 次。否认高血压、糖尿病、心脏病病史。否认饮酒史。吸烟史 20 年，7～8 支 /d，已戒烟 5 年。否认头痛病史。否认食物、药物过敏史。

婚育史：适龄结婚，育有 2 女，爱人子女均体健。

家族史：患者父亲及妹妹、大伯、二伯、三伯、三伯的女儿均于 50 岁左右出现脑血栓。

入院查体：神志清楚，言语流利。时间、地点和人物定向力正常，计算力、记忆力粗测正常。脑神经未见异常。右下肢近端肌力 5 级，远端 5$^-$ 级，轻瘫试验阳性，右上肢及左侧肢体肌力 5 级，四肢肌张力正常，右下肢腱反射高于左下肢，右侧踝阵挛（+），双侧病理征（-）。双侧指鼻试验稳准，右侧跟膝胫试验欠稳准，左侧跟膝胫试验正常。深、浅感觉无异常。颈软，双侧 Kernig 征（-）。

【入院诊断】

急性脑梗死，左侧大脑中动脉分支

【入院后辅助检查】

血常规正常。血生化：肝功能、肾功能、血糖、肌酸激酶和电解质均正常，血脂 TC 3.47mmol/L（正常范围：< 5.2mmol/L），TG 1.2mmol/L（正常范围：< 1.7mmol/L），LDL-C 2.04mmol/L（正常范围：<3.12mmol/L），HDL-C 1.01mmol/L（正常范围：>1.04mmol/L），APO-A 1.35g/L（正常范围：1.04～2.02g/L），APO-B 0.59g/L（正常范围：0.66～1.33g/L）。血同型半胱氨酸正常，糖化血红蛋白正常。凝血象：APTT 48.1s（正常范围：23.3～38.1s），余项正常。红细胞沉降率、CRP 正常。ACA、ANA、ENA、ACL、SSA 和 SSB 等自身抗体均阴性。HCV-Ab，HIV-Ab 和梅毒抗体均为阴性。肿瘤标记物 CA199、CEA、AFP、CA125、CA153 均在正常范围。心电图正常。胸部正侧位片未见异常。腹部 B 超：肝内实性结节，肝血管瘤可能性大。

认知功能检查：MMSE：27 分；临床记忆：64 分，很差；日常生活能力量表（ADL）：21 分，轻度异常。汉密尔顿抑郁量表评分：9 分；焦虑量表评分：12 分，可能有焦虑。颈部血管 B 超：双侧颈动脉和椎动脉未见明显异常。

2015 年 7 月 27 日头颅 MRI：①左侧内囊后肢急性腔隙梗死灶；②脑内多发陈旧性腔隙性脑梗死（双侧侧脑室旁、双侧外囊和右侧丘脑）；③双侧侧脑室旁广泛中度脑白质脱髓鞘（图 9-1）。头颅 MRA 未见异常（图 9-2）。

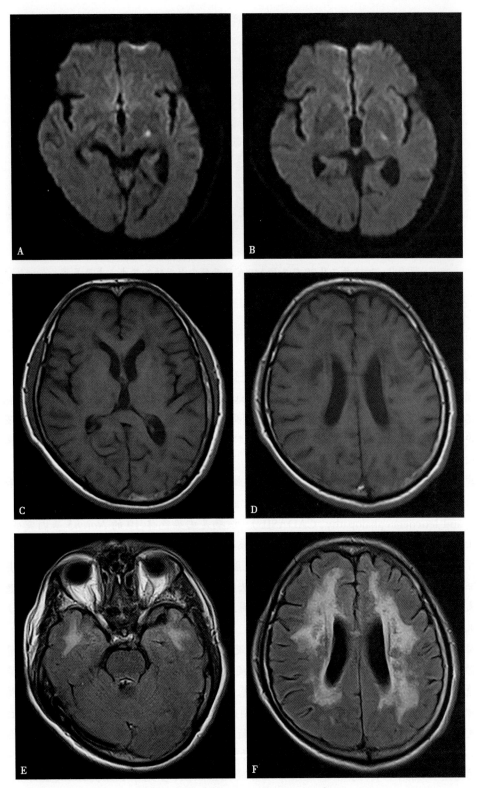

图9-1 2015年7月27日头颅MRI表现

DWI显示左侧内囊后肢急性腔隙性梗死灶（A，B）；T₁WI像显示右侧丘脑、双侧外囊（C）和双侧侧脑室旁（D）多发陈旧性腔隙灶；FLAIR显示双侧颞极白质异常（E）和双侧侧脑室旁融合成片的白质异常（F）

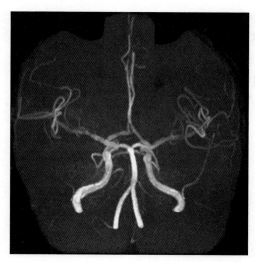

图9-2　2015年7月28日头颅MRA显示颅内大动脉及其分支未见异常

【入院后诊治】

给予阿司匹林100mg/次,每日1次,阿托伐他汀钙20mg/次,每晚1次,以及改善脑循环药物治疗。患者病情稳定。

【蒋景文教授首次查房】(2015年7月28日)

病史特点:①中年男性,没有高血压、糖尿病和心房颤动等危险因素,出现急性脑梗死和记忆力下降(临床记忆评分仅为64分);②头颅MRI显示多发腔隙性脑梗死和广泛的脑白质异常,双侧颞极可见明显的白质异常,T_2*WI像未见微出血;③患者家族父辈和同辈中有多人早发缺血性脑血管病。

诊断首先要考虑常染色体显性遗传性脑血管病,其中最常见的是伴皮质下梗死和白质脑病的常染色体显性遗传性脑动脉病(cerebral autosomal dominant arteriopathy with subcortical infarcts and leucoencephalopathy, CADASIL)。该病是由染色体19的Notch3基因突变造成,其临床主要表现:短暂性脑缺血发作和反复腔隙性脑梗死,后期出现认知功能下降和痴呆。早期可以有幻觉的偏头痛起病。头颅MRI见脑白质异常和多发腔隙梗死,颞极白质异常是其特征性改变。脑白质异常出现早,出现偏头痛的患者多数已有脑白质改变。该例患者的临床表现非常符合CADASIL。确诊需要外周血基因检测或是皮肤或肌肉活检发现小血管平滑肌细胞表面的嗜锇颗粒。

因患者有脑血管病家族史,MRI又有广泛脑白质改变,因此需要与遗传性脑血管病或主要影响脑白质的疾病进行鉴别,包括以下疾病:①伴皮质下梗死和白质异常的常染色体隐性遗传性动脉病,10号染色体的HTRA1基因突变导致,也是主要影响小动脉结构和供血。神经系统表现与CADASIL相似,但早期出现秃顶及腰椎管狭窄。②异染性脑白质营养不良是常染色体隐性遗传病,由芳基硫酸酯酶A缺乏引起,髓鞘发育障碍造成脑白质异常,以及周围神经脱髓鞘改变。多在婴幼儿和青年起病,中年发病者少。不伴高血压和糖尿病的患者出现脑卒中的少。③皮质下动脉硬化性脑病:多见于长期高血压、糖尿病患者,也是小动脉病,可合并脑卒中。多在60岁以后出现症状,主要为逐渐进展的认知功能下降、失用等,头颅MRI见侧脑室周围白质异常。影像学改变与CADASIL相似,但是起病晚,没有家族史。④Fabry病:α-半乳糖苷酶缺乏引起的X-连锁隐性病,酰基鞘氨醇己三糖苷累积在全身中、小血管与组织内，出现早发脑卒中和白质异常。同时，有周围神经和全身多部位受累的表现：发作性疼痛、感觉异常，蛋白尿、水肿、肾衰竭和皮损等。⑤多发性硬化：获得性自身免疫性中枢神经系统脱髓鞘疾病，多有缓解—复发的病程，脑白质脱髓鞘多在侧脑室旁，并垂直于侧脑室。

综合此患者的临床表现，首先考虑CADASIL，建议外周血基因学检查。

【进一步检查】

2015年8月14日外周血基因学检查：染色体19 Notch3基因的3号外显子发生杂合突变，c.268C＞T，第90位氨基酸残基由精氨酸变为半胱氨酸。

患者妹妹基因学检查结果与患者相同。建议患者女儿行基因学检查，患者拒绝。患者血甲状腺功能、肾上腺皮质激素和性激素水平在正常范围，建议行垂体磁共振检查，患者拒绝。

【蒋景文教授再次查房】（2015年8月14日）

患者及其妹妹Notch3基因的3号外显子基因突变，确诊CADASIL。因Notch3基因存在多个突变位点，如果基因检测未发现热点突变，也不能行其他外显子相关的基因检测，需要皮肤活检明确诊断。目前针对CADASIL没有有效的治疗，治疗原则借鉴动脉粥样硬化性脑血管病，继续阿司匹林和他汀类药物治疗。

【最终诊断】

伴皮质下梗死和白质脑病的常染色体显性遗传性脑动脉病（cerebral autosomal dominant arteriopathy with subcortical infarcts and leucoencephalopathy，CADASIL）

【讨论】

伴皮质下梗死和白质脑病的常染色体显性遗传性脑动脉病（CADASIL）是成年人遗传性脑血管病和血管性痴呆中最常见的一种类型。青年或中年发病，成年人发病率为（1.98～4.15）/10万。临床表现主要为反复发作的缺血性脑卒中、进展性或阶梯样发展的智能减退及精神异常。病因是位于染色体19p13.2-13.1的Notch3基因突变。Notch3基因编码Notch3跨膜受体，其主要分布在全身中小动脉的平滑肌细胞，负责调控平滑肌细胞的分化和成熟，维持动脉结构和功能的完整。Notch3基因突变导致Notch3受体功能丧失，Notch3受体细胞外段在小动脉壁聚集，带来平滑肌细胞的变性、减少，小动脉壁的纤维化和弹性下降，动脉自我调节功能下降，从而引发慢性低灌注和缺血性脑梗死。脑组织病理改变为侧脑室旁和半卵圆中心白质脱髓鞘改变，皮质下、基底节、侧脑室旁和脑干多发腔隙性梗死灶，血管周围间隙扩大，皮质神经元凋亡和皮质萎缩；小动脉壁纤维化、内膜增厚、管腔变窄，以及动脉壁平滑肌细胞表面嗜锇颗粒沉积。虽然CADASIL的病理改变最初是在脑内发现的，但是随后的研究证实小动脉壁的嗜锇颗粒（CADASIL特征性的病理改变）也见于其他部位，如肾、心脏、心包、皮肤等。可见，CADASIL是一种系统性疾病，累及全身小动脉，其中，脑组织缺血性损害的后果最为严重。

CADASIL主要表现五大症状：①有先兆的偏头痛，即典型偏头痛。视觉或感觉先兆20～30min后出现持续数小时的头痛。常为首发症状，发病年龄16～48岁，平均发病年龄30岁。欧美国家报道典型偏头痛见于20%～40% CADASIL患者，其发生率是普通人群的5倍。没有幻觉先兆的偏头痛发生率与普通人群没有区别。亚洲CADASIL患者典型偏头痛的发生率较低。日本报道25% CADASIL患者出现偏头痛，我国报道其发生率仅为3%～5%。②皮质下缺血事件：主要表现为短暂性脑缺血发作和脑梗死，见于60%～85%的患者，发病年龄 20～70 岁，平均 49 岁。大多数患者，特别是年轻患者，没有脑血管病的危险因素。缺血灶几乎都位于皮质下和基底节区，个例报道 CADASIL 患者出现皮质和皮质下的分水岭梗死。腔隙性脑梗死见于 2/3 的患者，临床表现为纯运动或感觉障碍，运动合并感觉障碍，构音障碍笨拙手综合征等。反复发生脑缺血事件，逐渐出现行走困难和假性延髓性麻痹。③情绪障碍：见于 20% 的患者，常见严重抑郁，有时与躁狂交替。个别患者以双向情感障碍起病。④淡漠：见于 40% 的患者，其与抑郁症无关。⑤认知功能减退：认知障碍或痴呆见于 28%～33% 的患者，是 CADASIL 第二大临床症状。患者开始表现为注意力、记忆力和执行能力的下降，可在脑血管病之前出现，随年龄增长，逐渐进展为痴呆。CADASIL 认知功能减退的特征与血管性痴呆相似，然而，严重的失语、失用和失认少见。其他临床表现包括：癫痫见于 5%～10% 的患者，偶见颅内出血和帕金森综合征等，以及脑外缺血性损害，如周围动脉缺血性疾病。

　　大部分患者相继出现上述五大症状，呈现了 CADASIL 的自然病程：30 岁左右开始出现典型偏头痛，40～60 岁出现缺血性卒中和情绪异常，50～60 岁出现痴呆，60 岁行走困难，65 岁左右卧床。平均寿命 70 岁左右。死亡原因依次为肺炎、猝死及窒息。

　　CADASIL 的头颅 MRI 表现具有一定特点，可以提示此病的诊断。主要表现为脑白质异常和皮质下梗死。①脑白质异常：主要位于皮质下、侧脑室旁、半卵圆中心、内外囊和胼胝体。病灶从小点状、结节状开始，逐渐发展融合成片，病灶在双侧大脑半球大致对称，T_1WI 呈稍低信号，T_2WI 和 T_2 FLAIR 呈高信号。双侧颞极白质病变（O'Sullivan 征）是 CADASIL 的特异征象，高度提示 CADASIL 的诊断。除少数偏头痛患者早期 MRI 正常，脑白质异常的改变可早于其他临床症状 10～15 年出现。②多发性皮质下腔隙性梗死灶：梗死灶多在脑白质异常的区域，也见于基底节和丘脑。T_1WI 呈低信号，急性梗死灶 DWI 呈高信号。头颅 MRI 的其他改变包括血管周围间隙增加、微出血和大脑皮质萎缩。25%～69% 的患者有微出血，T_2^*WI 呈低信号；CADASIL 后期出现脑萎缩。另外，SPECT、PET、MRI 和 CT 的灌注显像可以显示 CADASIL 早期脑血流量和代谢的降低。

　　CADASIL 的确诊需要基因或病理诊断。①基因诊断：采外周血行基因测定，致病性 *Notch3* 基因突变是诊断该病的金标准。*Notch3* 基因含有 33 个外显子，编码含有 2 321 个氨基酸的跨膜蛋白，其胞外段含有 34 个表皮生长因子样重复序列（epidermal growth factor repeats，EGFR），每个 EGFR 又包含 6 个半胱氨酸残基，通过 3 个二硫键两两结合，维持蛋白质稳定性和蛋白 - 蛋白相互作用。*Notch3* 基因突变导致了半胱氨酸残基的生成或丢失，产生奇数半胱氨酸残基，破坏二硫键配对，使 Notch3 蛋白在胞外异常聚集。目前已报道的 *Notch3* 基因突变位点超过 150，与 CADASIL 有关的突变集中在 2～24 号外显子（编码 34 个 EGFR），其中热点突变为外显子 3，4，5，6，11，18，占所有突变的 85%～95%，其中外显子 3 和 4 的突变最多见。如果能够基因检测全部 23 个外显子，与 EGFR 异常相关的 CADASIL 诊断阳性率能够达到 100%，可以避免既往组织活检带来的创伤。但是如果基因检测不能涵盖 2～24 号外显子，基因筛查阴性者应行组织活检病理诊断。另外，近来报道存在非 EGFR 异常相关的 CADASIL 患者。所以，对临床、影像和家族史高度提示 CADASIL 的患者，基因筛查阴性者，需要行组织活检，观察小动脉壁是否存在特征性的嗜锇颗粒。②病理：一般行皮肤活检。电镜下发现嗜锇颗粒沉积在小动脉平滑肌细胞表面凹陷处。通过发现嗜锇颗粒诊断 CADASIL 的特异性达到 100%，也是诊断 CADASIL 的金标准。另外，免疫组化染色：Notch3 受体抗体免疫组化染色发现小动脉平滑肌细胞壁呈阳性反应。

2007年，袁云教授总结了我国CADASIL的特点，提出了诊断标准，包含以下5点。①发病情况：中年起病，常染色体显性遗传，多无高血压、糖尿病、血脂异常等血管病的危险因素；②临床表现：脑缺血性小卒中发作，认知障碍或情感障碍等的1项或多项；③头颅MRI：大脑白质对称性T_2WI高信号病灶，颞极和外囊受累明显，伴有腔隙性脑梗死灶；④病理：血管平滑肌细胞表面嗜锇颗粒或Notch3蛋白免疫组化染色呈阳性；⑤基因筛查检出 *Notch3* 基因突变。满足前3条加第4或第5为确定诊断；只有前3条为可能诊断。临床诊断时需与其他遗传性脑血管病如：Fabry病，伴皮质下梗死和白质异常的常染色体隐性遗传性动脉病，与皮质下动脉硬化性脑病、多发性硬化、肾上腺脑白质营养不良、异染性脑白质营养不良等疾病相鉴别。对于没有高血压、糖尿病等危险因素的早发缺血性脑卒中和/或认知功能下降的患者，结合其家族史，要考虑CADASIL，及时行头颅MRI检查，并进一步行 *Notch3* 致病基因检测。对于临床和影像学检查高度怀疑CADASIL的患者，基因检查未发现异常者，行皮肤活检病理诊断。

目前没有针对CADASIL的有效治疗，多为对症治疗。频发的偏头痛患者建议预防性给予抗癫痫药或β受体阻滞药以减少发作频率；头痛发作时给予传统的镇痛药和非固醇类抗炎药，需要注意的是避免使用麦角衍生物和曲普坦类血管收缩剂，以免加重脑缺血性损害。缺血性脑血管事件的预防参照非心源性卒中的方案，使用抗血小板药物，而非抗凝血药，以减少出血事件的发生，同时积极控制脑血管病危险因素：高血压、高胆固醇血症和糖尿病等。最近意大利的一项随机、双盲、安慰剂对照的研究观察了血管扩张药Sapropterin [合成的四氢生物蝶呤类似物，$5mg/(kg\cdot d)$]对CADASIL患者的肢体动脉的作用，治疗24个月，未发现Sapropterin的内皮依赖性的血管扩张作用。CADASIL是典型的血管性认知功能障碍。目前对于血管性痴呆尚无肯定有效的治疗。一项随机双盲、安慰剂对照的安理申治疗CADASIL的研究发现，安理申可以改善患者的执行能力，但对总的认知功能评分没有影响。

（蒋 云 王佳超 龚 涛）

参 考 文 献

1. BRICENO DF，BHATTACHARJEE MB，SUPSUPIN E JR，et al. Peripheral artery disease as a manifestation of cerebral autosomal dominant arteriopathy with subcortical infarcts and leukoencephalopathy（CADASIL）and practical implications[J]. Circulation，2013，127（17）：e568-e570.

2. BIANCHI S，ZICARI E，CARLUCCIO A，et al. CADASIL in central Italy：a retrospective clinical and genetic study in 229 patients[J]. J Neurol，2015，262（1）：134-141.

3. DICHGANS M，MARKUS HS，SALLOWAY S，et al. Donepezil in patients with subcortical vascular cognitive impairment：a randomised double-blind trial in CADASIL[J]. Lancet Neurol，2008，7（4）：310-318.

4. AYRIGNAC X，CARRA-DALLIERE C，MENJOT DE CN，et al. Adult-onset genetic leukoencephalopathies：a MRI pattern-based approach in a comprehensive study of 154 patients[J]. Brain，2015，138（Pt2）：284-292.

5. MORRONI M，MARZIONI D，RAGNO M，et al. Role of electron microscopy in the diagnosis of cadasil syndrome：a study of 32 patients[J]. PLoS One，2013，8（6）：e65482.

6. CHABRIAT H，JOUTEL A，DICHGANS M，et al. Cadasil[J]. Lancet Neurol，2009，8（7）：643-653.

7. STOJANOV D，VOJINOVIC S，ARACKI-TRENKIC A，et al. Imaging characteristics of cerebral autosomal dominant arteriopathy with subcortical infarcts and leucoencephalopathy（CADASIL）[J]. Bosn J Basic Med Sci，2015（1），15：1-8.

8. WANG Z，YUAN Y，ZHANG W，et al. NOTCH3 mutations and clinical features in 33 mainland Chinese families with CADASIL[J]. J Neurol Neurosurg Psychiatry，2011，82（5）：534-539.

9. DE MR，CAMPOLO J，FRONTALI M，et al. Effects of sapropterin on endothelium-dependent vasodilation in patients with CADASIL：a randomized controlled trial[J]. Stroke，2014，45（10）：2959-2966.

10. WANG MM. CADASIL[J]. Handb Clin Neurol，2018，148：733-743.

病例10 突发呕吐伴头痛5小时

【病例资料】

患者,男性,53岁。因"突发呕吐伴头痛5小时"于2016年11月20日收入院。

现病史:患者5小时前(当天下午6:00)左右突发频繁呕吐、头晕,伴视物旋转、头痛及右侧面部麻木。头痛呈持续性钝痛,以右侧枕部为著。无肢体无力、无耳鸣复视、无吞咽困难及饮水呛咳。症状持续不缓解,遂于晚10:00来我院急诊。急诊头颅MRI显示右侧小脑半球急性脑梗死,脑MRA显示右侧椎动脉未显影。为进一步诊治收入神经内科。

既往史:有高血压病史10余年。有血脂异常史,平时口服立普妥20mg/次,每日1次。有慢性胃炎、窦性心动过缓及高尿酸血症病史。1年前开始口服阿司匹林100mg/次,每日1次。否认颈部按摩史及近期外伤史。

个人史:有吸烟史10余年,40支/d,不饮酒。

家族史:否认家族遗传性疾病史。

入院查体:T 36.5℃,P 60次/min,BP 124/82mmHg,HR 60次/min,律齐。神清语利,双侧瞳孔等大等圆,直径3mm,对光反射存在,眼动充分,无复视和眼震,右侧面部可疑痛觉减退,右侧软腭动度略差,悬雍垂偏左,余脑神经无异常。颈软,四肢肌力5级,肌张力正常,四肢腱反射对称(++),双侧病理征(-)。双侧痛觉相仿,双手指鼻稳准,双侧跟膝胫试验正常,Kerning征(-)。

辅助检查:

2016年11月20日头颅MRI:延髓右背外侧、右侧小脑半球及小脑蚓部急性脑梗死,脑白质脱髓鞘改变。头颅MRA:右侧椎动脉V$_4$段及右侧大脑后动脉P$_1$段未见显影,考虑闭塞的可能(图10-1)。

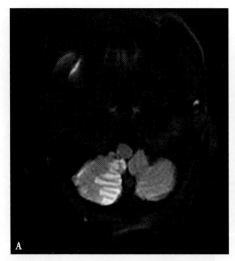
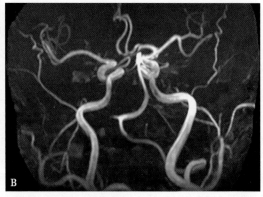

图10-1 2016年11月20日头颅MRI表现

A. DWI显示右侧小脑半球及小脑蚓部急性脑梗死,延髓右背外侧可疑急性脑梗死;B. 头颅MRA显示右侧椎动脉V$_4$段未见显影

【入院诊断】

急性小脑梗死

右侧椎动脉闭塞

【入院后诊治】

入院后予阿司匹林和氯吡格雷双重抗聚、阿托伐他汀强化降脂、暂停降压药、改善脑供血及对症处理。病情一度趋于稳定，头痛、头晕逐渐减轻。2016 年 11 月 21 日行颈部 CTA 检查显示右侧椎动脉颈段中远段逐渐变细，V_2 段远端至 V_4 段未见显影；头部 CTA 检查显示右侧椎动脉颅内段闭塞，末端显影（考虑逆流）；头部 CTP 显示右侧小脑半球灌注显著减低，灌注时间显著延长。颈部血管超声显示双侧颈总动脉分叉处内中膜稍厚，双侧椎动脉颅外段管壁内膜增厚不明显，管腔血流通畅。颈椎 MRI：颈椎退行性变，$C_4 \sim C_6$ 椎间盘轻度突出。

【蒋景文教授查房】（2016 年 11 月 22 日）

病史特点：①中年男性，突然起病；②主要表现突发呕吐眩晕，伴右侧枕部头痛及右侧面部麻木；③既往有高血压、血脂异常及长期大量吸烟史 10 余年。④查体：右侧面部可疑痛觉减退，右侧软腭动度略差，悬雍垂偏左，双侧指鼻、跟膝胫试验正常，双侧病理征（－）。⑤头颅 MRI：延髓右背外侧、右侧小脑半球及小脑蚓部急性脑梗死；CTA 检查显示右侧椎动脉颅内段闭塞。

定位诊断：右侧延髓背外侧，右侧小脑半球。

定性诊断：急性脑梗死，责任血管为右侧椎动脉。患者为中年男性，突然起病，既往有高血压、血脂异常及长期大量吸烟史 10 余年，病因考虑动脉粥样硬化性血栓形成可能性大。但该例发病年龄偏轻，起病时有明显的右枕部疼痛，虽然否认颈部按摩史，要警惕动脉夹层的可能。另外，可行经食管超声心动图除外有无卵圆孔未闭等心源性栓塞的可能。

【进一步诊治】

2016 年 12 月 5 日脑血管造影（DSA）显示右侧椎动脉 V_3 段出 C_2 椎体横突孔之后管腔呈扁片状，狭窄最重约 75%，狭窄远端可见局限性管腔突出，符合夹层形成征象；右椎动脉 V_4 段的前向血流正常。再次详问病史，患者回忆起发病 3 周前曾有因肩周炎颈椎病而行颈部按摩及颈肩牵拉史。

患者病情不稳定，2016 年 12 月 7 日再次出现头晕，复查头颅 MRI 显示左侧顶枕皮质新出现多发急性梗死灶（图 10-2）；右侧小脑半球及小脑蚓部脑梗死灶，较前范围减小。2016 年 12 月 8 日行头部血管高分辨 MRI 检查显示右侧椎动脉 V_3 垂直段壁间血肿形成，管腔重度狭窄（图 10-3）；右侧椎动脉 V_3 段末端及 V_4 段远端不稳定斑块，管腔重度狭窄。

遂于 2016 年 12 月 8 日下午急诊行全身麻醉下右椎动脉夹层支架置入管腔重建术。术中可见右椎动脉 V_3 段管腔重度狭窄，将 Wingspan

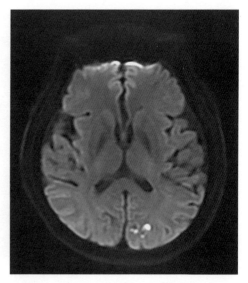

图 10-2　2016 年 12 月 7 日头颅 MRI 表现

DWI 显示左侧顶枕皮质急性梗死灶

4.0mm×20mm 自膨式支架输送至右椎动脉 V₃ 段病变处，定位准确后完全释放支架并行后扩张 3 次，复查造影显示支架贴壁良好，支架内血流通畅，管腔无狭窄（图 10-4）。术后患者自觉头脑较前清朗，未再出现新发症状。

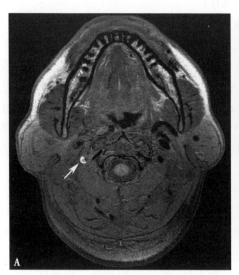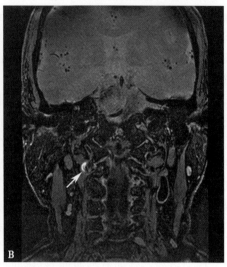

图 10-3　2016 年 12 月 8 日头部血管高分辨 MRI 表现

轴位 T1 压脂像（A）和冠状位 MERGE 像（B）显示右侧椎动脉 V₃ 垂直段壁间血肿形成（箭头），管腔重度狭窄

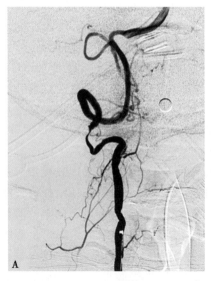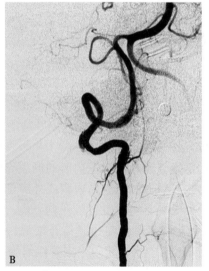

图 10-4　2016 年 12 月 8 日 DSA 表现

A. 显示右椎动脉 V₃ 段管腔重度狭窄，狭窄远端可见局限性管腔突出，符合夹层形成征象；

B. 支架术后复查 DSA 显示支架贴壁良好，支架内血流通畅，管腔无狭窄

2016 年 12 月 12 日行 TCD 检查示双侧椎动脉血流速度慢。2016 年 12 月 22 日行经食管超声心动图检查显示：房间隔卵圆孔处未见回声分离，左心耳处未见血栓。患者病情稳定，于 2016 年 12 月 23 日出院。

【随访】

出院后继续阿司匹林和氯吡格雷双抗及他汀类降脂治疗。出院后半年随访,病情稳定。

【最终诊断】

椎动脉夹层(vertebral artery dissection,VAD)

急性小脑梗死(acute cerebellar infarction)

【讨论】

颈部动脉夹层(cervical artery dissection,CAD)是指颈部动脉内膜撕裂导致血液流入其管壁内形成壁内血肿,继而引起动脉狭窄、闭塞或动脉瘤样改变,约占所有缺血性卒中的 2%。CAD 主要包括颈内动脉夹层(internal carotid artery dissection,ICAD)和椎动脉夹层(vertebral artery dissection,VAD)。CAD 是中青年人卒中的一个重要病因,在 45 岁以下青年中的比例可高达 8%~25%,通常缺乏心脑血管病的常见危险因素。随着人们认识的增加和无创血管影像技术的进步,诊断率较前提高。

创伤是发生 CAD 的重要危险因素。创伤可以是严重的,也可以是轻微的。CAD 常发生于以颈部过伸、旋转或侧屈为特征的轻微创伤:如颈椎推拿牵伸、各种体育活动(如球类、举重、滑雪、瑜伽、体操、过山车及蹦极等)、挥鞭伤、颈部突然移动,以及剧烈呕吐或咳嗽时。先天性或获得性动脉中膜或弹力层内的结缔组织成分异常是易患 CAD 的遗传学因素,如 Ehlers-Danlos 综合征的血管亚型、纤维肌性发育不良、结缔组织超微结构异常、Marfan 综合征等。其他危险因素包括高血压、低胆固醇、低体重指数、感染、偏头痛及高同型半胱氨酸血症等等。在常见的心脑血管病危险因素中,高血压是 CAD 的危险因素,而高胆固醇血症、肥胖和超重则可能是 CAD 的保护因素。

本例患者入院时否认颈部推拿史,怀疑夹层后追问才回忆起发病 3 周前有一次颈部按摩及颈肩牵拉史,因此详细的病史采集很重要。对照研究显示在年轻患者中颈椎推拿与 VAD 卒中之间存在联系。颈椎推拿对罹患夹层高风险的少数人来说可能是毁灭性的,严重时可导致死亡。有人建议脊椎按摩师在患者突然出现颈部疼痛和头痛要求治疗时,要想到 VAD 的可能。Tarola 曾报道一例 34 岁女性因急性右侧颈部和肩部持续灼痛就诊于按摩诊所,脊椎按摩师怀疑夹层,未予治疗并敦劝患者转至急诊科,行颈部 MRA 后提示椎动脉夹层,经抗血小板治疗后预后良好。按摩师的早期识别避免了夹层的进一步加重,反之则有可能导致灾难性后果。

典型的病理表现为动脉壁内膜的撕裂导致出血,血管中膜内出现长度不等的壁内血肿(假性管腔)。壁内血肿可朝向内膜或外膜延伸扩张,分别导致管腔狭窄或假性动脉瘤。壁内血肿可不断延长并将真性管腔压向一侧,形成长的不规则狭窄甚至闭塞。假腔内的血液很快形成血栓,在撕裂处与内膜结合松弛,很容易导致远端栓塞。组织学上假腔内通常包含纤维血管肉芽肿组织,其中聚集着红细胞、纤维蛋白、增生的成纤维细胞、早期新血管形成改变和含有含铁血黄素的巨噬细胞。假性管腔与真性管腔可在远端再次相连,形成"双管枪样"的平行通道,两通道之间由一个伸长的内膜瓣分隔。夹层可向血管的颅内部分扩张,与颅外血管相比,颅内血管缺少外弹性膜且其外膜更薄,易于形成夹层动脉瘤进而导致蛛网膜下腔出血(subarachnoid hemorrhage,SAH),这种情况在颅内 VAD 时更多见。

大多数 CAD 引起卒中的机制为动脉 - 动脉栓塞性,栓子来源于假腔内形成的血栓(其栓子的组成与源自动脉粥样硬化斑块破裂的栓子不同)。其他机制包括低灌注性分水岭梗死,见于重度狭窄 / 闭塞或少见的内膜瓣阻塞夹层动脉某一分支的开口。Morel 等对 172 例

CAD 的研究显示，85% 卒中的机制为血栓栓塞性，12% 为血流动力性，3% 为混合性。

颈段 ICAD 通常起源于分叉部远端数厘米处，并可能延伸至岩骨段或更远处。由于颈内动脉在岩骨段的走行受到解剖限制，延伸至颅内段的可能性小于 VAD。ICAD 患者通常表现为一侧头、面或颈部疼痛，伴部分 Horner 综合征，在数小时或数天后出现脑或视网膜缺血。疼痛通常为起始表现，可能是壁间血肿刺激了痛觉感受器，常见于同侧颈部、下颌、咽部或面部，呈持续性或搏动性痛，平均持续时间约 72h。疼痛症状将夹层与一般的动脉粥样硬化性闭塞区分开来。部分 Horner 征是由于沿颈内动脉壁走行的交感神经纤维受累导致的，但支配汗腺的交感纤维是沿颈外动脉走行，故面部出汗功能保留。神经系统症状包括脑或视网膜缺血，常在颈部疼痛数分钟或数周后出现，中位间隔时间为 9d（范围 1~90d），一般不超过 1 个月。约 12% 的 ICAD 可出现邻近脑神经麻痹，后组脑神经最常受累。1/4 患者出现搏动性耳鸣，听诊可能听到搏动样血管杂音。

颈段 VAD 好发于椎动脉颅外段的远端（V_3 段或 V_2~V_3 结合段），最早在颈部外伤和行颈椎按摩治疗的患者中发现，也见于颈部长时间维持在一个姿势（如手术麻醉或复苏）的患者中，可能是由于在麻醉或无意识状态中颈部长时间处于同一位置造成。椎动脉从近端到远端依次分为 V_1~V_4 四个节段，其中 V_3 段是 C_2 至枕下三角之间的迂曲部分，被寰枕筋膜覆盖，水平行走于寰椎后弓上方的椎动脉沟内，与常有旋转动作的寰枢关节（C_1~C_2）相邻。V_3 段血管活动性较大，当颈部旋转和伸展会牵拉该处血管，促使椎动脉发生夹层分离。因此 V_3 段是椎动脉夹层最常见的发病部位。V_3 段夹层可向远端延伸至椎动脉颅内段，也可向近端延伸至 V_2 段。

VAD 的典型临床表现为头颈后部（枕区）疼痛，继而出现后循环缺血。疼痛是最常见的首发症状，从颈痛至出现其他神经症状的中位间隔时间约为 14.5h。缺血可累及脑干（尤其是延髓背外侧综合征）、丘脑、颞枕区或小脑半球。最常见的是小脑后下动脉供血区的小脑和延髓梗死，常由新鲜栓子进入椎动脉颅内段栓塞导致。栓子还可进入小脑上动脉、基底动脉或大脑后动脉。供应脊髓的分支受累也可出现颈髓或脊髓缺血，常由低灌注导致。本例患者最先出现小脑和延髓背外侧梗死，而后出现枕叶皮质梗死，每次病灶多发，符合栓塞性梗死。颅外段 VAD 可引起颈神经根性疼痛，系毗邻神经根的夹层动脉瘤样扩张导致，常见于 C_5~C_6 水平，表现单侧上肢的疼痛或乏力。

临床怀疑 CAD 可进一步通过影像学证实，包括 CTA、MRI 及 MRA、DSA 等。彩色多普勒超声对椎动脉 V_2 段远端和 V_3 段通常探测不理想，常需要根据间接征象来诊断，包括无血流、高阻血流，近端血流速度减慢，对侧椎动脉血流代偿性增快等。CTA 可发现动脉血管壁改变、狭窄、闭塞、假性动脉瘤（常为卵圆形与管腔平行）、内膜瓣（即内膜从动脉壁上隆起）、线样征（长的逐渐变细的狭窄）及双腔征（与自然管腔平行的血液通道）等征象。CTA 对假性动脉瘤和内膜瓣的检出率优于 MRA，但对壁间血肿的显示比磁共振困难。CTA 的缺点是需要注射造影剂、放射线暴露及对后循环脑梗死的敏感度有限。

头颈部 MRA 联合 MRI 的 T_1 加权轴位压脂像是诊断 CAD 的优选无创检查手段。MRI 轴位可观察到壁间血肿，在 T_1、T_2 加权像上急性期（1~2d）呈等信号，亚急性期（2d~2 个月）呈高信号，之后的慢性期又呈等信号。亚急性期血肿在 T_1 加权压脂像更容易观察到，特征性表现为新月形的高信号影环绕偏心血管流空影，还可见动脉血管外径增加及管腔偏心狭窄。MRA 可发现线样征、双腔征、动脉瘤样扩张、假性动脉瘤及血管狭窄闭塞。尤其是对比增强 MRA，具有出色的空间分辨率，且不像 CTA 会受到骨性伪影的影响，对进入颅底

的椎动脉 V_3、V_4 段以及颈内动脉颅内段具有重要意义。MRA 的缺点是可能会夸大血管狭窄的程度。高分辨磁共振对血管壁结构的高分辨显像，可进一步显示壁内血肿的新月形信号强度变化，并能更好地区分椎动脉与椎旁静脉丛。其强化也有利于鉴别壁内血肿与管腔内血栓，即血栓可被强化，而壁内血肿无强化效应。

DSA 可检测到夹层相关的管腔异常，最常见的发现是平滑或不规则的锥形狭窄或闭塞、内膜瓣及假性动脉瘤。但 DSA 的局限性在于提供管壁改变的信息比较少，且在管壁存在潜在薄弱的患者中有导致医源性夹层的可能，故非常规使用。只在无创检查不能确诊、或需要进行介入治疗的时候可考虑 DSA。

影像学随访可以回顾性确诊疑似的 CAD 病例，动脉粥样硬化性狭窄几乎不可能随着时间的推移出现再通或好转，而 CAD 的影像学随访常常会发现管径出现改善。

CAD 的治疗包括急性期溶栓、抗凝 / 抗血小板治疗以及血管内治疗。CAD 不仅导致颅外段动脉的狭窄和 / 或闭塞，还会引起远端栓塞。汇总分析显示，在 CAD 患者中进行静脉溶栓治疗的安全性和临床转归与所有原因导致的卒中患者相似。因此国际指南中对已知或怀疑与颅外 CAD 有关的急性缺血性卒中，在发病 4.5h 内进行静脉 rtPA 治疗是安全的，Ⅱa 级（获益 ≫ 风险）推荐使用。但当夹层累及颅内动脉的时候容易伴发 SAH，此时静脉 rtPA 治疗的有效性和出血风险尚不确定，为Ⅱb 级（获益 ≥ 风险）弱推荐。

抗血小板 / 抗凝血药物通常被用于 CAD 的预防卒中复发。早期荟萃分析显示两种治疗的死亡率和致残率差异无统计学意义。CAD 卒中研究（CADISS）是多中心前瞻性随机对照研究，比较发病 7d 内的症状性 CAD 中抗血小板与抗凝治疗的疗效与安全性。抗血小板治疗使用药物包括单用阿司匹林、双嘧达莫、氯吡格雷或联合双药，抗凝血药物方案包括低分子肝素，后续华法林。治疗时间至少 3 个月。250 例 CAD 患者中有 126 例接受抗血小板治疗，124 例接受抗凝治疗。最终结果显示两组卒中或死亡的风险差异没有统计学意义（分别为 2% 和 1%，$P = 0.63$）。由于研究病例数少，事件发生率低，结论还有待于在大样本临床研究中验证。但是当临床事件发生率低的时候，任何临床试验都很难达到足够的统计效能。

尽管缺乏循证医学证据，在基于 CAD 卒中发生的病理生理机制个体化分析的基础上，有荟萃分析总结几项经验性的抗栓药物选择策略供临床实践参考：当 CAD 患者出现大面积脑或小脑梗死（出血性转化风险高）、神经功能残疾程度严重（NIHSS 评分 ≥15）、伴有颅内动脉夹层（容易合并 SAH）、伴有高出血风险的疾病或存在抗凝禁忌时，倾向使用抗血小板药物；当 CAD 出现重度狭窄、动脉闭塞（再通前有栓塞的风险）、动脉管腔内有血栓、存在不稳定血栓、假性动脉瘤、同一血管支配区多发 TIA 或卒中、单一或联合抗血小板治疗时 TCD 监测仍出现高强度的短暂信号（high intensity transient signals，HITS）者，倾向使用抗凝治疗。

抗血小板治疗可单独应用阿司匹林、氯吡格雷或双嘧达莫，也可选择阿司匹林联合氯吡格雷或阿司匹林联合双嘧达莫，通常维持 3～6 个月。血管的再通或重塑一般在 6 个月内结束。疗程结束时如仍然存在动脉夹层，则需长期抗血小板药物治疗。抗凝治疗通常是在普通肝素、低分子肝素治疗后，改为口服华法林或新型口服抗凝剂维持 3～6 个月。疗程结束时如仍然存在动脉夹层，则更换为抗血小板药物治疗。对伴有结缔组织病、或 CAD 复发、或有 CAD 家族史的患者，可考虑长期抗血小板治疗，常用阿司匹林 75～100mg/d。对于无高危心血管危险因素的患者，没有使用他汀类药物的指征。

目前尚无随机研究评估血管内介入治疗或手术，如在积极药物治疗基础上仍有缺血性事件发生、脑血流显著受损或严重闭塞、有扩大趋势的假性动脉瘤以及存在抗栓治疗药物禁忌的患者，可考虑血管内介入治疗。本例患者在双重抗血小板治疗期间仍出现缺血症状复发，故行血管内支架置入治疗，之后病情稳定。在椎动脉硬膜内段的 VAD 很有可能撕裂外膜下层，进而导致 SAH，这有可能造成猝死。而且，颅外段 VAD 扩展至颅内或颅内 VAD 合并 SAH 的患者再出血发生率很高，通常发生在最初 24h 内。预防再出血是治疗的核心，在某些情况下除了限制抗栓药的使用之外，还可考虑血管内治疗或手术治疗，尤其是颅内动脉瘤性椎 - 基底动脉夹层分离患者，临床需结合患者具体情况个体化选择。

　　CAD 患者的致残程度存在差异，多数（约 3/4）预后良好，但也可出现严重神经功能损伤。典型的 CAD 相关卒中出现在夹层发生后的 2 周内，随后卒中的风险即显著下降。大多数会在 3～12 个月愈合，短期的卒中复发率和病死率较低。许多 CAD 病例系列研究在影像学随访时发现了动脉开放情况的改善，总体动脉开放率为 55%～78%。与血管再通机会增高相关的因素包括：自发性夹层分离（相对于创伤性）、管腔狭窄（相对于管腔闭塞）、女性、VAD（相对于 ICAD）。与血管再通可能性降低的相关因素包括吸烟和高龄。尽管通常会有完全再通，也会有残余狭窄或闭塞。但即使没有再通，卒中复发的风险仍很低。早期复发性 CAD 更常见于近期局部感染、椎动脉夹层、有卒中家族史、颈痛及以 SAH 为初始表现的患者中。

　　综上，CAD 是青年卒中的常见病因之一，早期识别和处理很重要。对伴头颈部疼痛或 Horner 征的缺血性卒中、有轻微外伤史而无常见脑血管病危险因素的年轻患者应想到筛查 CAD 的可能。本例中年男性，以后循环供血区脑梗死入院，虽存在高血压、高脂血症和吸烟史等动脉粥样硬化性脑血管病危险因素，但起病时有明显的右枕部疼痛，提示有 CAD 的可能，后经过 DSA 和血管高分辨 MRI 明确了 VAD 的诊断。对于 CAD 引起的急性缺血性卒中患者，在发病 4.5h 内进行静脉 tPA 溶栓较为安全；对于 CAD 引起的 TIA 或缺血性卒中患者，进行 3～6 个月的抗血小板或抗凝治疗是合理的；对于在恰当接受抗栓治疗期间仍然再发脑缺血事件的 CAD 患者，可考虑血管内治疗。通常需要随着时间的推移进行影像学复查。

（刘　芳　胡　深　文诗广）

参 考 文 献

1. BILLER J, SACCO RL, ALBUQUERQUE FC, et al. American Heart Association Stroke Council. Cervical arterial dissections and association with cervical manipulative therapy: a statement for healthcare professionals from the american heart association/american stroke association[J]. Stroke, 2014, 45(10): 3155-3174.

2. 中华医学会神经病学分会，中华医学会神经病学分会脑血管病学组. 中国颈部动脉夹层诊治指南 2015[J]. 中华神经科杂志, 2015, 48(8): 644-651.

3. TURNER RC, LUCKE-WOLD BP, BOO S, et al. The potential dangers of neck manipulation & risk for dissection and devastating stroke: An illustrative case & review of the literature[J]. Biomed Res Rev, 2018, 2(1).

4. TAROLA G, PHILLIPS RB. Chiropractic Response to a Spontaneous Vertebral Artery Dissection[J]. J Chiropr Med, 2015, 14(3): 183-190.

5. DEBETTE S, LEYS D. Cervical-artery dissections: predisposing factors, diagnosis, and outcome[J]. Lancet Neurol, 2009, 8(7): 668-678.

6. MOREL A, NAGGARA O, TOUZÉ E, et al. Mechanism of ischemic infarct in spontaneous cervical artery dissection[J]. Stroke, 2012, 43(5): 1354-1361.

7. BLUM CA, YAGHI S. Cervical Artery Dissection: A Review of the Epidemiology, Pathophysiology, Treatment, and Outcome[J]. Arch Neurosci, 2015, 2 (4) .pii: e26670.

8. NAGGARA O, LOUILLET F, TOUZÉ E, et al. Added value of high-resolution MR imaging in the diagnosis of vertebral artery dissection[J]. AJNR Am J Neuroradiol, 2010, 31 (9): 1707-1712.

9. BACHMANN R, NASSENSTEIN I, KOOIJMAN H, et al. High-resolution magnetic resonance imaging (MRI) at 3.0 Tesla in the short-term follow-up of patients with proven cervical artery dissection[J]. Invest Radiol, 2007, 42 (6): 460-466.

10. POWERS WJ, RABINSTEIN AA, ACKERSON T, et al. 2018 Guidelines for the Early Management of Patients With Acute Ischemic Stroke: A Guideline for Healthcare Professionals From the American Heart Association/American Stroke Association[J]. Stroke, 2018, 49 (3): e46-e110.

11. CADISS TRIAL INVESTIGATORS, MARKUS HS, HAYTER E, et al. Antiplatelet treatment compared with anticoagulation treatment for cervical artery dissection (CADISS): a randomised trial[J]. Lancet Neurol, 2015, 14 (4): 361-367.

12. COMPTER A, SCHILLING S, VAINEAU CJ, et al. CADISP-plus Consortium. Determinants and outcome of multiple and early recurrent cervical artery dissections[J]. Neurology, 2018, 91 (8): e769-e780.

病例 11　发热伴头痛、咽部不适 3 周

【病例资料】

患者，男性，69 岁。因"发热伴头痛、咽部不适 3 周"于 2002 年 5 月 31 日收入院。

现病史：患者 3 周前无诱因出现发热，体温波动于 37～37.6℃，最高 38.2℃，伴头痛、畏寒及咽部不适，头痛位于右颞侧，呈搏动性跳痛伴头皮触摸痛。偶有盗汗，双手拇指、示指掌指关节有不适感。无流涕、咳嗽咳痰，无皮疹，无腹痛及排尿不适，无寒战、肌痛、乏力、心悸等不适。自服对乙酰氨基酚无缓解。于我院门诊查血常规正常，结核抗体（-），ESR 92mm/h（正常范围：0～15mm/h），PPD（+），胸片未见肺炎。先后予希刻劳口服、头孢曲松钠静脉滴注 6d 及感冒药治疗，体温无下降。3 天前自觉张口、咬牙时颞颌关节疼痛，为进一步诊治收入院。

自发病以来，精神、睡眠可，二便正常。近 3 天来自感食欲缺乏，体重下降 1kg。

既往史：有高脂血症，十二指肠溃疡，陈旧性双肺结核病史。对磺胺药过敏。

个人史及家族史：无特殊。

入院查体：神志清楚，精神好。发育正常，皮肤黏膜无皮疹、黄染，浅表淋巴结未及肿大。咽部充血，红肿，扁桃体不大。右侧头皮触痛（+），双侧颞动脉区及双侧颞颌关节处轻度按压痛。心、肺、腹查体未见明显异常。右趾关节红肿、无压痛，余关节无红肿压痛。双下肢不肿。神经系统查体：言语流利，双侧瞳孔等大，对光反射灵敏。四肢肌力、肌张力正常，腱反射对称，未引出病理征。颈软，Kernig 征（-）。

【入院诊断】

发热待查

【入院后辅助检查】

住院期间多次血常规结果见表 11-1。ESR 114mm/h，RF 228U/ml（正常范围：<20U/ml），CRP 7.37mg/dl（正常范围：<0.8mg/dl）。TB-Ab 阴性，TORCH-IgM 阴性，ANA、ENA 及抗双链 DNA 抗体均阴性。甲状腺功能正常。蛋白电泳：白蛋白 55.5%（正常范围：60%～71%），α_1 球蛋白 3.2%（正常范围：1.4%～2.9%），α_2 球蛋白 12.4%（正常范围：7%～11%），β 球蛋白 9.6%（正常范围：8%～13%），γ 球蛋白 19.3%（正常范围：9%～16%）。

表 11-1　住院期间血常规结果

日期	血红蛋白/（g·L⁻¹）	白细胞计数/（×10⁹·L⁻¹）	中性粒细胞百分比/%	嗜酸性粒细胞百分比/%	单核细胞百分比/%	淋巴细胞百分比/%	血小板计数/（×10⁹·L⁻¹）
6 月 3 日	112	9.61	60.6	5.5	7.9	23.2	336
6 月 13 日	109	7.44	50.7	5.9	10.9	30.5	265
6 月 18 日	115	10.67	50.9	0.7	7.7	39.7	305
6 月 27 日	124	9.77	67.9	0.5	5.7	24.6	207
7 月 5 日	122	7.5	69	2	4	25	121
7 月 11 日	131	8.61	64.4	0.8	6.1	27.8	155
7 月 18 日	138	9.0	60	1	8	31	155

胸片：双上肺少许纤维硬结灶，未见活动性病变，心、膈无异常。超声心动图未见赘生物。头颅MRI未见明显异常。骨扫描示双侧第一腕掌关节放射性增高，考虑为关节炎改变；双侧肩锁关节、双侧股膝关节和颈椎中上段放射性增高，考虑为退行性变；左侧颞骨局部放射性增高，考虑良性病变可能。

【蒋景文教授会诊查房】（2002年6月4日）

患者老年男性，亚急性起病，主要表现为发热伴右颞侧搏动性跳痛1个月，颞颌关节痛1周。既往无类似头痛病史。查体：双侧颞动脉区及双侧颞颌关节处轻度按压痛，颞浅动脉搏动稍弱，余体征（-）。血ESR及CRP升高。定性诊断要考虑颞动脉炎的可能。该病可累及颞动脉和眼动脉，一定要注意有无视力症状。建议进一步行颞动脉活检明确诊断，可考虑激素试验性治疗。

【进一步诊治】

入院后给予非甾体药物后体温有所下降，后经院内外免疫内科专家会诊考虑颞动脉炎可能性大。患者咽部充血红肿，请耳鼻喉科会诊予庆大霉素等雾化吸入后好转。眼科会诊结果：无明显视力障碍，双眼结膜正常，前房（-），晶状体密度增高。视盘边界清楚正常，视网膜动脉反光增强，未见出血渗出。视野检查双眼大致正常。颞动脉炎患者可以伴有前部缺血性视神经病变，根据患者主诉、查体及视野检查，未见明显改变。

因患者不同意活检，于2002年6月14日开始激素治疗，起始剂量为泼尼松20mg/次，每日2次，患者体温逐渐恢复正常，头痛好转。用药2周后复查ESR 15mm/h，RF 386U/ml，CRP 1.38mg/dl，泼尼松减量为20mg/次，每日上午8时1次+15mg/次，每日17时1次，并加用硫唑嘌呤50mg/次，每日1次。2周后再次复查ESR 4mm/h，RF 404U/ml，CRP 0.27mg/dl，泼尼松再次减量为20mg/次，每日上午8时1次+10mg/次，每日17时1次。1周后患者带药出院。

【随访】

出院后定期免疫内科门诊随诊，无发热头痛、无肌肉疼痛及关节肿痛、无张口受限，多次复查ESR及CRP正常，激素逐渐减量。2004年2月激素减为甲泼尼龙4mg/次，每日1次，而后长期服用，长期随访病情稳定。

【最终诊断】

巨细胞动脉炎（giant cell arteritis，GCA）

【讨论】

巨细胞动脉炎（GCA），又称颞动脉炎（temporal arteritis，TA），是一种以侵犯主动脉颅外分支为主的系统性肉芽肿性动脉炎，最常见于颞浅动脉和眼动脉。常见的临床表现为全身症状、头痛、颌跛行和视觉症状。GCA的平均发病年龄为79岁，范围为50～90岁，是导致老年人头痛的重要原因之一。年龄是GCA的独立危险因素。

病因和发病机制尚不清楚，可能与遗传、感染、免疫异常等多因素有关。颞动脉活检病理显示以单核细胞为主的浸润或常伴有多核巨细胞的肉芽肿性炎症为特征的血管炎。病变呈节段性分布，各节段病变程度不等。多发生在起始于主动脉弓的中等肌性动脉，最常见于浅表颞动脉、眼和睫状后动脉，严重病例可见椎动脉受累。血管损伤后引起的内膜增生可导致管腔狭窄甚至闭塞，会带来严重并发症。GCA主要累及血管的内弹力层和滋养血管，而穿过硬脑膜后的颅内血管缺乏这些结构，因此GCA很少累及颅内动脉。部分患者可有主动脉及其主要近端分支的大动脉受累，近1/5的患者晚期发展为主动脉瘤或夹层动脉瘤。

　　GCA 多见于老年人，一般亚急性起病，为逐渐加剧的搏动性或非搏动性头痛，常呈锐痛及刺痛，可伴烧灼感。约 1/3 的患者可突然发作，能够回忆起确切的发病日期。头痛的特征为新发生的局限性头痛，多位于单侧或双侧颞部及眼眶周围，可波及额部与枕部。疼痛通常呈持续性，夜间尤重，如不经治疗可持续数月甚至 1 年。咀嚼时可出现咀嚼肌疼痛，双侧可不对称，又称为"颌跛行"。某些病例面动脉受累还会导致咀嚼肌痉挛。

　　GCA 最严重的并发症是不可逆的视觉丧失。视觉障碍是较常见的首发症状，可先有数次短暂性黑矇发作而后出现部分或完全视力丧失。主要为眼动脉的睫状后动脉壁的炎症导致前部缺血性视神经病变所致。如视力丧失持续数小时，则一般不可逆。早期治疗可以预防失明。文献报道出现发热或其他系统性症状的 GCA 患者较少发生视力丧失，一种可能的解释是以系统性症状为主的患者颞动脉活检显示有更广泛的血管新生，从而促进侧支循环的建立减少了缺血事件的发生。本例有发热、体重减轻等全身症状，主诉及检查中未出现视力受损的表现。眼肌麻痹少见（约 5%），通常是由于缺血引起眼运动神经麻痹所致。累及动眼神经时通常不累及瞳孔，可能是支配瞳孔的副交感神经纤维位于动眼神经的周边而中心部位对缺血较为敏感有关。

　　患者常感到全身怠倦不适、发热、食欲缺乏、肌肉疼痛和无力，以及体重下降、焦虑及抑郁等症状。近 40% 的 GCA 患者有发热，通常为低热，约 2/3 患者有寒战和盗汗，而白细胞及其分类一般正常或接近正常。在 65 岁以上的患者中，GCA 占不明原因发热患者的 16%。风湿性多肌痛可与 GCA 伴发，约 50% 的患者出现全身肢体近端肌肉疼痛，提示合并风湿性多肌痛。部分病例可出现远端关节的疼痛和肿胀。神经病变包括单神经病和远端对称性多发性神经病，推测继发于周围神经滋养动脉的受累，但较其他类型的系统性血管炎少见。约 10% 的患者有显著的呼吸道症状，可表现为咳嗽、咽痛和声音嘶哑等。脑卒中并不常见（约 3%），且更多出现在椎 - 基底动脉系统的分布范围。

　　体格检查通常可见表浅的颞动脉及其他头皮动脉变粗迂曲，有触痛，搏动减弱或消失。活动期表现为轻到中度正细胞正色素性贫血，ESR 通常加快（>50mm/h），CRP 升高。白蛋白减少，α_2 球蛋白和纤维蛋白原升高，还可出现 γ 球蛋白和补体轻度升高。约 1/3 的患者碱性磷酸酶轻度升高。肌酶、肌电图及肌活检正常。

　　中老年患者出现新发的以颞区为主的局限性头痛、视力障碍或复视、颌跛行、不明原因的发热、贫血及红细胞沉降率升高的患者都应考虑到 GCA 的诊断。50 岁以上患者单侧视力丧失的病因亦可为动脉粥样硬化血栓栓塞性，常合并同侧颈内动脉狭窄，并缺乏 GCA 的全身症状。但二者的紧急处理截然不同，GCA 血管炎性血管闭塞的特征决定了急性溶栓不起作用。2016 年美国眼科协会在关于视网膜及眼动脉阻塞的指南中建议，对于 50 岁以上的患者，如有 GCA 的相关症状，应立即测定 ESR 和 CRP。出现眶周疼痛伴眼肌麻痹时要注意和 Tolosa-Hunt 综合征相鉴别，二者均对激素敏感。但 Tolosa-Hunt 综合征极少出现视力下降，MRI 可发现海绵窦或眶上裂区域肉芽肿性病变可以鉴别。老年患者出现发热乏力伴贫血和红细胞沉降率升高者，需注意排除隐匿性感染或恶性肿瘤。

　　以往数十年，颞动脉活检一直是颞动脉炎确诊的唯一标准。颞动脉活检的特异性很高，但敏感度并非 100%。受所取动脉组织长度、病变部位及活检前是否应用过糖皮质激素等因素影响，颞动脉活检的结果存在 5%～10% 的假阴性。近年来随着影像学技术的发展，超声、MRI、CTA 和 PET 均可通过评估颅外动脉管壁的炎症和 / 或管腔的变化来支持 GAC 的诊断，较传统的诊断方法更为灵敏、快速且无创。

　　2018 年欧洲抗风湿病联盟在关于影像学在大血管炎临床实践中应用的推荐中建议，对于疑似 GCA 的患者，建议进行早期影像学检查，作为 GCA 临床标准的补充诊断方法，前提是影像学检查可以快速获得且相关技术人员具备高度的专业知识，不能因影像学检查而延误治疗。最常见的影像表现是均匀的同心性动脉壁增厚。对于高度怀疑 GCA 的患者，颞动脉 ± 腋动脉超声检查是首选的影像学检查，超声显示不可压缩的低回声"晕轮征（halo sign）"高度提示 GCA。"晕轮征"代表血管壁水肿。如超声不能很好地评估动脉情况，可选择高分辨磁共振对动脉血管壁炎症进行评估，可显示表浅颅外动脉管壁的增厚和增强。18F- 氟脱氧葡萄糖（FDG）-PET 可显示炎性动脉壁对 FDG 摄取的增加，在发现 GCA 导致的主动脉和其他大血管的隐匿性病变方面较敏感。传统的脑血管造影对 GCA 诊断的意义不大。

　　对于临床高度怀疑 GCA 且已有影像学阳性结果的患者，GCA 的诊断不需要额外的检查（活检或进一步影像学检查）。对于临床可能性不大且影像学结果阴性的患者，GAC 的诊断可视为不太可能。对于怀疑病情复发的 GAC 患者，影像学检查可能有助于确认或排除，但影像学检查不常规推荐用于已有临床和实验室缓解的患者。以上推荐意见并不是要否定颞动脉活检在疾病确诊中的作用，而是认为根据临床特点、实验室检查和影像学检查结果，在高度怀疑或排除 GAC 的情况下，颞动脉活检并不是确诊疾病的必要条件。

　　一旦高度怀疑 GCA 时，应尽早开始糖皮质激素治疗。治疗的主要目标是预防视力丧失。影像学检查及颞动脉活检均不应妨碍开始治疗。GCA 的炎症浸润在治疗后缓解较慢，在泼尼松治疗后数周甚至数月活检仍有做出准确诊断的可能性。指南建议对于没有视力障碍的 GCA，给予 40～60mg/d 的泼尼松口服；对于出现快速进展性视力丧失（症状超过 6～12h）或一过性黑矇的复杂 GCA，给予静脉甲泼尼龙 500～1 000mg/d 连续 3d，而后改为口服；对于已经确定有一侧视力丧失的患者，给予至少 60mg/d 的泼尼松口服来保护对侧眼的视力。治疗后头痛一般可在 1～2d 缓解，否则可能诊断有误。治疗数周后泼尼松逐渐减量至 10～20mg/d，并用此维持量服用数月或数年，以防复发。ESR 和 CRP 是监测疾病活动度最有用的辅助指标。激素相关的副作用促使寻找可供选择的激素替代疗法，已经证实 Tocilizumab（一种抑制 IL-6 的单克隆抗体）可以有效维持无糖皮质激素的缓解达到 52 周。在没有胃肠道出血高风险的 GCA 患者中，给予小剂量阿司匹林可降低缺血性事件的风险。

　　远期并发症主要为大血管病变，如胸主动脉瘤或夹层动脉瘤等，往往在晚期才被发现，平均时间为发病后的 7 年。可定期每年行胸部放射学检查以利于及早发现大血管病变。恰当治疗后多数 GCA 的预后良好，长期生存率与一般人群相同。

　　总之，GCA 在头痛的老年患者中比较常见，也是老年人头痛最易忽略的病因。颞动脉活检的特异性很高，但有创性及假阴性为其局限性。相比之下，无创影像学可观察到的病变动脉组织的长度更长范围更广，对于临床高度怀疑 GCA 且已有影像学阳性结果的患者，GCA 的诊断不需要进一步活检。在临床高度怀疑的病例，应尽早开始试验性治疗。

（刘　芳　杜　危　胡夏生）

参 考 文 献

1. DASGUPTA B; GIANT CELL ARTERITIS GUIDELINE DEVELOPMENT GROUP. Concise guidance: diagnosis and management of giant cell arteritis[J]. Clin Med（Lond），2010，10（4）：381-386.

2. 栗战国. 凯利风湿病学 [M]. 9 版. 北京：北京大学医学出版社，2015：1562-1584.

3. DEJACO C, RAMIRO S, DUFTNER C, et al. EULAR recommendations for the use of imaging in large

vessel vasculitis in clinical practice[J]. Ann Rheum Dis，2018，77（5）：636-643.

4. SCHMIDT WA，BLOCKMANS D. Investigations in systemic vasculitis-The role of imaging[J]. Best Pract Res Clin Rheumatol，2018，32（1）：63-82.

5. OLSEN TW，PULIDO JS，FOLK JC，et al. Retinal and Ophthalmic Artery Occlusions Preferred Practice Pattern®[J]. Ophthalmology，2017，124（2）：P120-P143.

6. SAMMEL AM，FRASER CL. Update on giant cell arteritis[J]. Curr Opin Ophthalmol，2018，29（6）：520-527.

7. HUSSAIN O，MCKAY A，FAIRBURN K，et al. Diagnosis of giant cell arteritis：when should we biopsy the temporal artery[J] Br J Oral Maxillofac Surg，2016，54（3）：327-330.

病例 12　头晕 20 余天

【病例资料】

患者,男性,59岁。因"头晕 20 余天"于 2016 年 12 月 1 日收入院。

现病史: 患者 20 余天前出现牙龈肿痛,口服头孢类抗生素(具体用药不详),随后出现持续性头晕,左侧卧位时头晕加重,伴恶心呕吐,呕吐物为少量非咖啡色黏液样物质。无发热,无耳鸣和听力改变,无视物旋转及复视,无吞咽困难及饮水呛咳,无肢体麻木、无力。半个月前至当地医院就诊,查血常规正常,血生化:除血钠 132.8mmol/L 偏低外未见异常。给予补液、抑酸、保护胃黏膜等药物治疗,上述症状无缓解,并出现发作性心悸。3 天前来我院急诊,神经系统查体:左侧病理征可疑阳性,余未见异常。头颅 CT 示:左侧桥臂及右侧额叶类圆形高密度影(图 12-1)。头颅 MRI 示:脑内不同时期出血灶、脑白质脱髓鞘改变(图 12-2)。为进一步诊治收住我科。发病以来,患者精神较差,食欲食量差,体重减轻 6kg,睡眠差。

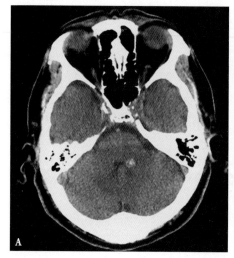
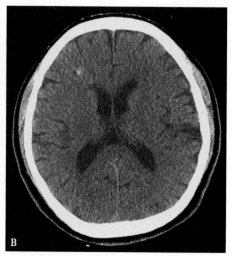

图 12-1　2016 年 11 月 28 日头颅 CT 表现
左侧桥臂(A)及右侧额叶(B)小的圆形高密度影

既往史: 2 年前诊断反流性食管炎,未规律服药。否认高血压、糖尿病和脑血管病病史。

家族史: 父母已故,具体死因不详。有 2 哥 2 姐,其中大哥已故,死因不详,二哥 40 多岁时曾患脑血管病(具体不详)。大姐二姐身体健康。

入院查体: T 36.5℃,HR 66 次 /min,R 18 次 /min,BP 152/114mmHg。神清,精神差。强迫右侧卧位。言语流利,定向力、计算力及记忆力均正常。脑神经未见异常,未见眼震和复视。四肢肌力、肌张力正常,四肢腱反射对称(++),左侧病理征(±),右侧病理征(-)。双手指鼻和双侧跟膝胫试验正常。深、浅感觉正常。颈软,双侧 Kernig 征(-)。

【入院诊断】

颅内多发病变性质待查

　　脑海绵状血管畸形?

　　脑淀粉样血管病变?

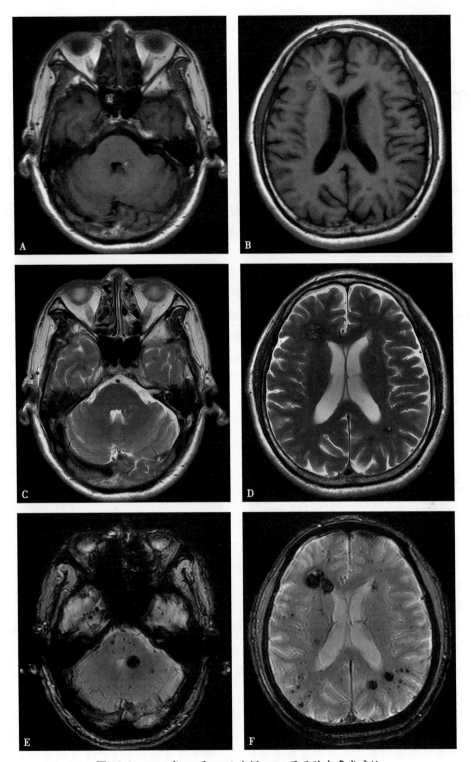

图 12-2　2016 年 11 月 28 日头颅 MRI 显示脑内多发病灶

T_1WI（A，B）显示右侧额叶和左侧桥臂混杂信号影，左侧额叶和枕叶低信号影；上述病灶在 T_2WI（C，D）上均呈中心混杂信号，周围低信号环；梯度回波 T_2^*WI（E，F）上显示大量异常信号影，广布双侧大脑半球、脑干和小脑，其中位于右侧额叶、左侧分水岭区和左侧桥臂的较大病灶中心呈混杂信号，桑葚样改变，其他小的病灶呈低信号改变

【入院后辅助检查】

血常规正常。尿常规示：尿酮体（+），余项正常。血生化：钾、钠、氯均稍低，其他各项未见异常。凝血象正常。血丙肝、梅毒和艾滋抗体均阴性。

动态心电图示：窦性心律，间发性完全性右束支传导阻滞，室性期前收缩，最多 30 次 /h，房性期前收缩，阵发性心动过速。颈椎 MRI 示：颈椎退行性变，$C_3 \sim C_7$ 椎间盘突出，硬膜囊前缘受压，髓内未见异常信号。头颅 MRA 示：双侧颈内动脉虹吸段管壁毛糙，多发管腔局限性狭窄；双侧大脑中动脉走行略僵直，管壁毛糙。

入院后给予止晕、抗焦虑及对症支持等药物治疗。

【蒋景文教授初次查房】（2016 年 12 月 3 日）

病史特点：中年男性，急性起病，主要表现为头晕、恶心、呕吐，有强迫头位。病前无感冒、发热。既往无高血压、糖尿病等脑血管病危险因素。患者的哥哥 40 多岁时患脑血管病。查体发现左侧病理征可疑阳性。

定位及定性诊断：前庭小脑系统病变，脑干锥体束可疑受损。头颅 CT 见右侧额叶和左侧桥臂小圆形高信号影，考虑少量出血。患者持续头晕可能与左侧桥臂出血灶有关。头颅 MRI 梯度回波 T_2WI（即 T_2*WI）显示双侧大脑半球、脑桥和小脑，包括皮质下和深部白质，多发异常信号影。部分呈中心混杂信号，周围环形低信号影，部分呈低信号，提示不同时期的出血，可见于脑海绵状血管畸形（cerebral cavernous malformation，CCM）和脑淀粉样血管病。患者 59 岁，出现多发的不同时期的出血灶，定性诊断需要考虑遗传性 CCM 和脑淀粉样血管病。

建议：详细询问脑血管病家族史，进一步行 CCM 和脑淀粉样血管病的基因检测以明确诊断。另外，患者左侧卧位时头晕明显加重，可行前庭功能检查，了解有无周围性眩晕的成分。

【进一步检查】

前庭功能检查：视动中枢检查结果正常，双侧水平半规管功能正常。Dix-Hallpike 试验可疑阳性。考虑不典型良性发作性位置性眩晕可能。

取患者外周血送基因学检查。基因诊断：患者 *KRIT1* 基因（CCM1 的致病基因）外显子区域发现一处杂合突变点：c.1201_1204del（缺失突变），导致氨基酸改变 p.Q401fs（移码突变）。此突变位点为致病突变。

【蒋景文教授再次查房】（2016 年 12 月 16 日）

遗传性脑海绵状血管畸形是一种不完全外显的常染色体显性遗传病，主要位于大脑，是一簇异常扩张薄壁的小血管，脑出血和癫痫是其主要临床表现。MRI 梯度回波 T_2WI 和 SWI 是目前最敏感的成像序列，能够发现不同时期的 CCM。脑 CT 仅能发现出血的病灶，DSA 一般不能发现 CCM。

治疗包括手术切除和立体定向下的放射治疗，但是放射治疗致使病灶完全闭塞需要一段时间，可能需要半年至 1 年，此期间病灶可以发生出血，一般是少量出血。大量脑出血的病灶或难治性癫痫的责任病灶可采取手术切除。对于没有症状的 CCM 或药物可以控制的癫痫，密切观察，不一定手术治疗。

患者病情逐渐好转，头晕基本消失，可正常进食，无恶心呕吐，睡眠可，于 2016 年 12 月 19 日出院。出院时查体：神清，精神可，言语流利，高级皮质功能正常，左侧病理征阳性，其余神经系统检查未见异常。患者拒绝亲属基因学检查。

【最终诊断】

遗传性脑海绵状血管畸形（hereditary cerebral cavernous malformation）

【讨论】

脑海绵状血管畸形（CCM），也有人称之为脑海绵状血管瘤，是一种毛细血管或小静脉扩张形成的血管畸形，主要位于中枢神经系统，也可见于皮肤和脏器等。数字减影脑血管造影（DSA）一般不能发现异常血管，又称为隐匿性脑血管畸形，占中枢神经系统血管畸形的 10%~20%。CCM 可见于任何年龄，男女发病率相似，尸检和 / 或 MRI 研究资料显示普通人群 CCM 发生率为 0.2%~0.5%。中枢神经系统的 CCM 可见于大脑半球、脑干和小脑，以及脊髓等各个部位，以幕上为多见。

病理检查显示 CCM 由菲薄的内皮细胞形成的大小不等的血管窦组成，部分内皮细胞间紧密连接消失、内皮细胞连续性中断、基膜增厚、疏松，血管壁缺乏肌层和弹性纤维层。病灶内可见玻璃样变、血栓、不同阶段的出血和钙化，病灶周围可有胶质增生带，病灶内部或周围有含铁血黄素沉积。中枢神经系统的 CCM 血管间没有或极少有脑实质组织。

CCM 的主要临床表现是出血、癫痫发作、局灶神经系统损害和头痛。本例患者存在大小不等的多发性 CCM，其中左侧桥臂和右侧额叶的病灶出血，患者严重的头晕很可能与左侧桥臂的 CCM 出血有关。脑出血是 CCM 的首要并发症。一项 70 例 CCM 患者涉及 355 个病灶的回顾性研究发现：每个 CCM 病灶的出血年发生率为 4.5%。另一项研究报道 CCM 诊断 5 年内第一次出血的风险为 2.4%，再发出血的风险为 29.5%。CCM 病灶出血的发生率与 CCM 病理和影像学分型有关，临床常用的是 Zabramski 分型系统，其依据 MRI 的成像特征和病理改变，将 CCM 分为 4 型。Ⅰ型：T_1WI 病灶中心高信号，T_2WI 等、高信号，周围低信号环。病灶处于亚急性出血期，周围含铁血黄素沉积和胶质增生；Ⅱ型：T_1WI 和 T_2WI 病灶中心呈混杂信号，周围有低信号环，呈"爆米花样"或"桑葚样"外观，这是 CCM 最具特征性的改变，病灶反复出血和血栓形成；Ⅲ型：T_1WI 和 T_2WI 均呈等或低信号，T_2 周围低信号环，相当于慢性出血期，周围含铁血黄素沉积和胶质增生；Ⅳ型：病变属于毛细血管扩张期，常规 T_1WI 和 T_2WI 序列难以显示，梯度回波 T_2WI 显示点状低信号。Ⅰ和Ⅱ型 CCM 出血发生率明显高于Ⅲ和Ⅳ型。Nikoubashman 等报道Ⅰ、Ⅱ、Ⅲ和Ⅳ型 CCM 病灶的出血比例分别为：29.8%、20.1%、3.4% 和 1.3%。Jeon 等报道Ⅰ、Ⅱ、Ⅲ型 CCM 病灶出血比例分别是 27.6%、15.4% 和 5.4%。可见，CCM 病灶出血后再出血的风险明显增加。CCM 颅内病灶的出血量常常比较少，功能恢复比较好。CCM 破裂出血的原因不清。已有的研究发现：CCM 启动了炎症介质的释放（如肿瘤坏死因子 α 和白细胞介素等），上调血管生成因子，刺激血管产生和破坏血脑屏障，导致 CCM 的进展和破裂。

CCM 分为散发性和遗传性两种类型，遗传性 CCM 为常染色体不完全显性遗传病。1928 年 Kufs 首先报道 1 个 CCM 家系，而后相继出现许多 CCM 家系报道。在不同地域和种族，遗传性 CCM 的发生率不同。美国的资料显示：白种人 CCM 患者中，10%~20% 为家族性的；而西班牙裔 CCM 中，家族性的高达 50%。基因研究已经确定了 3 个 CCM 致病基因，分别位于 7q（CCM1）、7p（CCM2）和 3q（CCM3）。国外的资料显示：在明确诊断的遗传性 CCM 中，CCM1、CCM2 和 CCM3 所占比例分别为 50%、20% 和 30%；另有 5%~15% 家族性 CCM 尚未发现致病基因。迄今，我国仅有数例遗传性 CCM 的报道，尚缺乏统计学资料。我国报道的病例主要是 CCM1。致病基因 *CCM1* 位于染色体 7q11.2~q22，开读框含 2 211bp，共有 16 个外显子（4~19 号），编码 736 个氨基酸，称为 KRIT1（KREV interaction

Trapped-1）蛋白，因其能通过 C 端结构域与 KREV-1/RAP1A 蛋白产生强烈的相互作用而得名。KREV-1/RAP1A 蛋白在血管壁内皮细胞的生长发育过程中起到重要作用。KRIT1 的 N 端还存在 NPXY 结构域、4 个组蛋白重复的结构域及 FERM 结构域，参与调控血管内皮细胞黏附、分化及细胞外基质相互作用。已发现的 *CCM1* 基因突变有几十种。*CCM1* 基因的点突变（单碱基取代、碱基缺失、碱基插入），无论是取代还是缺失、插入性改变，均导致错义及移码等形式的突变，从而形成不成熟的终止密码，导致 CCM1 蛋白编码基因提前终止，致使多肽链被截短。突变的等位基因产物蛋白的 C- 末端截短后，使 KRIT-1 丢失与 RAP1A 的相互作用区，最终使 KRIT-1 的基因功能丧失。本例患者存在 *CCM1* 基因杂合突变，c.1201_1204 缺失突变，导致氨基酸 p.Q401 移码突变。

一般而言，散发性的病例仅有一个 CCM 病灶，家族性的呈多发病灶，并且病灶数量与患者年龄有密切关系，病灶随年龄的增长而增多和增大。CCM 的诊断依据影像学检查和基因诊断。脑 CT 仅能显示较大的、合并出血或钙化的 CCM，病灶呈圆形或类圆形的高密度影，病灶周围无水肿或轻度水肿。MRI 是 CCM 的最佳成像技术，其中，T_2WI 和磁敏感序列（梯度回波 T_2WI 和磁敏感加权成像 SWI）分辨率高，临床常用梯度回波 T_2WI 来查找 CCM 的数量和部位。如前所述，不同时期 CCM 的 MRI 表现不同，梯度回波 T_2WI 可以敏感地显示各期 CCM，与 T_2WI 相比，梯度回波 T_2WI 显示的病灶范围更大，数目更多。MRI 增强扫描 CCM 病灶可被强化或不强化，病灶周围由于含铁血黄素沉积而呈低信号环，周围水肿不明显。

遗传性 CCM 的不完全外显指部分突变基因携带者没有临床症状和影像学表现。Denier 等分析了来自 64 个家系的 202 例 *KRIT1* 基因携带者的临床和影像学特征，其中 126 人（62%）有症状，76 人（38%）无症状。始发症状包括癫痫（55%）和脑出血（32%）。T_2WI 显示 80% 的家族性 CCM1 有多个病灶，梯度回波 T_2WI 显示 90% 为多灶性。T_2WI 显示的平均病灶数量 4.9 个，梯度回波 T_2WI 19.8 个。13% 的突变携带者 T_2WI 显示一个部位病灶；2% 突变携带者（年龄 18～55 岁），T_2 和高敏感的梯度回波 T_2WI 均显示一个病变部位；2% 突变携带者（27～48 岁），临床无症状，MRI 未见病灶（包括 T_2WI 和梯度回波 T_2WI）。由此可见，梯度回波 T_2WI 显示 CCM 的敏感性远超 T_2WI，单一病灶不能除外遗传性 CCM，部分 CCM1 携带者高敏感的梯度回波 T_2WI 亦未发现病灶。对 CCM1 家族来说，临床和影像的外显率都是不完全的。因此，不能依据 MRI，甚至是敏感的梯度回波 T_2WI，来排除 CCM 携带者的可能。鉴于遗传性 CCM 是一种不完全外显性疾病，故没有家族史的多发性 CCM 患者，应行基因学检查；鉴于遗传性 CCM 也可仅为单病灶，MRI 显示单一 CCM，需要密切随访或尽可能行基因学检查。

CCM 影像上需要与血管淀粉样变性相鉴别。CCM 因为反复的血管再生、血栓和出血，MRI 表现为密度不均的中心组织影，常被描述为桑葚状，周边是低信号。血管淀粉样变性为中、小血管的 β 淀粉样蛋白沉积，血管通透性增加导致血管周围含铁血黄素沉积，脑出血是主要并发症，病灶中心往往没有混杂密度的组织影。

遗传性 CCM 的诊断非常重要，直接关系到治疗手段的选择。偶然发现的没有临床表现的 CCM 应保守治疗，长期观察。CCM 癫痫患者，先给予药物治疗，但是药物控制率不足 50%。对于控制不佳，反复发作的患者，考虑显微外科手术或立体定向放射治疗。显微外科手术可将癫痫控制率提高到 85%～90%。CCM 的颅内出血多为反复少量出血，功能恢复好，不至于造成严重的神经功能障碍，可以保守治疗。对于因出血引起的癫痫、神经功能障碍等 CCM，是否积极手术治疗，目前仍有争议。部分研究认为 CCM 手术在降低死亡率和功能恢复方面没有明显效果。一项 134 例成人 CCM 前瞻性研究中，25 例 CCM 手术切除（48% 的患者存在症状性颅内出血或局灶性神经缺损）与 109 例（26% 的患者存在症状性颅内出血或局灶性神经缺损）保守治疗相比，随访 5 年，在残疾评分、症状性颅内出血或新的局灶性损害等方面，CCM 切除组的预后较保守治疗组差。手术病例的选择也非常重要。大脑半球位置较浅非功能区的 CCM，手术切除预后好。对于脑深部尤其是位于丘脑、基底核、脑干者，可以考虑采用立体定向放射治疗。立体定向放射外科治疗以伽马刀为代表，是治疗症状性 CCM 的主要方法，但是风险和并发症较多，一直有争议。

另外，对于合并动脉粥样硬化性狭窄和缺血性脑血管病的遗传性 CCM，慎用抗聚治疗，以防出血。高血压与 CCM 出血的关系尚不明确。最近的一项研究分析了 185 例西班牙裔家族性 CCM1 患者心血管危险因素与 CCM 严重性的关系，没有发现心血管危险因素（包括高血压）与 CCM 破裂有关。然而，实验研究发现全身平均动脉压和静脉压的变化影响 CCM 血管瘤的压力。Louis 等报道高血压可能促进 CCM 的发展，控制血压可能减少 CCM 出血的发生。对于高血压 CCM 患者，有效地控制血压可能降低脑出血的发生。

总之，遗传性 CCM 为不完全外显的常染色体显性遗传病，多表现为多发的颅内出血病灶，梯度回波 T_2WI 和磁敏感加权成像 SWI 分辨率高。遗传性 CCM 可以不出现临床和影像的异常表现，明确诊断需要基因学检查。

（蒋　云　盛爱珍）

参 考 文 献

1. WANG X, LIU XW, LEE N, et al. Features of a Chinese family with cerebral cavernous malformation induced by a novel CCM1 gene mutation[J]. Chin Med J（Engl），2013，126（18）：3427-3432.

2. NIKOUBASHMAN O, DI RF, DAVAGNANAM I, et al. Prospective Hemorrhage Rates of Cerebral Cavernous Malformations in Children and Adolescents Based on MRI Appearance[J]. AJNR Am J Neuroradiol, 2015, 36（11）：2177-2183.

3. JEON JS, KIM JE, CHUNG YS, et al. A risk factor analysis of prospective symptomatic haemorrhage in adult patients with cerebral cavernous malformation[J]. J Neurol Neurosurg Psychiatry, 2014, 85（12）：1366-1370.

4. DENIER C, LABAUGE P, BRUNEREAU L, et al. Clinical features of cerebral cavernous malformations patients with KRIT1 mutations[J]. Ann Neurol, 2004, 55（2）：213-220.

5. VON DER BC, MALTER MP, NIEHUSMANN P, et al. Surgical management and long-term seizure outcome after epilepsy surgery for different types of epilepsy associated with cerebral cavernous malformations[J]. Epilepsia, 2013, 54（9）：1699-1706.

6. MOULTRIE F, HORNE MA, JOSEPHSON CB, et al. Outcome after surgical or conservative management of cerebral cavernous malformations[J]. Neurology, 2014, 83（7）：582-589.

7. CHOQUET H, NELSON J, PAWLIKOWSKA L, et al. Association of cardiovascular risk factors with disease severity in cerebral cavernous malformation type 1 subjects with the common Hispanic mutation[J]. Cerebrovasc Dis, 2014, 37（1）：57-63.

8. LOUIS N, MARSH R. Simultaneous and sequential hemorrhage of multiple cerebral cavernous malformations: a case report[J]. J Med Case Rep, 2016, 10：36-40.

9. SPIEGLER S, RATH M, PAPERLEIN C, et al. Cerebral Cavernous Malformations: An Update on Prevalence, Molecular Genetic Analyses, and Genetic Counselling[J]. Mol Syndromol, 2018, 9（2）：60-69.

病例13 间断颈项部疼痛伴双下肢无力麻木6个月余，加重伴双上肢麻木半个月

【病例资料】

患者，男性，72岁。主因"间断颈项部疼痛伴双下肢无力麻木6个月余，加重伴双上肢麻木半个月"于2016年5月19日收入院。

现病史：患者6个月余前无明显诱因间断出现双下肢乏力、行走不稳，向右侧偏斜，未予重视，后突发颈项部持续性胀痛，就诊于当地医院，颈椎MRI示延髓及颈髓异常信号伴强化，不除外炎性改变。予甲泼尼龙冲击治疗（1 000mg/d×3d、500mg/d×2d），之后改为泼尼松片50mg/次，每日1次口服，并逐渐减量（每周减5mg）。激素治疗当天患者颈项部疼痛明显缓解，但双下肢无力一过性加重至无法站立，伴大、小便失禁。后上述症状逐渐好转，半个月后大、小便功能恢复正常，双下肢仍感无力，但可独立行走约800m。3个月前患者右上肢也开始出现麻木，由远端向近端发展。2个月前无诱因再次出现颈项部持续性疼痛，性质同前。再次就诊于当地医院，复查颈部MRI示延髓右背外侧、延髓至C_4椎体水平脊髓肿胀伴髓内异常信号，考虑炎性或变性改变；头颅MRI示双侧额颞叶皮质下及侧脑室旁少许白质脱髓鞘；血和脑脊液寡克隆区带（OB）、抗水通道蛋白4抗体（AQP4）及副肿瘤综合征相关抗体等指标均为阴性；脑脊液常规、生化未见异常；视觉诱发电位（VEP）示双眼P100波潜伏期延长、波幅降低。诊断考虑"视神经脊髓炎谱系疾病"，予激素冲击治疗（甲泼尼龙1 000mg/d×3d、500mg/d×3d），后改为泼尼松片60mg/次，每日1次口服，并逐渐减量，临床症状无改善。半个月前患者自觉肢体麻木感较前加重，麻木范围逐渐扩展至左上肢，伴胸腰部束带感，否认视力下降。就诊于当地医院，行肌电图检查，结果提示四肢对称性周围神经损害，感觉、运动神经均受累，以轴索损害为主。为进一步诊治收入我科。

既往史：15个月前因升结肠癌行手术治疗，病理结果示中-高分化溃疡型腺癌（T4N1bM0 ⅢB期），术后行辅助化疗。8个月前因前列腺癌行手术治疗。3个月前于外院行肿瘤相关检查，未见肿瘤复发征象。高血压病史多年。

个人史：无烟酒嗜好，余无特殊。

入院查体：神志清楚，言语流利。脑神经未见异常。双上肢近端肌力5$^-$级，远端5级，左下肢肌力3级，右下肢肌力3$^+$级，四肢肌张力正常，双上肢腱反射对称引出，右下肢腱反射高于左下肢，双侧Babinski征阳性。T_{11}水平以下痛觉减退，右上肢痛觉过敏，深感觉正常。右手指鼻试验欠稳准，左手指鼻准。颈软。

【入院诊断】

1. 延髓、颈髓病变性质待查

    视神经脊髓炎可能性大

2. 周围神经病变（化疗药物相关性？）

3. 结肠癌术后、化疗后

4. 前列腺癌术后

【入院后辅助检查】

血常规、血生化正常。血各项肿瘤标志物均在正常范围。

入院后予口服激素和免疫抑制剂治疗。

【蒋景文教授查房】(2016 年 5 月 20 日)

查体:神清、语利,脑神经未见异常。双上肢近端肌力 5⁻ 级,远端 5 级,左下肢肌力 3 级,右下肢肌力 3⁺ 级,双上肢腱反射(+),下肢腱反射右侧(++)高于左侧(+),双侧 Babinski 征(+)。T_{11} 水平以下痛觉减退,右上肢痛觉过敏,深感觉正常。右侧指鼻试验欠稳准。颈软。

结合患者病史及影像表现,主要考虑以下几种疾病:

1. 视神经脊髓炎(neuromyelitis optica, NMO)　NMO 为免疫介导的以视神经和脊髓受累为主的中枢神经系统炎性脱髓鞘疾病。该患者老年男性,临床有 2 次发作,以双下肢无力麻木起病,逐渐进展至双上肢麻木、尿便障碍、胸腰部束带感等脊髓症状。予激素冲击治疗两次,第一次有效,第二次治疗后病情仍有进展。外院头颅 MRI 示延髓右背外侧、延髓至 C_4 椎体平面脊髓肿胀并髓内异常信号,病变节段超过 3 个椎体。虽否认双眼视力下降,但 VEP 示双眼 P100 波潜伏期延长、波幅降低,故考虑有 NMO 可能。但 NMO 好发于青壮年,以女性居多,而该患者为男性且发病年龄晚,血和脑脊液中的免疫指标,特别是血 AQP4 抗体(-),为不支持点,但不能完全排除视神经脊髓炎谱系疾病(neuromyelitis optica spectrum disorder, NMOSD)。应复查头颅和颈椎 MRI 平扫及增强,复查脑脊液和血中 OB 及 AQP4 抗体。

2. 脊髓肿瘤　最常见的髓内肿瘤为室管膜瘤,多见于中年男性,好发于颈段脊髓和终丝部,邻近的脊髓多有继发空洞形成,起病多缓慢,发生出血时病情可突然加重。自发性疼痛与感觉异常为首发症状,多数室管膜瘤平均可累及 4~5 个椎体节段,脊髓肿胀,增强 MRI 多数呈轻中度强化。该患者外院颈椎 MRI 示延髓、颈髓肿胀较均匀,未见邻近脊髓有空洞,应进一步完善增强 MRI 以明确诊断。

3. 脊髓血管畸形　硬脊膜动静脉瘘(dural arteriovenous fistula, DAVF)是常见的脊髓血管畸形,常发生于胸部中段至腰段,也可见于骶段。由于动静脉短路,脊髓静脉压增高,导致脊髓水肿,可以累及多个脊髓节段,病变范围较长,与本患者 MRI 所见有些相似。由于脊髓供血淤滞,出现脊髓功能障碍,即不同程度的双下肢进行性、上升性运动、感觉及二便障碍。但该患者病变位置较高,在颈段脊髓出现 DAVF 较少见。需复查增强 MRI 明确脊髓腹侧所见蔓状影是否为血管,如为血管,增强时应呈现蔓状高信号影。确诊需要进行 DSA 检查。

【进一步诊治】

患者于 2016 年 5 月 25 日完善了颈椎 MRI 平扫 + 增强,结果示:延髓及颈段脊髓、上段胸髓周围迂曲增粗血管影伴颈段脊髓内异常改变,考虑血管畸形伴髓内缺血改变的可能(图 13-1)。

患者于 2016 年 6 月 1 日在全身麻醉下行大动脉、全脑血管及双侧锁骨下动脉造影,结果显示:小脑天幕区硬脑膜动静脉瘘,供血动脉来自双侧小脑上动脉的蚓支和左侧颈内动脉的小脑幕缘支;直窦未见显影,大脑大静脉扩张,深部髓静脉迂曲扩张,部分经中脑周围静脉向脊髓静脉引流,脊髓静脉明显迂曲扩张;部分逆行经基底静脉向岩下窦、横窦引流,余动静脉未见明显异常(图 13-2)。进一步行血管内栓塞术。术后患者诉颈项部疼痛不适感缓解,双下肢麻木及胸腰部束带感较前减轻。

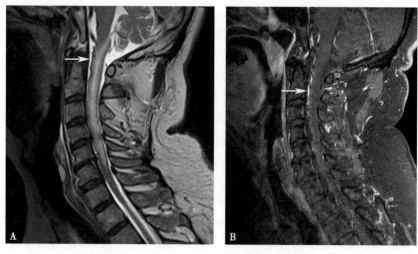

图13-1　2016年5月25日颈椎MRI表现

A. 平扫矢状位显示延髓和C_1～C_3水平脊髓前方蔓状血管流空影（箭头）伴髓内T_2WI高信号；

B. 增强扫描可见脊髓腹侧蔓状血管影有强化（箭头）

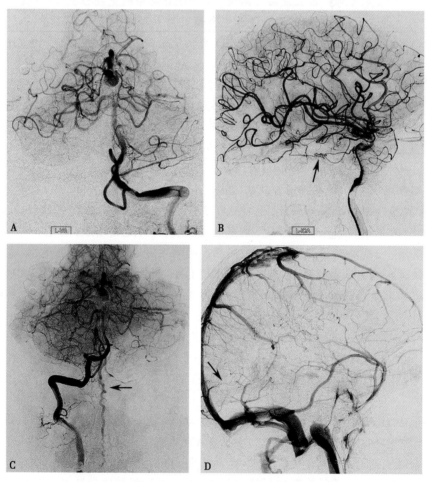

图13-2　2016年6月1日全脑DSA表现

A. 小脑天幕区硬脑膜动静脉瘘（圆圈），供血动脉来自双侧小脑上动脉的蚓支（A）和左侧颈内动脉的小脑幕缘支（B）（箭头）；C. 可见一条异常向脊髓引流的静脉（箭头）；D. 直窦未见显影（箭头）

术后予抗凝治疗，并停用激素及免疫抑制剂。患者病情逐渐好转。2016年6月17日可自行行走，遂出院。

2016年9月14日（术后3个月余）复查颈椎MRI示髓内异常信号，颈髓肿胀较前明显好转（图13-3）。2016年10月12日（术后4个月余）复查血管造影见：原异常引流静脉消失（图13-4）。

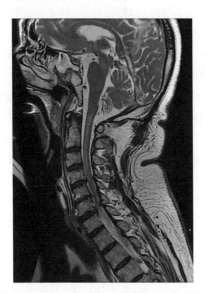

图13-3　2016年9月14日（术后3个月余）颈椎MRI表现

T$_2$WI矢状位显示颈髓内异常信号，原脊髓肿胀消失

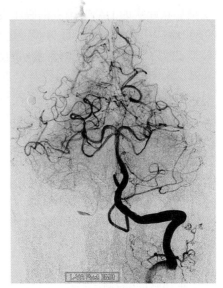

图13-4　2016年10月12日（术后4个月余）全脑DSA表现

原TDAVF消失，未见引流静脉

【最终诊断】

小脑幕硬脑膜动静脉瘘（tentorial dural arteriovenous fistula，TDAVF）

直窦血栓形成（straight sinus thrombosis）

【讨论】

硬脑膜动静脉瘘（DAVF）是硬脑膜内动静脉直接相通形成瘘管所致，常由颈外动脉的硬脑膜动脉或椎动脉的硬脑膜支供血，回流到脑膜静脉或静脉窦。临床较少见，占颅内血管畸形的15%左右。该病多见于女性，平均发病年龄为55～65岁。

DAVF的病因复杂，多数学者倾向于其为后天获得性疾病，发病机制尚不清楚，可能与静脉窦血栓、外伤、手术及感染等因素有关。越来越多的证据表明，静脉窦血栓与DAVF的形成相关。正常情况下，在硬脑膜静脉窦壁附近有极细的滋养动脉营养硬脑膜，并与静脉间有极为丰富的网状交通；当发生静脉窦血栓时，静脉回流受阻，窦内压力增高，可促使这些网状交通开放而形成DAVF。由此造成动脉血液直接流入静脉窦，导致静脉窦内血液动脉化及静脉窦内压力增高，从而使得脑静脉回流障碍甚至逆流，静脉扩张迂曲，并可伴有瘤样改变，出现脑水肿、颅内压增高、脑代谢障碍、血管破裂出血等病理改变。

DAVF可发生在硬脑膜的任何部位，以横窦、乙状窦和海绵窦最常见，而发生于小脑幕的硬脑膜动静脉瘘（TDAVF）较为罕见，仅占DAVF的8%左右。由于其位置的特殊性，引流静脉既可向上至颅内，又可向下至脊髓。其中，前者为临床常见类型，引流静脉向颅内静脉引流，引起多样的临床症状，最常见的为蛛网膜下腔出血，神经系统功能障碍可表现为头晕、头痛、呕吐、视物模糊、视野改变、颅内血管杂音、球结膜充血及眼球突出等，还可出现癫痫、痴呆、失语、肢体无力等，部分患者可仅表现为颅高压症状。引流静脉向下引流至脊髓的冠状静脉丛和髓周静脉，引起脊髓缺血、水肿，出现截瘫、四肢瘫、感觉平面、尿便障碍等脊髓受损症状，此类型非常少见，仅占所有 TDAVF 的 15%。日本有学者总结了 31 例以颈髓受损症状起病的 DAVF 患者的临床资料，发病年龄为 31～74 岁，平均 56.4 岁，男性 26 例，占 83.9%。所有患者均表现为缓慢进行性上升性颈髓病，其中有 18 例出现截瘫，8 例出现四肢瘫，3 例后期逐渐出现脑干症状包括呼吸困难、后组脑神经麻痹，其中瘘口在小脑幕区者 6 例。本例患者即表现为以这种罕见的颈髓病变症状起病的 TDAVF。

对于神经科医生来讲，怀疑脊髓病变的患者，条件允许情况下均需完善脊髓的 MRI 检查，可见 MRI 对发现 DAVF 特别是向脊髓引流的 TDAVF 能够提供重要线索。Oishi 等认为，脊髓周围出现的血管流空影代表了脊髓内动脉化的静脉，高度提示动静脉瘘的诊断。DAVF 的 MRI 平扫及增强上可以看到的改变包括脊髓边界不清、髓内信号变化、小静脉和脊髓实质的强化显影，都与静脉内压力增高引起脊髓功能障碍有关。TDAVF 在 MRI 亦可见到引流静脉流空影，通常由小脑幕区向颈胸段脊髓扩展，也可向颅内引流。仔细观察本例患者的颈椎 MRI，在平扫上即可见到颈髓腹侧迂曲的异常血管影，高度提示血管畸形的诊断。

血管造影是明确诊断 DAVF 的唯一方法。TDAVF 的供血动脉可为颈内动脉、颈外动脉和椎 - 基底动脉的硬脑膜分支，由于瘘口往往位于远离神经功能障碍的节段，有时颈髓血管造影正常的患者，还需要做全脑血管造影。依据临床症状，本例患者最初考虑为脊髓的血管畸形，后经全脑 DSA 证实为 TDAVF，瘘口位于小脑天幕区，供血动脉来自双侧小脑上动脉的蚓支和左侧颈内动脉的小脑幕缘支。

DAVF 的治疗关键是在脑和 / 或脊髓发生不可逆损伤之前，阻断瘘口，消除脑和 / 或脊髓静脉血管的充血并保留正常的静脉引流。治疗方法包括经血管内栓塞、直接手术切除 DAVF 及单纯结扎引流静脉。有学者认为，术后早期抗凝治疗对防止脊髓及颅内静脉系统血栓形成、避免术后神经功能进一步恶化有着非常重要的作用。抗凝治疗应持续至少 3 个月，对于有潜在静脉血栓高危因素的患者和仍有反复发生临床症状者应酌情延长抗凝治疗时间。本例患者治疗采用的是血管内栓塞术，术后明确无出血后即刻开始了抗凝治疗。

回顾本例患者的诊疗过程，以缓慢进展的四肢无力等颈髓受损症状起病，最初被外院诊断为 NMOSD，经激素冲击治疗后病情仍有进展，行颈椎 MRI 可见延髓及颈髓、上段胸髓周围迂曲增粗血管影伴颈髓内异常信号，提示脊髓血管畸形可能性大，进一步完善了血管造影检查，确诊为 TDAVF 并行血管内栓塞术治疗。由于该患者的脑血管造影同时发现大脑直窦未显影，分析 DAVF 成因可能与直窦血栓形成有关。术后患者临床症状明显改善，并接受正规的抗凝治疗。术后 3 个多月复查颈椎 MRI 显示原脊髓肿胀消失；4 个多月复查 DSA 示原 TDAVF 消失，未见引流静脉。

总之，DAVF 临床表现多样化，一般影像学检查不易确诊。TDAVF 在临床上少见，临床表现又具有隐蔽性，个别病例以脊髓症状起病，极易发生误诊或漏诊，从而造成严重的神经功能障碍。DAVF 为可治性疾病，在临床工作中应提高对本病的认识，争取早期诊断，早期治疗，改善患者的预后。

（武冬冬　王利军　王大明）

参 考 文 献

1. GANDHI D, CHEN J, PEARL M, et al. Intracranial dural arteriovenous fistulas: classification, imaging findings, and treatment[J]. AJNR Am J Neuroradiol, 2012, 33(6): 1007-1013.

2. ASAKAWA H, YANAKA K, FUJITA K, et al. Intracranial dural arteriovenous fistula showing diffuse MR enhancement of the spinal cord: case report and review of the literature[J]. Surg Neurol, 2002, 58(3-4): 251-257.

3. KIM WY, KIM JB, NAM TK, et al. Cervical myelopathy caused by intracranial dural arteriovenous fistula[J]. Korean J Spine, 2016, 13(2): 67-70.

4. PIIPPO A, NIEMELA M. Hemodynamic changes caused by the occlusion of dural arteriovenous fistula[J]. World Neurosurg, 2013, 80: e211-e212.

5. WANG JY, MOLENDA J, BYDON A, et al. Natural history and treatment of craniocervical junction dural arteriovenous fistulas[J]. J Clin Neurosci, 2015, 22(11): 1701-1707.

6. MARIGNIER R, COBO CALVO A, VUKUSIC S. Neuromyelitis optica and neuromyelitis optica spectrum disorders[J]. Curr Opin Neurol, 2017, 30(3): 208-215.

7. KORTMAN HG, BOUKRAB I, BLOEMSMA G, et al. Tentorial Dural Arteriovenous Fistulas: A Single-Center Cohort of 12 Patients[J]. J Cerebrovasc Endovasc Neurosurg, 2017, 19(4): 284-290.

病例14　突发右上肢麻木无力1天，加重伴发作性抽搐20小时

【病例资料】

患者，男性，52岁。主因"突发右上肢麻木无力1天，加重伴发作性抽搐20小时"于2016年6月30日收入北京医院神经内科。

现病史： 患者2016年6月29日下午3：00午睡醒后出现右上肢麻木，自测血压140/100mmHg，自服苯磺酸左旋氨氯地平2.5mg后，就诊于我院急诊，查体示神经系统未见阳性体征。行头颅CT示：左侧顶叶局部脑回密度增高，脑沟回略肿胀。予口服抗聚、降脂及静脉滴注改善循环药物治疗后离院。当晚21：00患者行走过程中突发右侧偏身麻木加重，伴右侧肢体无力，继而出现四肢抽搐伴意识丧失，呼之不应，双眼向右上方凝视，牙关紧闭，持续约5分钟后抽搐停止，无二便失禁及舌咬伤。患者意识渐恢复，自觉左侧头痛，送至我院急诊，考虑急性脑血管病、继发性癫痫，予以丙戊酸钠静脉泵入抗癫痫治疗，患者未再发作抽搐。6月30日患者进食早餐后出现恶心、呕吐，呕吐物为胃内容物，右侧肢体无力较前加重伴言语欠清，遂行头颅MRI检查示左侧额顶叶出血。为进一步诊治，当天以"脑出血原因待查、继发性癫痫"收入神经内科病房。

既往史： 体健，无特殊服药史。

个人史： 吸烟饮酒30余年，吸烟3～4支/d，饮酒100～150g/d。

入院查体： T 37.4℃，P 85次/min，R 18次/min，BP 137/87mmHg。神志清楚，不完全运动性失语，记忆力、计算力减退。双眼右侧视野同向性偏盲，双侧瞳孔等大，对光反射灵敏，眼球各向运动充分，无眼震及复视，额纹对称，右侧鼻唇沟变浅，伸舌居中。颈部有抵抗。右上肢肌力0级，右下肢近端肌力2$^+$级，远端0级，右侧肢体肌张力低，左侧肢体肌力正常，腱反射对称（++），右侧Babinski征可疑阳性，左侧（－）。右侧面部及偏身痛觉减退。

辅助检查：

2016年6月29日头颅CT：左侧顶叶局部片状低密度影，累及皮质及皮质下，边缘见线样高密度影（图14-1）。

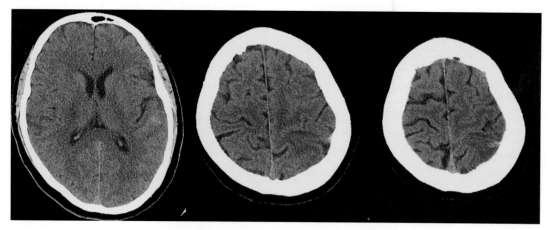

图14-1　2016年6月29日头颅CT表现

左侧顶叶局部片状低密度影，累及皮质及皮质下，边缘见线样高密度影

2016 年 6 月 30 日头颅 MRI：左侧额顶叶见大片异常信号影，T_1WI 主体呈稍低信号，内见斑片状稍高信号，T2WI 呈等 - 稍高信号，DWI 以等信号为主，周边为环形高信号，T2*WI 呈明显低信号，病变范围较前日 CT 所示增大。考虑急性期出血（图 14-2）。

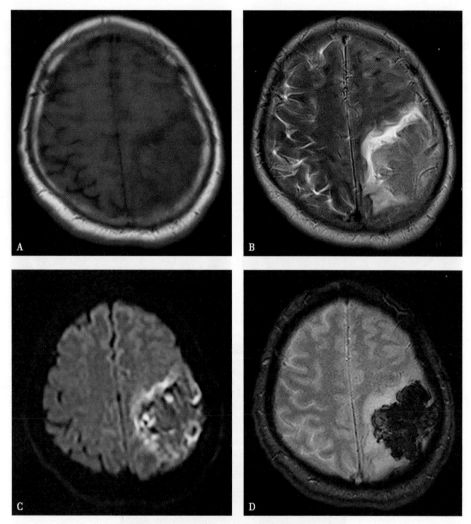

图 14-2　2016 年 6 月 30 日头颅 MRI 表现

左侧额顶叶见大片异常信号影；A. T_1WI 主体呈稍低信号，内见斑片状稍高信号；B. T_2WI 呈等 - 稍高信号；C. DWI 以等 - 低信号为主，周边为环形高信号；D. T_2*WI 呈明显低信号，病变范围较前日 CT 所示增大

【入院诊断】

脑出血

　　脑梗死后出血？

　　脑肿瘤卒中？

【入院后辅助检查】

血常规、生化、免疫、感染三项、肿瘤标志物、同型半胱氨酸、糖化血红蛋白、甲状腺功能、抗心磷脂抗体等无明显异常。ESR 43mm/h（正常范围：< 15mm/h），C 反应蛋白 9.67mg/dl

（正常范围：<0.8mg/dl）。抗核抗体谱 12 项：抗着丝点抗体 Ro-52（+），其余抗体均为阴性。心电图、胸片、腹部 B 超、颈部血管超声大致正常。

2016 年 7 月 1 日行头部增强 MRI 示左侧额顶叶病变未见强化，病变区内可见血管穿行（图 14-3）。

入院后予脱水、降颅内压、改善循环及对症支持治疗。患者意识程度逐渐下降，至 7 月 11 日出现嗜睡，右侧肢体全瘫。

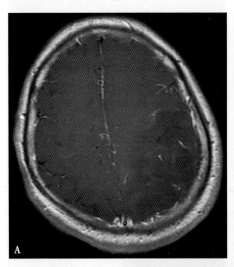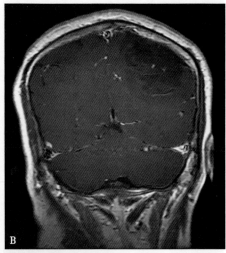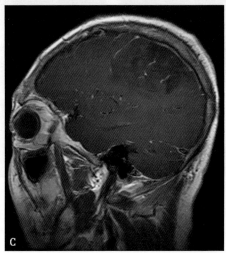

图 14-3   2016 年 7 月 1 日头颅 MRI 增强扫描表现

左侧额顶叶病变未见强化，病变区内可见血管穿行；A. 轴位；B. 冠状位；C. 矢状位

【蒋景文教授初次查房】（2016 年 7 月 11 日）

查体：嗜睡，运动性失语。记忆力、计算力、定向力、理解力减退。双眼右侧视野同向性偏盲，双侧瞳孔等大，对光反射灵敏，无眼震，眼球运动正常，右侧鼻唇沟浅，伸舌右偏。右侧肢体肌力 0 级，肌张力减低，右侧 Babinski 征（+）。右侧偏身痛觉及深感觉减退，颈部抵抗。

结合患者病史及影像学表现，主要考虑以下几种疾病：

1. 颅内肿瘤　患者左侧额顶叶出血样改变伴周围水肿，有明显占位效应，不除外肿瘤卒中。但患者全身情况良好，近期无体重减轻史，肿瘤标志物不高，且行增强头颅 MRI，病灶未见明显团块样强化。应警惕有些不强化的肿瘤，如大细胞淋巴瘤等。可进一步行全身 PET 检查以明确颅内病变性质及有无其他部位肿瘤。

2. 颅内动静脉血管畸形　此病好发于年轻人，临床上会出现急性头痛、癫痫发作、进行性神经功能缺损和出血改变，可伴进行性脑水肿，头颅 MRI 检查通常能发现畸形血管，在 T_1 和 T_2 加权成像中可见血管流空影。但该患者头 MRI 并未发现上述表现。DSA 是诊断的金标准，由于目前患者一般情况差，故可先完善颅内血管检查如 CTA 以排除此病。

3. 静脉窦血栓形成　该病会出现出血性梗死样表现，同时伴高颅内压、癫痫等，通常在机体存在高凝状态时发病，如口服避孕药、产褥期或存在易栓疾病等，故此患者需完善 CTV 检查的同时，完善血液相关易栓因素的筛查。

4. 脑淀粉样血管病　表现为自发性脑叶出血，发生于非高血压脑出血的部位，常见于老年人，伴认知功能受损，在 MRI 的 T_2^* 序列可发现多发点状微出血灶。该患者年龄 52 岁，发病前认知功能正常，MRI T_2^* 序列未见微出血灶，故此病可能性较小。

【进一步诊治】

2016 年 7 月 11 日复查头颅 CT 示：左侧额顶叶脑出血，周围见低密度水肿带，占位效应较前明显，脑疝形成（图 14-4）。即请神经外科会诊，神经外科建议加强脱水、降颅内压治疗，密切监测病情，若患者一旦有临床脑疝发生，则随时行去骨瓣减压手术。此后患者意识水平未再进一步下降，病情逐渐稳定，头痛、呕吐及右侧肢体瘫痪等逐渐好转。

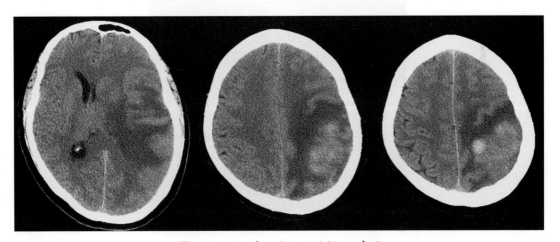

图 14-4　2016 年 7 月 11 日头颅 CT 表现
左侧额顶叶脑出血，周围见低密度水肿带，占位效应较前明显，形成大脑镰下疝

完善血液各项检查：蛋白 C、蛋白 S、抗凝血酶Ⅲ、纤溶酶原活性测定均未见异常；C 反应蛋白 9.67mg/dl、血浆纤维蛋白原定量 5.91g/L（正常范围：2.00～4.00g/L）、纤维蛋白（原）降解产物 8.5mg/L（正常范围：<5.0mg/L）、D- 二聚体定量 986ng/ml（正常范围：<255ng/ml）。

2016 年 7 月 12 日行头颅 CTA＋CTP＋CTV 检查，CTA 示：颅内血管未见明确狭窄；CTP 结果示左侧额顶叶片状灌注缺损，灌注时间延长（图 14-5）；CTV 未见明确异常（图 14-6）。

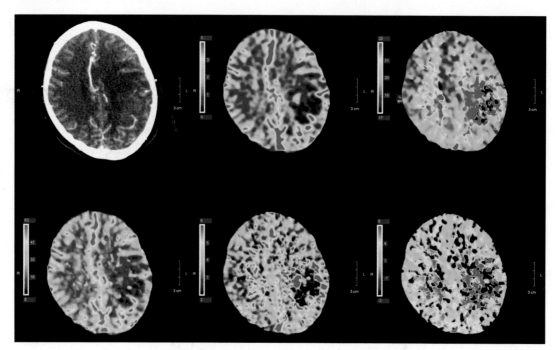

图14-5　2016年7月12日头颅CTP显示左侧额顶叶片状灌注缺损,灌注时间延长

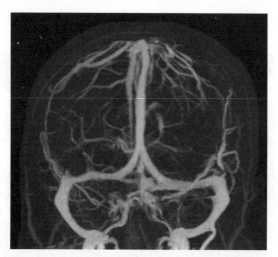

图14-6　2016年7月12日头颅CTV未见明确异常

　　2016年7月18日行PET/CT检查示:左侧额顶叶混杂密度肿块,代谢活性环形不均匀增高,考虑出血后改变。

　　患者经积极的内科治疗后临床症状明显改善。2016年8月11日复查头颅CT示出血较前吸收,周围低密度水肿带范围较前变小,占位征象减轻,脑疝缓解(图14-7)。

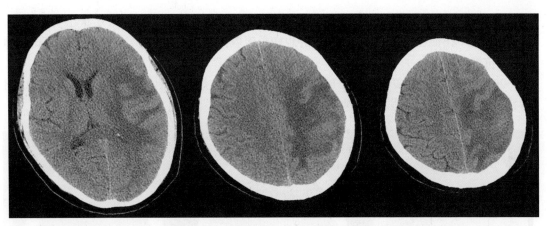

图 14-7 2016 年 7 月 28 日头颅 CT 表现

原左侧额顶叶脑出血较前吸收,周围低密度水肿带范围较前略变小,占位效应减轻,脑疝缓解

【蒋景文教授再次查房】(2016 年 8 月 12 日)

查体:神清,语利。计算力稍差,余高级皮质功能基本正常。右侧额纹及鼻唇沟变浅,伸舌居中。四肢肌力 5 级,肌张力未见异常,腱反射右侧高于左侧,双侧 Babinski 征(−)。

血液蛋白 C、蛋白 S、抗凝血酶Ⅲ、纤溶酶原活性测定均未见异常。头颅 PET/CT 示:左侧额顶叶混杂密度肿块,代谢活性环形不均匀增高,考虑出血后改变。经对症支持治疗后,临床症状逐渐好转,目前可排除颅内肿瘤的诊断。

头颅 CTA 未见异常,头颅 CTV 虽然未见颅内大的静脉和静脉窦血栓形成,但影像学结果尤其是 CTP 结果是支持颅内梗死病变的。追问病史,患者于发病前 1 周曾 1 次饮半斤白酒,发病前 3 天有熬夜、饮水少的病史,故不能完全除外静脉系统梗死,建议进一步完善 DSA 检查,以明确有无颅内血管相关疾病。

【进一步诊治】

患者于 2016 年 8 月 17 日转入神经外科行 DSA 检查,结果示:左侧皮质静脉血栓形成(图 14-8)。

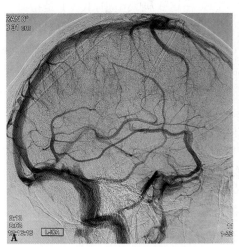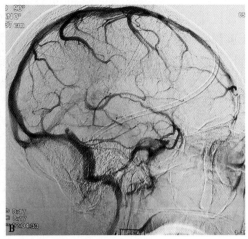

图 14-8 2016 年 8 月 17 日头 DSA 表现

A. 未见左侧 Trolard 静脉,附近静脉淤滞,上吻合静脉显影突然中断;B. 为正常侧对比

　　鉴于患者病史中无持续高凝状态或凝血机制的异常等病因，且临床症状已明显改善，复查头颅 CT 出血已基本吸收，颅内水肿也较前吸收，故暂时不行抗凝治疗。予以阿司匹林 0.1g/d 抗聚治疗。

　　2016 年 8 月 22 日复查头颅 CT 示：左侧额顶叶出血灶吸收期改变（图 14-9）。8 月 23 日患者出院，出院时无不适主诉，神经系统查体无阳性体征。

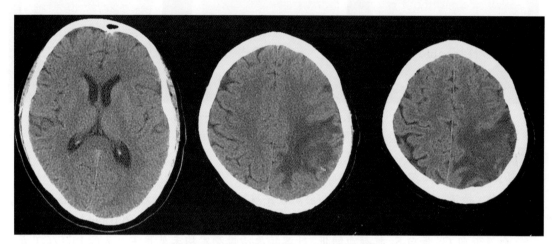

图 14-9　2016 年 8 月 22 日头颅 CT 表现

左侧额顶叶出血灶吸收期改变，低密度范围较前进一步减小，中线结构居中

【最终诊断】
孤立性皮质静脉血栓形成（isolated cerebral venous thrombosis，ICVT）
【讨论】

　　脑静脉血栓形成（cerebral venous thrombosis，CVT）是各种原因所致的脑静脉回流受阻的一组血管性疾病，是缺血性脑血管病的一种罕见类型。据统计，有 0.5%～1.0% 的脑卒中由静脉血栓引起。脑静脉血栓形成分为脑静脉窦血栓形成（cerebral venous sinuses thrombosis，CVST）、脑深静脉血栓形成（deep cerebral venous thrombosis，DCVT）和孤立性皮质静脉血栓形成（isolated cerebral venous thrombosis，ICVT）。在这 3 种类型中，ICVT 是指血栓仅累及表浅皮质静脉，而无静脉窦和深静脉受累，较为罕见，目前文献中也仅见个案报道。一项关于脑静脉和硬膜静脉窦血栓形成的国际研究（International Study on Cerebral Venous and Dural Sinuses Thrombosis，ISCVT）报告，大脑静脉血栓形成的病例中约有 17% 涉及皮质静脉阻塞。由于临床上 ICVT 诊断难度大于其他类型卒中，临床医生对其认识不足，导致长期以来它的发生率可能被低估了。

　　大脑静脉系统与动脉系统相比较，由于静脉无瓣膜和平滑肌，血管壁缺乏弹性，加之静脉内血流方向不一，易产生血流紊乱现象。因此，一旦血黏度增高，易于出现静脉血栓。ICVT 发生的诱因包括妊娠、产褥期、长期口服避孕药、感染、血液疾病、自身免疫性疾病、头外伤等。一项最新的 Meta 分析统计显示 ICVT 最常见的危险因素依次为：女性处于怀孕或产褥期（35%）、女性口服避孕药（21%）、感染（19%）、行腰椎穿刺（16%）。临床上仍有 1/3 的 ICVT 找不到明确原因。

　　ICVT 常见临床表现依次为：头痛（71%）、局灶神经功能缺损（62%）、癫痫（58%）等。有研究统计大部分 ICVT 患者的脑实质损害（局灶性水肿、出血性梗死或脑出血）较 CVST

患者更常见（81% vs. 63%），而 CVST 引起的高颅内压及其导致的呕吐、意识障碍在 ICVT 中少见。由于临床表现多样，上述症状可单独出现，亦可合并出现，很难与其他神经科疾病相鉴别。但从发病机制上讲，ICVT 病变发生在表浅皮质静脉，与管径较大的静脉窦相比，代偿能力较差，对静脉压增加的承受能力更脆弱，早期即可发生脑实质的损伤，因而发病较急，临床症状重，患者多于急性期就诊。

ICVT 的影像学表现多种多样，缺乏特异性，影像诊断存在一定难度，常规 CT 或 MRI 检查主要有以下几种表现：①蛛网膜下腔出血（subarachnoid hemorrhage，SAH）：头颅 CT 上可见"线样征（cord sign）"即沿脑沟分布的条带状高密度影，类似蛛网膜下腔出血。有研究认为，当颅内病灶影像学出现局限性的皮质凸面蛛网膜下腔出血时，应警惕皮质静脉血栓。出现上述影像表现的可能机制，是由于皮质闭塞的浅静脉引流区的血液改变血流方向至其周围引流静脉（蛛网膜下腔静脉），造成该区域静脉血流量增多、压力增加，最终导致静脉血管壁破裂而引起 SAH。MRI 增强检查显示肿胀脑回内可见线样强化。据统计，约有 19% 的 ICVT 患者会出现局部 SAH 的表现。②脑梗死或出血性梗死：皮质静脉发生堵塞后，静脉压持续升高，且未建立充分的侧支循环，当增加脑动脉的阻力使得脑血流量下降到神经元生存所需的最低水平以下时，就会发生脑梗死。由于静脉淤血，小静脉和毛细血管内静脉压持续升高，当压力超过静脉壁承受力时，导致血管破裂，出现出血性梗死。③脑肿瘤样表现：2016 年我国报道了 4 例患者，发病早期被误诊为颅内肿瘤，经脑活检后证实为 ICVT。有研究统计，几乎全部 ICVT 患者的影像检查结果均可见占位效应，由于临床和影像的非特异性，很多患者早期会被误诊为颅内肿瘤，其中约 37% 的 ICVT 患者可伴局灶性脑水肿的影像表现。

磁共振静脉血管造影（magnetic resonance venography，MRV）对于发现直径较大的静脉血栓有帮助，但对于发现皮质静脉这样小直径的静脉血栓作用有限。数字减影血管造影（digital substraction angiography，DSA）有确诊意义，如果检查发现大脑皮质静脉充盈缺损或淤滞、同侧静脉旁路、局部静脉回流延迟、皮质静脉突然中断或被多根扩张的皮质静脉包绕等，即可做出皮质静脉血栓的诊断。另有文献报道，MRI 中的 T_2*WI 对诊断 ICVT 有较高的诊断价值，几乎所有患者在 T_2*WI 上均可以看到阻塞的皮质静脉扩张呈现低信号改变。

除了影像学检查外，也需完善一系列化验室检查以辅助诊断。这些检查包括 D- 二聚体水平，脑脊液检查，其他如易栓症筛查（抗心磷脂抗体、蛋白 S、蛋白 C、抗凝血酶Ⅲ、同型半胱氨酸），血管炎筛查及纤维蛋白原状态等。

ICVT 起病急，病灶多累及皮质表浅部位，刺激脑膜，出现头痛不适，且常伴水肿及局灶性神经功能缺损等表现，故临床上难以与肿瘤卒中、癫痫、炎症及血管畸形等相鉴别。类似 SAH 这一影像学表现需与动脉瘤破裂引起的 SAH 相鉴别，后者的发生很少会仅局限于一个脑沟内，且不会在后期出现皮质及皮质下出血。ICVT 患者的皮质或皮质下病灶与动脉性脑梗死病灶相比，不仅分布上不一致，而且脑组织坏死程度相对较轻。

ICVT 的治疗目前尚无明确统一意见。结合 CVT 的治疗原则并总结既往 ICVT 病例报道文献，治疗主要包括以下方面。①一般措施：血容量不足会使全身高凝状态加剧并进一步恶化 ICVT 病情，所以应采取扩容治疗。ISCVT 研究报道有 39% 的大脑静脉血栓患者和 58% 的 ICVT 患者会出现癫痫发作，应予抗癫痫治疗。对于颅内压增高者可使用甘露醇或采用过度换气方式降低颅内压。血肿较大者也可行血肿清除术，但是否可改善预后缺乏随机对照研究。对于恶性颅内压升高危及生命者，应及时行去骨瓣减压术。不推荐常规使用糖皮质激素。②抗凝治疗：ICVT 最佳的抗凝方案尚不明确。有报道，有继发危险因素的 ICVT 患者去除诱因后还需抗凝 3 个月。对于原发性 ICVT 或伴轻度血栓形成倾向的 ICVT 需抗凝 6~12 个月。反复发生 ICVT 或严重血栓形成倾向的患者，需终身抗凝。抗凝在急性期治疗可获益。也有 ICVT 急性期未抗凝、但预后也良好的个案报道。

预后：一项 Meta 分析研究结果显示，入组 116 例 ICVT 患者，其中 80% 在住院期间接受了抗凝治疗，4% 因颅内压持续升高行去骨瓣减压术。116 例患者中 7 例在住院期间死亡，其中的 5 例合并感染（4 例是中枢神经系统感染）。死亡的 7 例患者均未行去骨瓣减压术，2 例曾接受过抗凝治疗。

分析本例的诊断过程，患者以肢体麻木无力和癫痫急性起病，头颅影像学检查示左侧额顶叶出血，出血部位的血肿在数天内渐进性扩大，故基本排除寻常的高血压脑出血。曾考虑肿瘤导致卒中，行头颅增强 MRI 并未见病灶强化，但不能排除有少数不强化的肿瘤类型存在，故行头 + 体部的 PET/CT 检查并未见明确肿瘤征象，故排除肿瘤。完善颅内血管的检查，结果示头颅 CTA、CTV 均未见异常，但头颅 CTP 结果是支持颅内梗死病变的，再结合患者发病前有一次大量饮酒、熬夜、饮水少的情况，仍不能完全除外静脉系统梗死，故进一步完善了 DSA 检查，明确了 ICVT 诊断。回顾患者发病当天的第一张头颅 CT，示脑沟回里线性高密度影（cord sign），就高度提示 ICVT 的诊断。

总之，ICVT 在临床上相对罕见，诊断难度较大。当临床上遇到表现为头痛、急性局灶性神经系统功能障碍、癫痫，且早期影像学检查有脑实质出血性梗死表现，以及伴有局限性的皮质凸面 SAH 等影像学表现的患者，应警惕皮质静脉血栓的可能，需及时完善相关检查以早期明确诊断。

（武冬冬　陈　涓）

参 考 文 献

1. FERRO JM, CANHÃO P, STAM J, et al. Prognosis of cerebral vein and dural sinus thrombosis: results of the International Study on Cerebral Vein and Dural Sinus Thrombosis（ISCVT）[J]. Stroke, 2004, 35（3）: 664-670.

2. COUTINHO JM, GERRITSMA JJ, ZUURBIER SM, et al. Isolated cortical vein thrombosis: systematic review of case reports and case series[J]. Stroke, 2014, 45（6）: 1836-1838.

3. KIM J, HUH C, KIM D, et al. Isolated Cortical Venous Thrombosis as a Mimic for Cortical Subarachnoid Hemorrhage[J]. World Neurosurg, 2016, 89（727）: e5-e7.

4. YU Y, REN M, YAO S, et al. Pathological confirmation of 4 cases with isolated cortical vein thrombosis previously misdiagnosed as brain tumor[J]. Oncol Lett, 2016, 11（1）: 649-653.

5. FELLNER FA, FELLNER C, AICHNER FT, et al. Importance of T2*-weighted gradient-echo MRI for diagnosis of cortical vein thrombosis[J]. Eur J Radiol, 2005, 56（2）: 235-239.

6. MOHINDRA S, UMREDKAR A, SINGLA N, et al. Decompressive craniectomy for malignant cerebral oedema of cortical venous thrombosis: an analysis of 13 patients[J]. Br J Neurosurg, 2011, 25（3）: 422-429.

7. DIACINTI D, CARTOCCI G, COLONNESE C. Cerebral venous thrombosis: A case series and a neuroimaging review of the literature[J]. J Clin Neurosci, 2018, 58: 142-147

8. GREEN M, STYLES T, RUSSELL T, et al. Non-genetic and genetic risk factors for adult cerebral venous thrombosis[J]. Thromb Res, 2018, 169: 15-22.

病例 15 反复头痛、呕吐 1 年半，左耳鸣伴听力下降半年，双眼视力下降 3 个月

【病例资料】

患者，女性，40 岁。因"反复头痛、呕吐 1 年半，左耳鸣伴听力下降半年，双眼视力下降 3 个月"于 2017 年 1 月 23 日收入院。

现病史：患者 1 年半前无明显诱因出现左侧头痛，持续性跳痛，伴左侧颈部僵硬，转颈不能，无视物亮点及畏光畏声，严重时恶心、呕吐，在当地行头颅 MRI 检查未见异常。持续 1 个月左右头痛程度减轻，但仍反复发作全头胀痛，曾因鼻塞在当地医院诊断为"鼻窦炎"，行鼻窦穿刺引流，头痛无明显改善。半年前再次出现左侧头痛，持续性伴阵发加重，较前剧烈，伴左耳波动性耳鸣及听力下降。3 个月前一次剧烈头痛后突发双眼视力下降、双手指指尖麻木，当地眼科查左眼视力 0.3，右眼 1.0（原来双眼视力均 1.5），双侧眼底视盘明显水肿。再次行头颅 MRI 检查仍未见异常，予脱水降颅内压治疗，1 周后头痛、耳鸣及双手麻木症状减轻，但双眼视力未改善，左眼 0.4，右眼 0.8。当地医院诊断"视神经炎"可能，建议腰穿，患者拒绝，给予激素输液治疗 10 天（具体用药及用量不详），视力无改善，为进一步诊治收入院。

发病以来无发热，无咳嗽咳痰，无体重下降，无记忆力下降。

既往史：5 年前子宫肌瘤微创手术史。有鼻窦炎病史，但一直稳定。无头部外伤及严重感染史。

个人史：育有一女，无习惯流产史。月经规律，量多，无口服避孕药史。无吸烟饮酒等不良嗜好，否认滥用药物史。

家族史：无特殊。

神经系统查体：神志清楚，言语流利，高级皮质功能正常。左眼视力 0.4，右眼 0.8，右侧视盘边界清，颜色正常，左侧视盘水肿，边界欠清，颜色苍白。双侧瞳孔等大，直径 3mm，对光反射存在，双眼球活动不受限。双眼闭合有力，鼻唇沟对称，左耳听力稍差，气导 > 骨导，伸舌居中。四肢肌力、肌张力正常，腱反射对称减低，双侧病理征（-）。深浅感觉正常，共济运动无异常。颈软，双侧 Kernig 征（-）。

辅助检查：

头颅 MRI（外院）：未见异常。

诱发电位（我院）：VEP 右眼 P100 正常，左眼 P100 未测出。

颈椎 MRI（外院）：颈椎轻度退行性改变。

【入院诊断】

头痛伴视力下降查因，特发性高颅内压可能大

【入院后诊治】

血常规：Hb 99g/L，PLT 473×10⁹/L，余正常。血生化：葡萄糖 7.2mmol/L（正常范围：3.9～6.1mmol/L），甘油三酯 4.68mmol/L（正常范围：<1.7mmol/L），高密度胆固醇 0.89mmol/L（正常范围：>1.04mmol/L），余均正常。红细胞沉降率、感染三项、凝血象、蛋白 C、蛋白 S、肿瘤标志物、甲功全套、叶酸浓度、维生素 B₁₂ 浓度及自身抗体全套均正常。腹部 B 超：脂肪肝、

胆结石。胸片及心电图未见异常。

头颅 MRI 平扫＋增强示：部分空蝶鞍，未见脑膜和脑实质强化；上颌窦及筛窦黏膜增厚，提示鼻旁窦炎。头颅 MRV 示：右侧横窦较左侧细，考虑先天变异。

腰穿结果示：压力 255mmH$_2$O，脑脊液常规、生化正常。涂片及培养未找到细菌、抗酸杆菌及隐球菌，病理学检查未找到肿瘤细胞，免疫学指标及病毒抗体全套均阴性。

入院后给予甘露醇 250ml/ 次，每 8 小时 1 次，静脉滴注，呋塞米 20mg/ 次，静脉注射，每日 1 次。治疗期间每周进行腰穿，脑脊液压力逐渐下降，视盘水肿逐渐减轻，3 周后视力恢复至左眼 0.4～0.5，右眼 1.2。但甘露醇逐渐减停 1 周后压力再次升高至 240mmH$_2$O，历次脑脊液常规及生化结果均正常。

【蒋景文教授查房】（2017 年 2 月 20 日）

病史特点：①中年女性，亚急性发作性病程，进行性加重。②主要症状：左侧头颈部疼痛，伴恶心、呕吐，逐渐出现左耳波动性耳鸣及听力下降、双眼视力进行性下降，伴短暂双手麻木。③查体：左眼视力 0.4，右眼 0.8，右侧视盘边界清，颜色正常，左侧视盘水肿，边界欠清，颜色苍白，左耳听力稍差，气导＞骨导，其余神经系统未见阳性体征。④辅助检查：除轻度贫血及血小板偏高外未见其他化验异常，凝血象关指标亦正常。脑脊液压力升高，常规生化正常，病原学检查未见异常。头颅 MRI 平扫及增强未见异常，MRV 示右侧横窦较左侧纤细。

定位诊断：头痛伴恶心、呕吐定位于脑膜系统受累；左耳听力下降定位于左侧听神经受累，视力下降伴视盘水肿定位于双侧视神经受累，左侧为主；双手麻木考虑双侧颈部神经根受刺激。

定性诊断及鉴别诊断：症状、体征结合脑脊液压力升高支持高颅压的诊断。常见原因包括：①脑脊液分泌增多：常见于各种颅内感染；②脑脊液流动受阻：见于各种原因所致的梗阻性脑积水。③脑脊液吸收障碍：蛛网膜颗粒阻塞、静脉窦血栓等。本例患者除了颅内压高外，脑脊液成分无异常，MRI 平扫及增强未见颅内器质性病变，考虑脑脊液吸收障碍的可能性大。患者既往无蛛网膜下腔出血病史，血压不高，不支持蛛网膜颗粒阻塞的可能，重点怀疑静脉窦病变。但 MRI 及 MRV 未见静脉窦血栓证据，右侧横窦纤细，考虑先天变异。

仔细阅片发现左侧横窦和乙状窦交界处血流减低，可疑局部有狭窄。结合患者头痛主要在左侧，严重时左侧颈部不敢动，左耳波动性耳鸣及左侧视神经受累明显，支持左侧横窦病变。目前影像学无横窦血栓证据，应除外局限性狭窄，建议行 DSA 检查。

【进一步诊治】

2017 年 2 月 21 日神经外科 DSA 检查显示：动脉期和毛细血管期未见明显异常，静脉期显示上矢状窦和下矢状窦显影良好，右侧横窦较左侧稍细，显影良好，左侧横窦 - 乙状窦交界处存在明确充盈缺损，狭窄约 85%（图 15-1），分别在狭窄的远、近端测压，远端压力为 27mmHg，近端压力为 13mmHg，远、近两端压力差 14mmHg（正常应小于 10mmHg），但静脉期无明显排空延迟。其他静脉窦显影好，大脑浅静脉无迂曲，可以排除静脉窦血栓。DSA 诊断为左侧横窦狭窄。

术后继续甘露醇脱水降颅内压，并予阿司匹林和氯吡格雷双重抗聚治疗。因血小板升高，2017 年 2 月 23 日骨穿示：晚幼红细胞增多，巨核细胞可见，血小板正常，未见原始粒细胞及淋巴细胞。血液科会诊意见：缺铁性贫血，与月经量大有关，反应性血小板增多。给予速力菲治疗。

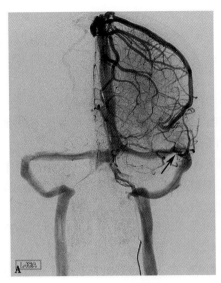
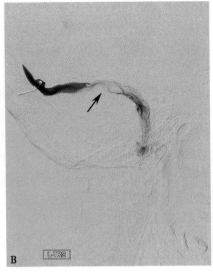

图 15-1　2017 年 2 月 21 日 DSA 表现
A. 正位相；B. 微导管超选造影显示左侧横窦 - 乙状窦移行处重度狭窄（箭头）

　　2017 年 3 月 7 日和 3 月 10 日 2 次复查腰穿压力再次升高到 200～230mmH₂O。

　　因保守治疗无效，3 月 18 日转入神经外科行颈动脉造影 + 左侧横窦狭窄扩张支架成形术，术后左侧横窦狭窄基本消失（图 15-2），测量狭窄两侧压力差为 0。术后常规阿司匹林加氯吡格雷双联抗聚治疗，低分子肝素抗凝 3 天。术后 10 天复查腰穿压力 190mmH₂O，常规生化正常。左眼视力 0.4，右眼 1.0，右眼视盘正常，左眼视盘水肿消失，边界清，色苍白同前。患者于 2017 年 4 月 1 日带药出院。

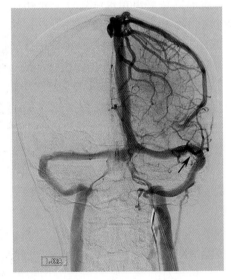

图 15-2　2017 年 3 月 18 日 DSA 正位相显示支架置入后横窦狭窄消失（箭头）

【随访】

　　出院后继续口服阿司匹林和氯吡格雷 3 个月，持续阿托伐他汀 20mg/ 次，每晚 1 次。未再出现头痛及其他不适，但视力变化不大。

　　半年后住我院神经外科复查，无不适主诉。查体：视力左眼 0.2，右眼 0.8，左眼底视神经萎缩，右眼视盘正常，神经系统无其他阳性体征。腰穿：脑脊液压力 180mmH₂O，常规及生化正常。2017 年 9 月 22 日复查 DSA 示左侧横窦通畅，支架两端压力差为 0，其余血管未见异常。

　　出院后 1 年电话随访：病情稳定，无头痛等不适主诉，视力改善不明显，左耳听力恢复，无耳鸣。

【最终诊断】

左侧横窦狭窄（left transverse sinus stenosis）

颅内压增高（intracranial hypertension）

【讨论】

颅内压增高是一种临床综合征,是指各种因素使颅内压持续超过200mmH₂O,是神经系统多种疾病的共同表现。轻者表现头痛、呕吐及视盘水肿三联征,重者可导致脑疝而危及生命。

根据病因可将颅内压增高分为原发性和继发性。继发性是指有明确病因导致颅内压增高,临床常见,多数有神经系统局灶性定位体征,属于神经科急重症,可见于多种神经系统疾病如颅内感染、急性缺血或缺氧性脑病、急性脑卒中、静脉窦血栓、脑外伤、颅内占位等。原发性颅内压增高,又称特发性颅内压增高,或假脑瘤综合征,是指应用目前检查手段仍没有发现明确病因的颅内压增高,临床仅有头痛、呕吐和视盘水肿或视力下降等临床表现,而无局灶性神经系统体征,脑脊液成分和各项影像学检查均未见异常,排除继发性因素所致。常见于生育年龄的超重女性,发病高峰为30~40岁,可能与内分泌、月经及某些药物使用有关,但均未证实。起病隐袭,波动性进展性病程,少数可自行缓解。

本例患者40岁女性,有月经紊乱史。缓慢起病,波动性进展性病程,除头痛、呕吐及视力下降外无神经系统定位体征,无发热及其他邻近器官感染性病因。影像学检查未发现颅内器质性病变,亦无静脉窦血栓证据,脑脊液除压力升高外,多次常规、生化检查均正常。各项辅助检查未发现肿瘤、自身免疫性疾病及凝血系统异常,符合特发性颅内压增高的诊断。但患者左侧头痛明显、左眼视力下降,且有左耳波动性耳鸣,高度怀疑左侧静脉窦病变。进一步经DSA检查发现左侧横窦与乙状窦交界处存在重度狭窄。狭窄处远近两端压力差值达到14mmHg(正常≤10mmHg),支持左侧横窦狭窄的诊断。

近年来研究发现在符合特发性颅内压增高诊断标准的患者中,30%~90%伴有不同程度的静脉窦狭窄。有关静脉窦狭窄的原因尚存争议,多数认为可能与静脉窦本身发育异常如窦内隔膜、巨大的蛛网膜颗粒或机化的附壁血栓有关。静脉窦狭窄多见于横窦与乙状窦交界处,可引起患侧波动性耳鸣,与血液湍流有关,提示对良性颅内高压合并波动性耳鸣的患者要注意进行静脉窦狭窄的筛查。本例患者的波动性耳鸣就为诊断提供重要线索。静脉窦狭窄后可造成脑静脉系统压力升高,从而影响蛛网膜绒毛对脑脊液的吸收,导致颅内压增高,其临床表现依据静脉窦狭窄程度和侧支静脉开放与否而呈现较大差异,因慢性起病一般症状不重,常易忽视和漏诊。单纯使用MRV不能区别是局部狭窄还是发育不良,特别是一侧横窦和乙状窦发育不良很常见。通过DSA逆行静脉造影对于评价静脉窦狭窄更加敏感,同时测量狭窄远近端压力差非常重要,它能够判定形态学上狭窄的临床意义,为诊断静脉窦狭窄的金标准。多数研究认为重度狭窄的静脉窦两端压力差超过10mmHg时,会造成脑静脉系统血流动力学的明显变化,引起颅内压增高。

传统对静脉窦狭窄导致颅内压增高主要以甘露醇等脱水降颅内压和对症治疗为主。严重者采用脑脊液分流术或视神经鞘松解术等,通常疗效欠佳,且存在手术并发症。近年来,随着支架介入技术的发展,越来越多的证据支持采用静脉窦支架置入术治疗,疗效显著。颅内静脉窦支架成形术已有不少单中心、小样本的病例报道。Starke等对2002—2014年间应用支架成形术治疗静脉窦狭窄并发颅内压增高的17项研究185例患者进行了回顾,术前狭窄段两端压力差平均20.1mmHg,术后压力差降至平均4.4mmHg,仅有3例(1.6%)患者发生严重并发症。大部分患者术后头痛、视盘水肿及视力症状改善。2016年首都医科大学附属北京天坛医院的27例静脉窦狭窄并发高颅内压的患者,26例成功置入支架解除狭窄,狭窄两端压力差由术前≥10mmHg,即刻降为0~1mmHg,术后患者头痛和视盘水肿等颅内压增高症状也在随访期间明显缓解。因此，对于存在静脉窦狭窄的患者，狭窄两端压力差超过正常值，经内科治疗效果差应及时进行支架置入术，以防视力恢复困难。由于静脉窦内血流缓慢，支架置入术后易造成血栓形成，因此术后应给予阿司匹林和氯吡格雷双联抗聚治疗至少 3 个月。

本例患者通过 DSA 检查显示静脉窦异常，静脉窦造影及测压证实左侧横窦狭窄，并且压力梯度 >10mmHg，于保守治疗无效情况下行静脉窦支架成形术。术后患者头痛、耳鸣改善，颅内压下降，视盘水肿消失，但视力缓解不明显，可能与长期存在的高颅内压导致视神经萎缩有关。

总之，对顽固性特发性颅内压增高的患者，应想到静脉窦狭窄的可能，进一步行 DSA 检查及静脉窦测压术能帮助明确诊断。对存在静脉窦狭窄且狭窄两端压力差超过正常值时，静脉窦支架成形术是一种安全有效的治疗方法，能改善患者预后。

（侯世芳 王利军 王大明）

参 考 文 献

1. BIOUSSE V, BRUCE BB, NEWMAN NJ. Update on the pathophysiology and management of idiopathic intracranial hypertension[J]. J Neural Neurosurg Psychiatry, 2012, 83 (5): 488-494.

2. KIROGLU Y, YAQCI B, CIRAK B, et al. Giant arachnoid granulation in a patient with benign intracranial hypertension[J]. Eur Radiol, 2008, 18 (10): 2329-2332.

3. AHMED RM, WILKINSON M, PARKER GD, et al. Transverse sinus stenting for idiopathic intracranial hypertension: a review of 52 patients and of model predictions[J]. AJNR Am J Neuroradiol, 2011, 32 (8): 1408-1414.

4. STARKE RM, WANG T, DING D, et al. Endovascular treatment of venous sinus stenosis in idiopathic intracranial hypertension: complications, neurological outcomes, and radiographic results[J]. Scientific World Journal, 2015, 2015: 140408.

5. LEVITT MR, ALBUQUERQUE FC, DUCRUET AF, et al. Venous sinus stenting for idiopathic intracranial hypertension is not associated with cortical venous occlusion[J]. J Neurointerv Surg, 2016, 8 (6): 594-595.

6. 吴艳, 罗玉敏, 吉训明等. 支架成形术治疗特发性颅高压综合征合并静脉窦狭窄的疗效 [J]. 中华神经科杂志, 2009, 42 (9): 615-618.

7. 莫大鹏, 罗岗, 王伊龙. 经颈静脉入路支架成形术治疗特发性颅高压综合征合并静脉窦狭窄的疗效 [J]. 中华神经外科杂志, 2016, 31 (5): 486-490.

8. KOOVOR JM, LOPEZ GV, RILEY K. Transverse venous sinus stenting for idiopathic intracranial hypertension: Safety and feasibility[J]. Neuroradiol J, 2018, 31 (5): 513-517.

病例 16　突发头痛 38 天，后颈部僵硬感 28 天，加重 4 天

【病例资料】

患者，男性，48 岁。因"突发头痛 38 天，后颈部僵硬感 28 天，加重 4 天"，于 2013 年 11 月 19 日收入院。

现病史： 患者 38 天前（2013 年 10 月 12 日）做家务时突发头痛，为全头胀痛，伴恶心呕吐，卧床休息 20min 左右头痛缓解。此后症状反复发作，均为站立 2～3min 后出现，卧床休息 2～3min 可缓解。无发热、无肢体麻木无力。当天来急诊行头颅 CT 检查显示脑桥及左侧基底节区多发腔隙性脑梗死。2013 年 10 月 16 日行头颅 MRI 检查显示脑桥及左侧脑室旁陈旧腔隙性脑梗死，轻度脑白质变性。10 月 17 日来门诊查眼底无视盘水肿，未予特殊诊治。症状持续未缓解并于 10 月 22 日出现后颈部僵硬感，次日于门诊腰穿，脑脊液无色透明，压力 125mmH$_2$O，白细胞 12/mm^3，蛋白 1.34g/L（正常范围：0.15～0.45g/L），氯 114mmol/L（正常范围：118～128mmol/L），涂片未见异常。遂于 10 月 25 日住院治疗，考虑"病毒性脑膜炎"，给予阿昔洛韦 500mg/ 次，每 8 小时 1 次，静脉滴注 7d，鑫贝科及七叶皂苷钠治疗，患者自觉头痛减轻，长时间站立也无头痛出现。遂于 11 月 2 日出院，出院后继续阿昔洛韦静脉滴注 2 周。4 天前停用阿昔洛韦后头痛及后枕部僵硬感明显加重，为进一步诊疗再次收入院。自发病以来睡眠饮食可，二便正常，体重较前无明显变化。

既往史： 高血压病史 7 年，血压最高 200/100mmHg，口服厄贝沙坦氢氯噻嗪片，血压控制在 150/80mmHg 左右。有 2 型糖尿病病史 20 年，血糖控制可。检查发现血脂升高，既往心电图提示陈旧性心肌梗死。20 年前有 2 次头皮外伤史及左臂外伤史。否认输血史，否认药物、食物过敏史。

个人史、家族史： 吸烟 10 支 /d，饮红酒 50g/d，余无特殊。

入院查体： T 36℃，P 62 次 /min，R 18 次 /min，BP 150/90mmHg。神清语利，脑神经未见异常，眼底视盘无水肿。四肢肌力肌张力正常，腱反射对称，双侧病理征（－）。深、浅感觉及共济运动正常，颈软，脑膜刺激征（－）。

辅助检查：

2013 年 10 月 12 日头颅 CT：脑桥及左侧脑室旁多发腔隙性脑梗死（图 16-1）。

2013 年 10 月 16 日头颅 MRI：脑桥及左侧脑室旁陈旧腔隙性脑梗死，轻度脑白质变性。增强后无明显强化（图 16-2）。

【入院诊断】

头痛待查，低颅内压性头痛？

【入院后病情演变】

入院后查血尿常规、红细胞沉降率、血生化、凝血四项及 D- 二聚体、糖化血红蛋白、甲状腺功能全套均正常，给予补液及控制血糖血压等对症处理。

2013 年 10 月 20 日复查腰穿压力 90mmH$_2$O，脑脊液无色透明，白细胞 10/mm^3，糖正常，蛋白 0.66g/L（正常范围：0.15～0.45g/L），氯 111mmol/L（正常范围：118～128mmol/L）。脑脊液 TORCH 8 项、墨汁染色、抗酸染色及涂片找细菌均阴性。脑脊液寡克隆区带阴性，24h IgG 鞘内合成率 11.04mg/24h（正常范围：0～9mg/24h）。

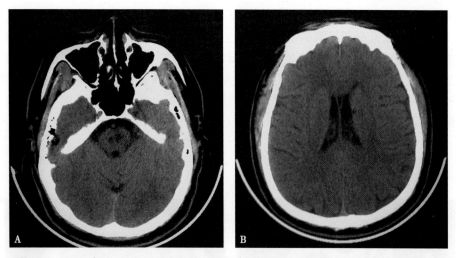

图16-1　2013年10月12日头颅CT示脑桥（A）及左侧脑室旁（B）多发腔隙性脑梗死

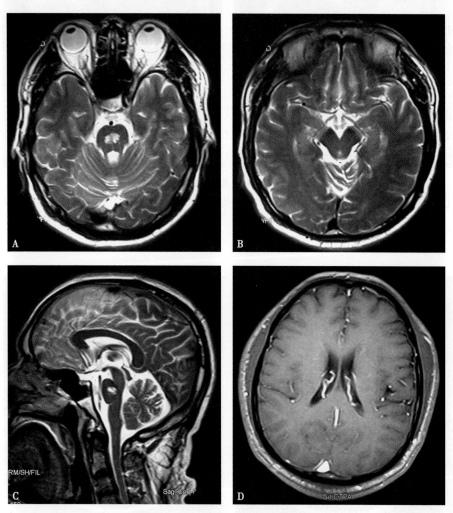

图16-2　2013年10月16日头颅MRI表现

平扫T₂WI轴位（A）及矢状位（C）显示脑桥陈旧腔隙性脑梗死，脑干形态正常（A、B、C），增强后脑膜无明显强化（D）

　　患者头痛逐渐加重，于 2013 年 11 月 22 日出现意识障碍、伴喷射性呕吐。当天复查头颅 CT：双侧额顶部弧形低等混杂密度影，脑室系统受压变窄，脑沟不清，考虑硬膜下血肿（图 16-3）；左侧基底节区及脑桥多发腔隙性脑梗死。头颅 MRI 平扫＋增强示：双侧额顶部硬膜下血肿（亚急性期），脑桥及左侧侧脑室旁陈旧腔隙性脑梗死；增强后，硬脑膜增厚强化，脑内未见异常强化（图 16-4）。给予甘露醇脱水、氨基己酸止血、盐酸曲马多镇痛及对症处理，患者意识障碍仍逐渐加重。

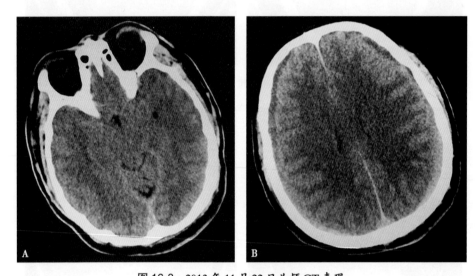

图 16-3　2013 年 11 月 22 日头颅 CT 表现

脑室系统受压变窄（A，B），双侧额顶部弧形低等混杂密度影（B），脑沟不清，考虑硬膜下血肿

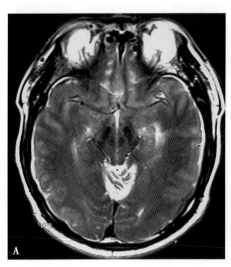
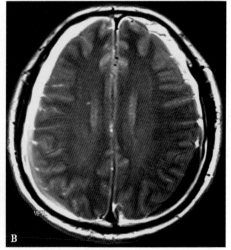

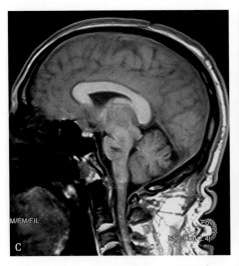
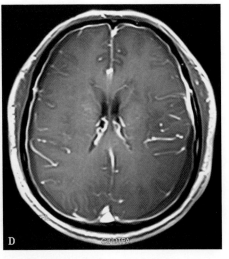

图16-4　2013年11月22日头颅MRI表现

平扫轴位 T_2WI（A）显示脑干前后径增加，双侧额顶部亚急性期硬膜下血肿（B），矢状位
T_1WI（C）显示与前比较后颅窝饱满；增强后硬脑膜增厚强化（D）

2013年11月25日再次复查头CT显示额顶部硬膜下血肿呈等密度影，较前明显，脑沟
脑裂脑池显示不清，脑室系统缩小（图16-5）。2013年11月26日复查头颅MRI显示双侧额
颞顶部硬膜下血肿较前扩大，T_1WI为中等稍高信号，T_2WI/FLAIR均为高和低信号，DWI为
低信号，有新发出血表现；中脑受压变形较前明显（图16-6）。联系蒋景文教授会诊。

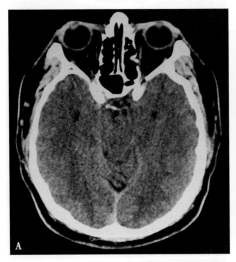
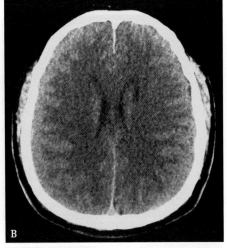

图16-5　2013年11月25日头颅CT表现

脑沟脑裂脑池显示不清，脑室系统缩小（A、B）；额顶部硬膜下血肿呈等密度影（B）较前明显

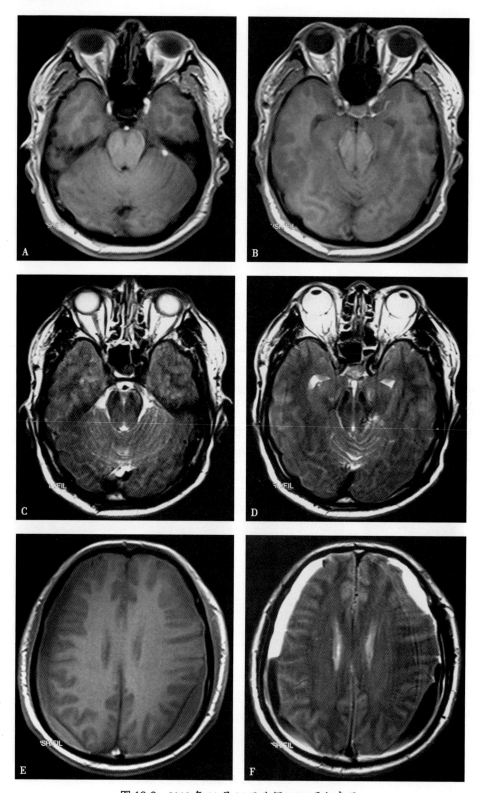

图 16-6 2013 年 11 月 26 日头颅 MRI 平扫表现

$T_1WI（A，B）$ 和 $T_2WI（C，D）$ 显示脑干前后径增加较前明显；双侧额颞顶部硬膜下血肿较前扩大，$T_1WI（E）$ 为中等稍高信号，$T_2WI（F）$ 为高和低信号，有新发出血表现

【蒋景文教授阅片会诊】(2013 年 11 月 26 日)

患者 11 月 22 日与 10 月 16 日头颅 MRI 片上可见小脑扁桃体下移、后颅窝拥挤和脑干前后径增加，增强后呈弥漫性硬脑膜强化(呈连续性没有结节)，不除外低颅内压引起的颅内小血管扩张。发病时有明确体位性头痛病史，应考虑低颅内压的可能，诊断自发性低颅内压。脑组织下沉导致桥静脉撕裂可引起硬膜下血肿，治疗应对症并及时处理脑脊液漏。自发性低颅内压多由于脑脊液有泄漏，多发生于胸段椎管。CT 脊髓造影及全脊髓 MRI 有助于确定脑脊液漏的位置。目前认为对低颅压最有效的治疗方法是找到漏点，用血贴治疗。

【进一步诊治】

考虑到有低颅内压综合征的可能，予脱水的同时加强补液，入量 4 000～5 000ml/d。患者意识障碍仍逐渐加重，遂联系神经外科于 2013 年 11 月 29 日行双侧硬膜下血肿钻孔引流术，术中引流出暗红色不凝血约 80ml，术后患者意识恢复，诉头痛明显减轻。术后继续加强补液，2013 年 11 月 30 日复查头 CT 显示引流术后改变。患者头痛逐渐消失，病情好转，于 2013 年 12 月 7 日出院。

【随访】

2013 年 12 月 31 日行全脑血管造影检查未见明显异常，考虑自发性硬膜下血肿可能为低颅内压所致。2016 年 12 月门诊随诊，患者病情稳定，一般情况良好。

【最终诊断】

自发性低颅内压(spontaneous intracranial hypotension，SIH)

硬膜下血肿(subdural hematoma，SDH)

【讨论】

自发性低颅内压(SIH)是一种以直立位头痛、脑脊液压力降低以及头颅 MRI 表现弥漫性脑膜强化为特征的临床综合征。发病率 5/100 000(约为蛛网膜下腔出血的 1/2)。女性多见，发病高峰 40 岁左右。但亦有较多文献报道了具备典型的体位性头痛和低颅内压的影像表现，而脑脊液压力正常的患者。目前认为脑脊液容量不足，而不是脑脊液低压本身，是导致 SIH 临床症状的根本原因。因此一些学者已提议将与脑脊液漏相关的综合征命名为"脑脊液容量减少综合征"。

SIH 临床主要表现体位性头痛，通常在卧位时数分钟内缓解。由于脑和 / 或脊髓结构变形或受压，还可出现颈部疼痛或僵硬、恶心呕吐、出汗、听力变化(听觉过敏、回音，或耳鸣)、眩晕 / 头晕、共济失调、步态不稳、视物模糊、复视、呃逆、低运动 - 低警觉行为、意识水平下降、木僵及昏迷等。

自发性颅内低压患者腰穿时的开放颅内压通常在 0～70mmH$_2$O，坐位脑脊液压力低于 60mmH$_2$O 是 SIH 的诊断标准之一，在侧卧位时脑脊液压力可以在正常低限。如果测压是在卧位一段时间后进行的，或脑脊液漏为间断性时，部分病例的脑脊液压力可在正常范围内。对于疑似自发性颅内低压性头痛病例，如果不能做头颅 MRI 时，腰穿对诊断有帮助。但是，对于 MRI 表现符合自发性颅内低压性头痛诊断的病例，腰穿可以不必要。而且腰穿可能会加重低颅内压并使临床症状恶化。

头颅 MRI 大大改善了自发性颅内低压性头痛的诊断。典型特征为弥漫性硬脑膜强化、脑"下垂"(小脑扁桃体下移、后颅窝结构拥挤、脑池变窄及脑干前后径增加)。硬脑膜强化与硬膜静脉代偿性充血扩张、通透性增加有关。此外还可并发硬膜下积液、硬膜下血肿(SDH)、脑静脉窦血栓等。硬膜下积液是由于硬膜扩张充血形成梯度，液体渗入硬膜下而形成。脑组织下沉导致桥静脉撕裂可发生硬膜下血肿（较积液少见）。静脉窦血栓与颅内静脉及静脉窦扩张、血流速度减慢导致血流淤滞有关。

国际头痛学会关于自发性低颅压的诊断为：

（1）头部弥漫痛和/或钝痛于坐位或站立位 15min 内出现，伴有以下表现中的至少 1 项：①颈部僵硬；②耳鸣；③听觉减退；④畏光；⑤恶心。

（2）至少满足下列 1 项：①MRI 上有低颅内压的证据（即硬脑膜增强）；②传统脊髓造影，CT 脊髓造影或脑池显像有脑脊液漏的证据；③坐位时脑脊液压力 <60mmH$_2$O；④没有硬膜穿刺病史或其他原因导致的脑脊液漏；⑤硬膜外血贴（epidural blood patch，EBP）治疗 72h 内头痛消失。

SDH 是 SIH 的一个少见并发症，发生率大约不到 10%，此种情况的临床处理较为棘手。对于一般的急性外伤性 SDH，指南建议如果 CT 上血肿厚度超过 10mm 或中线移位超过 5mm 者，无论格拉斯哥昏迷评分（Glasgow coma scale，GCS）如何，都需要尽快行外科血肿清除。对于 CT 上血肿厚度 <10mm 或中线移位小于 5mm 者的昏迷患者（GCS<9 分），如果自外伤至入院时 GCS 下降≥2 分，和/或出现瞳孔不对称或固定散大，和/或颅内压超过 20mmHg，应行外科血肿清除。但对于合并 SIH 的 SDH，情况较为复杂，是否需要外科清除血肿、外科处理的时机及与 EBP 等治疗的先后顺序等问题，一直存在争议。因少见很难有系统研究，故大多数文献属于个案报道或对个案的汇总。有文献将其预后形容为"不可预见的"，可见其复杂性。

第一种情况是 SDH 可以在 EBP 治疗后血肿自发吸收，不需要行血肿清除。Schievink 于 2005 年报道了 8 例合并亚急性和慢性 SDH 的 SIH 患者（血肿厚度 10~30mm），其中 5 例首先处理了脑脊液漏，SDH 在随后的 1~3 个月自行吸收，不需行引流手术。Hashizume 总结了 13 例合并 SDH 的 SIH 患者，其中 5 例于有效的 EBP 治疗后（5~10 周）SDH 消失，未行血肿引流。这 5 例血肿厚度为 4~11mm。

另一种情况是大的硬膜下血肿可导致急性意识障碍，需要紧急外科干预。Noronha 汇总了 4 例 SIH 患者，伴有占位效应、意识障碍或神经症状进行性加重的 SDH，头痛性质由原来的体位性转为持续性且程度加重，均于紧急血肿清除术后预后良好。其中 3 例在 CT 上显示硬膜下急性出血的患者，仅需行 1 次血肿清除术。另一例在 CT 上显示为慢性 SDH 的患者，术后出现硬膜下积液复发，又行了 2 次外科引流后才逐渐恢复。Liu YF 报道了 2 例 SIH 分别合并急性和慢性 SDH 的患者，均有中线移位并伴意识及神经体征恶化，在行 1~3 次钻孔引流术后获得完全恢复，术中发现初始的颅内压（intracranial pressure，ICP）是升高的。

Chen YC 等汇总了 45 例 SIH 合并 SDH 的患者，其中 15 例血肿厚度 <10mm 者经保守治疗或 EBP 后预后良好，不需要外科处理；30 例血肿厚度≥10mm 者中，有 3 例已有沟回疝的，即使接受血肿引流预后仍差；另有 14 例行外科引流术，其中的 12 例接受早期手术治疗者预后良好，另外 2 例在 GCS≤8 后予延迟手术者预后不良。笔者指出尽管血肿厚度是一个参考指标，临床严重程度并不单纯依赖于血肿厚度。慢性血肿时因有时间形成空间代偿，其神经功能缺损可以很轻。相反急性血肿因来不及代偿，可导致颅内压显著升高，因此意识变化是另一个有价值的征象。对于 SDH 最大血肿厚度≥10mm 者并有意识状态改变者，建议早期行外科血肿清除，否则一旦出现颅内压升高导致的沟回疝，即使立刻行血肿清除不良结局仍不可逆转。

合并了 SDH 的 SIH 患者，颅内压力可以由低颅内压转为正常颅内压。尽管如此，由于脑脊液容积并未增加，对脑的浮力支撑作用并未改善，脑干仍处于下沉状态，且在 SDH 占位效应下脑干受压加重，故可出现逐渐加重的意识障碍。在 SIH 患者中，如果原来的体位性头痛转变为持续头痛并程度加重，以及出现急性意识改变者，要警惕 SDH 导致的颅内压增加的可能。外科血肿清除对减轻危及生命的颅内压升高和避免沟回疝是必要的。

第三种情况是在行 EBP 之前直接行血肿清除术，术后血肿未能吸收并出现意识状态恶化，已有较多病例报道。Sayer 和 Zhang 各报道了 1 例 SIH 合并慢性 SDH 的患者，术前无意识障碍，在施行血肿清除术或钻孔引流术后意识状态恶化，复查 CT 分别显示颅内积气和积液伴积气，2 例均于 EBP 后 24 小时意识清醒，其中 1 例于 15 天后复查 CT 显示血肿吸收。

Schievink 汇总的 8 例亚急性或慢性 SDH 患者中，有 3 例是在术前 SIH 未得到诊断的情况下接受的钻孔引流，术后血肿并未吸收，并且其中 1 例出现颅内积气导致脑移位加重，直至脑脊液漏得到处理后 SDH 才消失。提示如果术前未诊断 SIH，仅清除血肿而未治疗潜在的脑脊液漏，术后 SDH 持续存在或复发的风险很高。

Ghavanini AA 汇总了 24 例 SIH 伴有意识障碍的患者，包括 12 例 SDH 和 12 例硬膜下积液。其中共 12 例做了硬膜下引流，结果无反应 6 例，短暂改善 3 例，恶化 3 例。此 12 例中有 10 例在 1 次至数次 EBP 后获得持久改善，另 2 例分别于硬脑膜成形术后和保守治疗后改善。因此提出对合并意识障碍的 SIH 患者，要避免引流硬膜下的液体，因未能获得持续性改善或甚至导致临床症状恶化。这种情况建议应尽早行 EBP。如果 EBP 失败，可行纤维蛋白胶和硬脑膜成形术。

血肿清除术后出现意识障碍可能的机制是：SIH 时脑脊液容量的丢失导致颅内静脉容积增加来弥补，二者联合以维持立位状态下对大脑的浮力支撑作用。手术使颅腔开放与大气压相通的时候，空气会进入到硬膜下腔，导致原来的低容量脑脊液对大脑的浮力支撑作用进一步下降，可导致与体位相关的急性脑干移位。另外脑下垂可导致 Galen 静脉汇入直窦角度的狭窄，造成脑干静脉回流的淤滞和缺氧，以上均可促进意识障碍的发生。这种情况在脑脊液容量正常的 SDH 术后不会出现，因保留下来的脑脊液仍可提供足够的浮力支撑。回顾文献报道血肿清除术后出现意识障碍加重者，术中 ICP 测定多数为负值；而对于术后意识状态改善者，术中可见颅内初始 ICP 是升高的。因此在外科清除血肿时，如有条件检测 ICP，对原发疾病的诊断、治疗效果及预后的评估等均有价值。

一旦发生上述情况，文献报道将患者置于 Trendelenburg 体位（即头低卧位）时可改善症状甚至挽救生命。Kelly 报道了 1 例术前未诊断 SIH 的 SDH 患者，临床表现为持续性头痛，在开颅血肿清除术后头痛仍持续存在，逐渐反应迟钝并于 5 天后出现意识障碍，CT 显示颅内积气。回顾病史和 MRI 影像确定术前存在 SIH，将患者置于 Trendelenburg 体位后数小时患者意识转清醒。随后行 EBP 后患者完全恢复。

Ajlan 报道 1 例 SIH 伴急性 SDH 的患者行 2 次血肿清除术后，再次出现意识障碍不伴有 SDH 复发，予行 EBP 后亦意识改善不明显，MRV 显示深部静脉移位（直窦向上移位至几乎垂直）。将患者置于 Trendelenburg 体位后，患者意识持续恢复正常，48h 后逐步放平直至坐位。

Zada 测量了 1 例置管的 SIH 患者的实际 ICP，患者意识障碍逐渐加重伴心动过缓和呼吸暂停，此时平卧位下 ICP 为 $-7 \sim 5$ mmHg；将患者置于 Trendelenburg 体位时，监测 ICP 增加至 $10 \sim 18$ mmHg 伴意识状态改善；后于脑脊液漏点处注射 EBP 后，患者很快头痛消失，监测仰卧位 ICP 增加至 $15 \sim 19$ mmHg。Trendelenburg 体位也可能有助于硬膜外血贴的扩散。

最后一种罕见的情况是在有效 EBP（即治疗后体位性头痛消失）后血肿扩大或复发。Takeuchi 报道 1 例于有效 EBP 6 天后出现意识丧失，CT 提示原双侧薄的 SDH 扩大，在行血肿清除术后意识迅速改善。Hashizume 报道了 3 例在有效 EBP 后血肿扩大或复发；其中 1 例与合并静脉窦血栓而抗凝治疗有关，停止抗凝并血肿清除术后 SDH 消失。有效 EBP 后血肿扩大或复发可能的机制是：硬膜小血管持续的脆弱或扩张导致 EBP 后进展性 SDH；或由于 EBP 后脑脊液容量恢复需要数日的时间，而硬脑膜增强（静脉充血）可以快速改善，可能使硬膜下间隙相对增宽而导致出血增加。但由于已行有效 EBP 治疗 SIH，符合条件时行血肿清除术效果良好，术后出现意识恶化或 SDH 复发的概率很小。

综上，在 SIH 基础上出现 SDH 时，临床处理上较为复杂。有几点提示可借鉴：

1. 对于一个无明显头部外伤和凝血机制障碍的 SDH 患者，尤其是外科清除血肿后出现 SDH 复发的患者，应考虑可能存在潜在的 SIH。如果之前有体位性头痛病史，影像学提示有低颅内压的特征（脑膜强化、脑下沉、小脑扁桃体下移和后颅窝拥挤等），则 SIH 的诊断可以比较肯定。如果存在 SIH 应进一步针对病因进行治疗。

2. 已诊断为 SIH 的患者，如果头痛性质发生变化（由体位性转为严重的持续性头痛）或出现急性意识改变，要警惕合并 SDH 的可能。

3. SIH 患者合并 SDH 的处理遵循外科指南。对于血肿较厚（≥10mm）并伴有急性意识状态恶化的 SDH，提示颅内 ICP 升高，需要早期行外科引流或血肿清除，否则一旦脑疝形成即使清除血肿后果亦不可逆；随后需要尽早处理脑脊液漏。对于血肿不厚（<10mm）的轻症患者，经 EBP 或保守治疗后多数预后良好，不需要外科处理；如果 EBP 有效，即使较厚的血肿也有缓慢自发吸收的可能。

4. 合并 SDH 的 SIH 患者，如果术前无意识障碍、术中监测 ICP 未升高，则血肿清除或引流术后有 ICP 进一步降低，导致颅内积气或积液加重，进而出现意识状态恶化的可能。一旦出现这种情况，将患者置于 Trendelenburg 体位可迅速改善意识状态，而后尽早处理脑脊液漏。

5. 如果术前未诊断出 SIH，仅清除 SDH 血肿而未处理 SIH；或已诊断 SIH 而术后未及时处理脑脊液漏，则术后短暂意识改善后 SDH 持续存在或复发的风险较高。

本例患者最初有典型的体位性头痛病史，影像学有典型低颅内压的特征，即硬脑膜增厚强化、脑下沉、后颅窝拥挤、脑干前后径增加等，SIH 的诊断可以比较肯定。患者的血肿最大径约 11mm，并伴有急性意识状态恶化，术中当时虽未测定 ICP，但在硬膜下血肿钻孔引流术后意识恢复并完全康复，提示术前 ICP 是增加的，因此本例及时行外科血肿引流是正确的。因术前考虑到 SIH 的可能，引流术前后均加强了补液治疗。本例术后未进一步查找和处理脑脊液漏，但 SDH 未再复发并获得长期缓解。推测原因可能与卧床加强补液后，潜在的脑脊液漏自发停止有关。文献亦有报道 SIH 合并急性 SDH 伴意识障碍的患者，在钻孔引流术后获得完全恢复，随后的磁共振脊髓造影和脑池造影未见脑脊液漏。本例的过程进一步提示术前识别出 SDH 后面潜在 SIH 是非常重要的。

（刘　芳　王兴文　胡夏生）

参 考 文 献

1. MIYAZAWA K, SHIGA Y, HASEGAWA T, et al. CSF hypovolemia vs intracranial hypotension in "spontaneous intracranial hypotension syndrome"[J]. Neurology, 2003, 60（6）: 941-947.

2. HEADACHE CLASSIFICATION SUBCOMMITTEE OF THE INTERNATIONAL HEADACHE SOCIETY. The International Classification of Headache Disorders: 2nd edition[J]. Cephalalgia, 2004, 24: Suppl 1: 9-160.

3. COUCH JR. Spontaneous intracranial hypotension: the syndrome and its complications[J]. Curr Treat Options Neurol, 2008, 10(1): 3-11.

4. CHEN YC, WANG YF, LI JY, et al. Treatment and prognosis of subdural hematoma in patients with spontaneous intracranial hypotension[J]. Cephalalgia, 2016, 36(3): 225-231.

5. SAYER FT, BODELSSON M, LARSSON EM, et al. Spontaneous Intracranial Hypotension Resulting in Coma: Case Report[J]. Neurosurgery, 2006, 59(1): E204.

6. LIU YF, LIN HL, CHO DY, et al. Burr hole drainage for complicated spontaneous intracranial hypotension syndrome[J]. Kaohsiung J Med Sci, 2008, 24(9): 498-502.

7. KELLEY GR, JOHNSON PL. Sinking brain syndrome: craniotomy can precipitate brainstem herniation in CSF hypovolemia[J]. Neurology, 2004, 62(1): 157.

8. SCHIEVINK WI, MAYA MM, MOSER FG, et al. Spectrum of subdural fluid collections in spontaneous intracranial hypotension[J]. J Neurosurg, 2005, 103(4): 608-613.

9. HASHIZUME K, WATANABE K, KAWAGUCHI M, et al. Evaluation on a clinical course of subdural hematoma in patients undergoing epidural blood patch for spontaneous cerebrospinal fluid leak[J]. Clin Neurol Neurosurg, 2013, 115(8): 1403-1406.

10. DE NORONHA RJ, SHARRACK B, HADJIVASSILIOU M, et al. Subdural haematoma: a potentially serious consequence of spontaneous intracranial hypotension[J]. J Neurol Neurosurg Psychiatry, 2003, 74(6): 752-755.

11. ZHANG J, JIN D, PAN KH. Epidural blood patch for spontaneous intracranial hypotension with chronic subdural haematoma: A case report and literature review[J]. J Int Med Res, 2016, 44(4): 976-981.

12. GHAVANINI AA, SCOTT CA, CHAN DK, et al. Management of patients with spontaneous intracranial hypotension causing altered level of consciousness: report of two cases and review of literature[J]. Cephalalgia, 2013, 33(1): 43-51.

13. AJLAN AM, AL-JEHANI H, TORRES C, et al. Deep venous structures distortion in spontaneous intracranial hypotension as an explanation for altered level of consciousness[J]. BMJ Case Rep, 2013, 24: 1-4.

14. ZADA G, PEZESHKIAN P, GIANNOTTA S. Spontaneous intracranial hypotension and immediate improvement following epidural blood patch placement demonstrated by intracranial pressure monitoring[J]. Case report. J Neurosurg, 2007, 106(6): 1089-1090.

15. TAKEUCHI S, TAKASATO Y, MASAOKA H, et al. Progressive subdural hematomas after epidural blood patch for spontaneous intracranial hypotension[J]. J Anesth, 2010, 24(2): 315-316.

病例 17 右侧肢体力弱、智能减退进行性加重4个月

【病例资料】

患者，男性，48岁。因"右侧肢体力弱、智能减退进行性加重4个月"于2014年5月6日收入院。

现病史：患者4个月前无明显诱因出现头晕、右侧肢体力弱，症状进行性加重，并出现言语表达不利、记忆力下降、脾气暴躁，间断出现胡言乱语。病程中无发热、头痛、抽搐等症状。3个月前外院头颅MRI示双侧大脑半球后部白质、部分脑回、胼胝体压部弥漫性异常信号，脑回肿胀、脑沟裂变浅，增强扫描轻度强化。腰穿示压力不详，脑脊液常规生化正常，脑脊液病理示：可见2个淋巴细胞，12个嗜中性粒细胞。当地医院给予更昔洛韦、喷昔洛韦、地塞米松及降颅内压治疗2周，症状无明显改善。2个月前于北京某三甲医院住院，复查头颅MRI显示病灶较前明显扩大，MRS提示Cho峰增高，NAA峰减低。复查腰穿示：压力250mmH$_2$O，常规生化正常。脑脊液细菌、真菌涂片，病毒8项，OB，AQP4抗体，抗Hu、Ri、Yo抗体均阴性。血、尿毒物筛查未见异常。考虑"特发性炎性脱髓鞘性疾病"，予地塞米松20mg/d，静脉滴注治疗半个月，症状无改善，右侧肢体力弱进行性加重至全瘫。1个月前再次复查头颅MRI示双侧大脑半球病灶较前明显扩大，前部白质亦有受累，为进一步诊治收入我科。

既往史：20岁时曾一氧化碳中毒，28岁时患特发性面神经炎，遗留右侧周围性面瘫，余无特殊。

个人史：间断饮酒20余年，无毒物及放射性物质接触史，否认吸毒病史。右利手。

家族史：否认家族遗传病史。

入院查体：神志清楚，部分性感觉性失语，检查仅能部分合作，远、近期记忆力均减退，定向力差，计算力不能合作。双侧瞳孔等大，对光反射灵敏，眼动充分，无复视及眼震，右侧周围性面瘫，伸舌右偏。颈部抵抗，颏胸距2指，右侧肢体肌力0级，肌张力低，右侧腱反射较左侧明显亢进，右侧踝阵挛(+)，右侧病理征(+)。右侧偏身感觉减退，右侧指鼻及跟膝胫试验不能完成，左侧尚稳准。

辅助检查(外院)：

2014年2月14日头颅MRI及增强扫描：脑内多发弥漫性病变，累及双侧大脑半球深部白质区，胼胝体受累，部分脑回受累，病变在T$_2$WI及FLAIR上呈高信号，T$_1$WI上呈等或稍低信号，脑回肿胀，脑沟裂变浅，增强扫描显示部分病灶轻度强化(图17-1)。2014年3月21日头颅MRI平扫、增强及MRS：双侧大脑半球病灶范围较前扩大，前部白质亦受累，增强扫描显示病变轻度强化。MRS波谱显示病灶Cho峰增高，NAA峰减低(图17-2)。

2014年2月17日腰穿：脑脊液(CSF)压力不详，常规生化正常。脑脊液病理学：可见2个淋巴细胞、12个嗜中性粒细胞。3月18日腰穿：CSF压力250mmH$_2$O，常规生化正常，CSF细菌、真菌涂片、TORCH 8项及抗Ⅰ型单纯疱疹病毒IgG和IgM、OB、AQP4抗体、Anti-Hu、Ri、Yo抗体均阴性，MBP 4.14nmol/L(正常范围：≤0.55nmol/L)。

2014年2月17日脑电图及脑电地形图示广泛明显异常。2014年3月18日血代谢性脑病6项均正常。

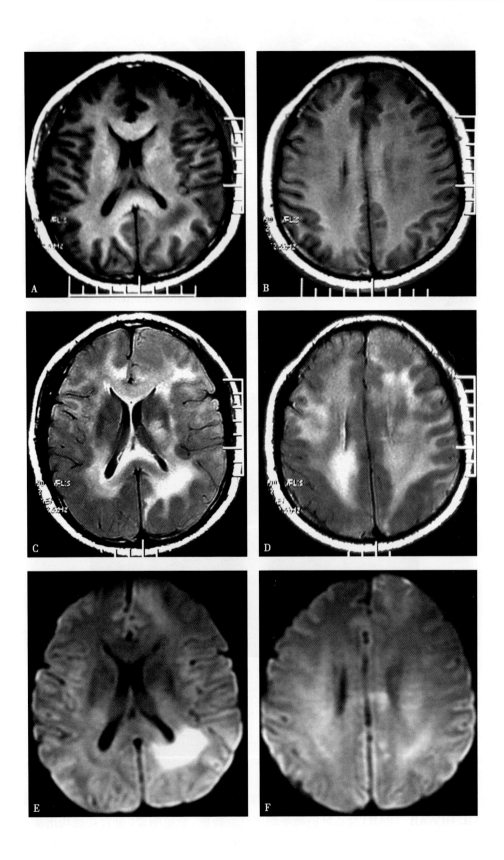

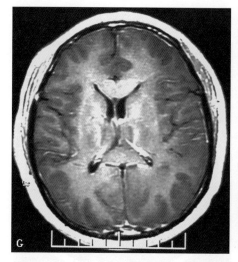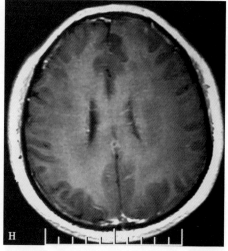

图 17-1 2014 年 2 月 14 日头颅 MRI 表现

脑内多发病变,以双侧脑室旁深部白质分布为主,部分灰质核团及左侧额叶皮质及皮质下受累。病变边界不清,T_1WI(A,B)上呈等或稍低信号;FLAIR(C,D)呈高信号影;DWI(E,F)上病变以等信号为主,部分为高信号影;增强扫描(G,H)病变轻度强化或不强化。左侧脑室轻度受压变形

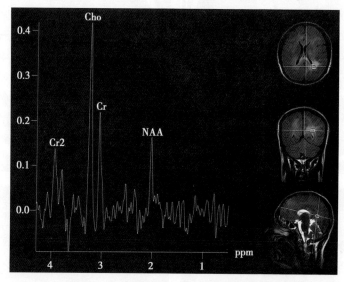

图 17-2 2014 年 3 月 21 日头颅 MRS 表现

病变区代谢异常,胆碱(Cho)峰明显升高,乙酰天冬氨酸(NAA)降低

【入院诊断】

颅内多发病变待查,脑胶质瘤病可能性大

【入院后辅助检查】

血、尿、便常规正常。红细胞沉降率、ASO、C 反应蛋白、类风湿因子均正常。感染 3 项(HCV-AB、HIV-AB、TPAB)及乙肝两对半均阴性。血糖、血肌酶谱、肝肾功能均正常。血肿瘤标志物正常范围,自身抗体全套阴性,甲状腺功能正常。胸片、腹部 B 超均未见异常。

【蒋景文教授首次查房】（2014年5月7日）

病史特点：中年男性，慢性进行性病程，以头晕、偏侧肢体无力为首发症状，逐渐出现言语功能障碍、智能减退、性格、行为异常。病程中无发热、头痛、抽搐等症。查体：神志清楚，部分性混合性失语，查体部分配合，高级皮质功能查体欠合作，双眼外展受限，无复视及眼震，右侧周围性面瘫，颈部可疑抵抗，右侧肢体全瘫，右侧腱反射亢进，右侧踝阵挛（+），右侧Babinski征（+），右侧偏身痛觉减退，双侧Kernig征可疑阳性。外院头颅MRI检查提示双侧半球弥漫性病变，边界不清，以白质受影为主，后期灰质亦有受累，且灰白质分界不清，增强扫描后病灶仅轻微强化，占位效应极轻，病灶无坏死表现。外院诊治期间，曾先后按脑炎、脱髓鞘疾病给予抗病毒、抗感染和激素冲击治疗均无效。病变发展的突出特点是进展迅速，间隔1个月后复查头颅MRI提示病灶显著扩大、进展，病变范围广泛。头颅MRS提示病灶区Cho峰显著升高，NAA峰降低。

定位诊断：右侧肢体全瘫、腱反射亢进，病理征（+），提示左侧皮质脊髓束受累；混合性失语，定位于左侧半球外侧裂周围；智能障碍、精神异常提示大脑皮质或皮质下纤维受损。结合影像学所见病变定位于双侧大脑半球广泛区域，以白质损害为主。

定性诊断及鉴别诊断：

1. 中毒性脑病　缓慢起病，病情进展较快，病变范围广泛，以智能改变、精神异常为主，影像学检查未见明显占位效应，应首先考虑中毒性脑病。但病史中无毒物接触史，否认吸毒史，外院曾行多种毒物检测均为阴性，无中毒证据。

2. 神经系统肿瘤　中年男性，慢性进展性病程，病史4个月，以偏瘫、智能及精神异常为主要表现，影像学检查提示双侧大脑半球广泛区域受累，以白质损害为主，MRS可见Cho峰升高，NAA峰下降，提示肿瘤性病变的特征，因此应考虑肿瘤性病变。病变生长较快，胶质瘤可能性大。结合影像学所见，病灶呈弥漫性分布，累及多个脑叶，脑胶质瘤病可能性大。

3. 中枢神经系统炎性脱髓鞘性疾病　本病好发于中年患者，可呈亚急性或慢性病程，病灶可呈多灶性分布，以白质受累为主，个别病例白质受累广泛时也可呈弥漫性分布。本例患者病变以白质受累为主，以大片融合性病变为特点，应考虑本病。但外院已经行脑脊液寡克隆区带（OB）等检查为阴性，激素冲击治疗后病情无好转，反而在短时间内快速进展，不支持。

4. 中枢神经系统炎症　中年起病，病情快速进展，病变范围弥散，以智能、精神症状、偏瘫为主要表现，查体Kernig征可疑阳性，应排除脑炎症性疾病。在此类疾病中，单纯疱疹性脑炎可表现为弥漫性病变，且临床症状严重，发病凶险，病情进展快，死亡率高。但此病好发于边缘系统，通常首先累及一侧颞叶，对侧颞叶随后受累，常合并出血、坏死。本例病变起始部位并非颞叶，病灶始终无出血、坏死，与之不符。此外，炎症性疾病通常急性起病，以头痛、发热为突出特点，本例病程中无发热，病初于外院曾行脑脊液感染及病原学检查均为阴性，亦曾给予抗感染、抗病毒治疗无效，影像学变化不符合单纯疱疹性脑炎的特点，因此脑炎症性疾病可能性不大。

总之，结合临床表现、病情快速进展，病变呈弥漫性生长，累及多个脑叶，以及外院治疗、转归情况分析，高度怀疑大脑胶质瘤病，建议行脑活检明确诊断。

【进一步检查】

2014年5月8日复查头颅MRI及增强扫描示：病变范围较前略进展，增强扫描显示病变轻度强化（图17-3）。

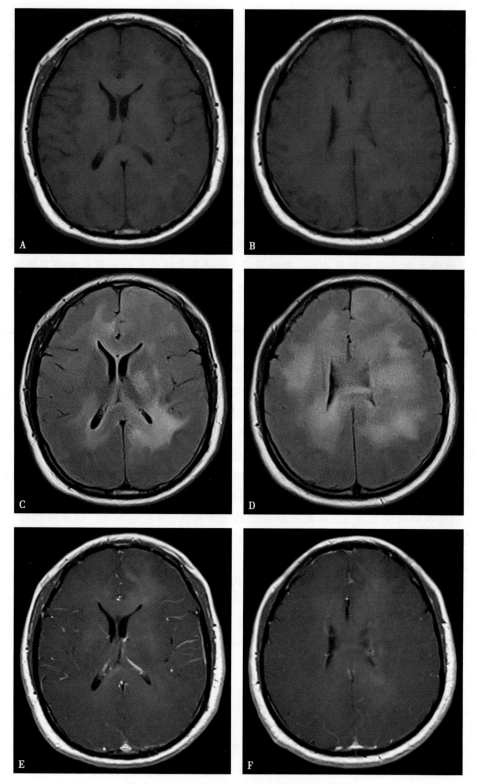

图 17-3 2014 年 5 月 8 日复查头颅 MRI 表现

T_1WI（A，B）和 FLAIR（C，D）显示病变范围较前略进展；增强扫描（E，F）显示病变轻度强化

2014年5月12日患者于全身麻醉下行颅内病变活检术，取左侧额部切口，见脑组织肿胀，局部呈黄色，质软，血供丰富。病理报告：间变型星形胶质细胞瘤（WHO Ⅲ级）（图 17-4）。免疫组化结果：GFAP（++），ki67（10%+），P53（++），S100（++），Olig-2（++），NSE（++），CD34（-），CK8（-）。

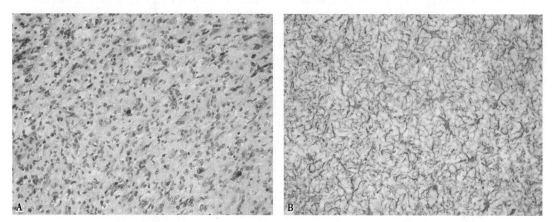

图 17-4　脑组织活检病理所示的间变型星形胶质细胞瘤

A. 显示细胞明显多形性，细胞密集，中间可见核分裂象，毛细血管增生（HE×200）；B. 胶质纤维酸性蛋白单克隆抗体免疫过氧化酶标记，显示瘤细胞胞体和突起（GFAP×400）

【蒋景文教授再次查房】（2014年5月20日）

根据临床表现、病变进展特点、影像学检查结果，结合脑活检病理所见，诊断明确为大脑胶质瘤病。

【进一步诊治】

放疗科会诊：颅内病变弥漫、广泛，不适合放疗。神经外科会诊：可试用替莫唑胺（temozolomide，TMZ）化疗，连用5天为1个疗程，间隔28天后重复进行下1个疗程。

2014年5月22日开始给予替莫唑胺250mg/次，每日1次口服，连续用药5天，未见明显毒副作用，神经系统查体体征同前。患者于2014年5月28日出院。

【随诊】

2014年6月底随诊，病情有所好转，讲话较前清楚，大、小便时能告知家人。嘱继续行替莫唑胺化疗5个疗程。

【最终诊断】

大脑胶质瘤病（gliomatosis cerebri，GC）

【讨论】

大脑胶质瘤病（GC）是一种少见的、弥漫性中枢神经系统原发性肿瘤，指发生在大脑、脑干、小脑乃至脊髓的弥漫性增生的神经胶质瘤，曾沿用下列不同的名称，如胚细胞瘤型弥漫性硬化、中枢性弥漫性神经鞘瘤、弥漫性星形细胞瘤、肥大性神经胶质瘤等。Nevin于1938年首先提出将本病命名为大脑胶质瘤病，得到广泛认可。目前"胶质瘤病"是一种独立的诊断，还仅仅是一种生长发展方式，尚有争论。

1. 病理　2007年及2012年WHO在中枢神经系统肿瘤分类中将其定义为：一种弥漫性胶质瘤，星形胶质细胞多见，可广泛浸润中枢神经系统，病变至少累及3个脑叶，通常双侧大脑半球均受累、伴或不伴深部灰质浸润,病变范围可蔓延至脑干、小脑甚至脊髓。根据 WHO 神经肿瘤分类,GC 是一种恶性肿瘤,属于 WHO Ⅲ级。根据局部脑实质内是否存在肉眼可见的肿瘤包块,将 GC 分为原发性和继发性两种类型。原发性 GC 是指在初次诊断时就呈现出广泛的脑组织受侵犯,未见明确的肿块;继发性 GC 是由局部典型的神经胶质瘤逐渐向周围脑组织弥漫浸润生长发展而成,此型非常罕见。GC 的病理学特征是神经胶质细胞在脑实质内弥漫性瘤样增生,而原有组织解剖结构保持相对完整;病灶区域脑组织结构轻度肿胀,病灶分界不清,呈弥漫性;肿瘤细胞呈类圆形或长条形,肿瘤细胞在神经束间、神经细胞及血管周围之间生长,即肿瘤细胞的增殖依赖于正常的细胞结构;肿瘤浸润区域脑实质破坏不明显,很少坏死、囊变和出血。

2. 临床表现　任何年龄均可发病,自婴儿至老年人均有报道,中年多见,发病高峰年龄为 40~50 岁,男女比例差异不大,男性略多见。起病后病情通常呈进行性发展,缺乏特异性,依据病变累及部位各异。以智能减退、精神症状、癫痫发作、头痛等症状多见,病程后期可表现颅内压增高、偏瘫等局灶性损害的体征。其中,癫痫发作可表现为孤立性发作,也可表现为癫痫持续状态。表现为孤立性癫痫发作者,提示肿瘤生长相对缓慢;若以头痛、颅内高压症状为突出表现者,通常提示肿瘤快速生长、进展迅速。亦有报道 GC 仅仅表现为认知障碍、智能减退、性格改变者,极易误诊为痴呆。还可表现为步态障碍、小脑症状和脑神经麻痹;病变侵及基底节时,甚至可表现为帕金森病样症状和体征;侵及视神经时出现视力障碍、视物模糊;侵及脊髓时出现相应脊髓病变的表现。虽然 GC 的临床表现缺乏特异性,但其突出特点为:临床症状和体征相对较轻,与影像学所见的弥漫性中枢神经系统广泛受累不一致,原因是 GC 虽为弥漫性、浸润性生长的胶质肿瘤,但以脑组织肿胀为特征,组织破坏相对较轻,占位效应不明显。

3. 影像学检查　是诊断胶质瘤病的主要依据。

CT 仅能显示轻微的病变区低密度或等密度改变,伴有脑肿胀,脑室结构不对称。其缺点在于不能真实、充分地揭示病变情况,甚至多数情况下被诊断为正常影像表现。

MRI 的各种序列,如磁共振弥散加权成像(DWI)和弥散张量成像(diffusion tensor imaging, DTI)、磁共振灌注成像(PWI)、磁共振波谱分析(magnetic resonance spectroscopy, MRS)和功能磁共振成像(fMRI),对提高诊断水平及判断预后有重要意义。特别是 FLAIR(fluid attenuated inversion recovery)像,对诊断本病较为敏感,是诊断 GC 的最佳检查方法。根据本病的病理学特性,肿瘤细胞多侵犯大脑半球 2 个或 2 个以上的部位,皮质及皮质下白质均可受累,但以白质受累为著,引起邻近脑中线结构对称性弥漫性浸润,尤以胼胝体弥漫性肿胀最常见;病变多侵犯额颞叶,还可累及基底节、脑干、小脑、软脑膜及脊髓等处。其影像学特点为弥漫性分布的 T_1WI 低信号、T_2WI 高信号,信号强度较均匀,T_2WI 对病变的显示更清楚,常有脑水肿表现。病变呈弥漫性浸润生长,受累区域的脑组织肿胀,脑沟变浅或消失,脑室变小。病变早期占位效应常不明显,中线结构常无明显移位。病变主要累及白质区域,少数情况下亦可出现灰质受累,也有报道表现为脑皮质增厚,双侧基底核及丘脑受累者。增强检查病灶区域通常无明显强化或仅有轻微斑片状强化,少数病变可以见到病灶附近血管和脑膜的强化,提示肿瘤细胞可浸润血管和脑膜,这与血脑屏障受损程度有关。由于神经胶质细胞只是弥漫性瘤样增生,保存了原有的神经解剖结构,因此,病变多无明显灶性出血及坏死。上述表现并非 GC 的特异性表现,特别是在缺乏团块效应情况下,常常被误诊为炎性脱髓鞘、脑炎、血管炎、白质脑病等。当出现下列特征时应考虑本病:FLAIR/T_2WI

上出现非对称性、弥漫性分布的高信号,伴有脑肿胀,侧脑室角受压,特别是胼胝体增厚、灰白质分界不清时。

MRS 可提供病变区的病理生理改变,GC 的 MRS 表现为:病灶区 Cho/Cr(肌酸),Cho/NAA 比值的升高,以及 NAA/Cr 的降低。这可能与正常神经元被瘤样增生的胶质细胞取代以及细胞膜的转换增强有关,MRS 对病变浸润范围的显示优于常规 MRI,即使在未受侵区域仍可能显示出上述代谢异常表现。有报道认为 MRS 可预测 GC 对治疗的反应以及疾病进展情况,Cho/Cr 比值与生存期呈负相关。

DTI 可清楚显示白质神经纤维束的结构、走行以及病变对神经纤维束推挤、浸润或破坏的程度。由于 GC 主要累及白质,利用 DTI 技术更直观地显示胶质瘤病灶周围白质纤维的改变,对于了解病损程度、制定治疗方案、判断预后有一定的价值。病灶区脑血流量尚属正常,也有报道减低者,但 PET 则可见病灶区局部低代谢表现。

4. 诊断 主要依靠 CT、MRI 及 MRS 等检查,其中 MRI-FLAIR 和 MRS 对本病诊断价值较大,但明确诊断仍需要依靠病理检查。GC 起病隐匿,症状复杂、多变,缺乏特异性,极易误诊。诊断需结合临床特征、病程演变情况、影像学检查及组织病理检查进行综合分析。当临床以智能障碍,精神异常、癫痫发作、颅内压增高症状为主要表现,影像学检查显示弥漫性病灶累及 2 个以上脑叶,MRI 呈长 T_1、长 T_2 异常信号,增强扫描无强化或轻微强化,MRS 示 Cho/Cr 和 Cho/NAA 比值升高时,应考虑 GC 的诊断。

5. 鉴别诊断 本病应与中毒性脑病、脑炎、多发性硬化、脑胶质瘤、脑白质营养不良等进行鉴别。通过病史(起病方式、病程演变),病灶部位、形态、病变范围,结合治疗反应等综合分析,鉴别诊断应该不难。重点应注意与下列疾病进行鉴别:①颅内其他恶性浸润性胶质瘤:此类胶质瘤 MRI 信号不均,多有囊变、出血坏死,占位效应明显,增强扫描有不同形式的明显强化,显然与 GC 不同。②各种白质脑病:影像学上白质脑病与 GC 很相似,但前者病变累及灰质很轻,GC 后期可出现灰质受累;前者经激素治疗后病情多能得到控制或好转,GC 却仍呈进行性加重,影像学提示短期内病变快速扩大、浸润性生长;MRS 出现肿瘤病灶的波谱特点有助于鉴别。但需警惕多发性硬化急性期脱髓鞘斑块早期亦可出现 Cho 峰增高,NAA 峰减低,此时须结合病史进行分析。③病毒性脑炎:多有感染史,脑脊液检查可提供感染征象和病原学证据,抗病毒治疗后病情应相应好转。

6. 治疗 目前尚无特效治疗方法,可用化疗,结合放疗等综合治疗方法。由于本病属于少见疾病,现有的治疗依据均来源于小规模回顾性研究、病例报道以及专家意见,缺乏高级别的循证医学证据。无论采用手术、放疗、化疗,均应遵循个体化原则。①手术:由于肿瘤范围广泛,边界不清,手术难以全切。但在颅内压高条件允许下应在尽可能保留神经功能的原则下最大限度地切除病灶,对缓解颅内高压,为放疗、化疗创造条件。神经导航和/或功能神经导航(functional neuronavigation)、术中神经电生理监测技术(例如,皮质功能定位和皮质下刺激神经传导束定位)和术中 MRI 实时影像(intraoperative imaging)等新技术有助于实现最大范围安全切除肿瘤。②放疗:放疗可杀灭或抑制残余肿瘤细胞,延长患者生存期。近年来多种剂量分割方法、多种放疗方式(三维适形放疗、调强放疗、间质内近距离放疗、立体定向外科等)以及新放疗设备的应用,进一步提高了放疗效果。③化疗:早期化疗对控制 GC 进展亦有一定疗效,也可为推迟放疗争取时间,从而减少由全脑放疗带来的功能损害。作为一线的化疗药物主要为替莫唑胺,近年越来越多的报道显示替莫唑胺联合全脑放疗治疗可显著延长 GC 的生存期。

7. 预后   由于缺乏特效治疗，预后不佳。既往报道平均生存期为 6～9 个月，大部分患者在确诊后 12 个月内死亡。但 I 级胶质瘤病预后并非都很差，有个别报道生存期可达 24 年。近年来由于影像学技术的发展，使得其诊断提前，加之化疗、全脑放疗的综合应用，患者平均生存期得以延长，有报道为 23.3 个月，其中 17.7% 的患者生存可长达 5 年。年龄越大、肿瘤分级越高者预后越差。相比于 MRI，免疫组化技术显示的分子学特征对于判断预后更有价值。

（高　平　陈　涓　何　婧）

参 考 文 献

1. NEVIN S. Gliomatosis cerebri[J]. Brain，1938，6（1）：170-191.

2. LOUIS DN，OHGAKI H，WIESTLER OD，et al. The 2007 WHO classification of tumors of the central nervous system[J]. Acta Neuropathol，2007，114（2）：97-109.

3. GEORGAKIS MK，TSIVGOULIS G，SPINOS D，et al. Clinical，neuroimaging and histopathological features of gliomatosis cerebri: a systematic review based on synthesis of published individual patient data[J]. J Neurooncol，2018，140（2）：467-475.

4. DESCLÉE P，ROMMEL D，HERNALSTEEN D，et al. Gliomatosis cerebri，imaging findings of 12 cases[J]. J Neuroradiol，2010，37（3）：148-158.

5. ESSIG M，SCHLEMMER HP，TRONNIER V，et al. Fluid-attenuated inversion-recovery MR imaging of gliomatosis cerebri[J]. Eur Radiol，2001，11（2）：303-308.

6. MATTOX AK，LARK AL，ADAMSON DC. Marked response of gliomatosis cerebri to temozolomide and whole brain radiotherapy[J]. Clin Neurol Neurosurg，2012，114（4）：299-306.

7. RUDÀ R，BERTERO L，SANSON M. Gliomatosis cerebri: a review[J]. Curr Treat Options Neurol，2014，16（2）：273-282.

8. CHEN S，TANAKA S，GIANNINI C，et al. Gliomatosis cerebri: clinical characteristics，management，and outcomes[J]. J Neurooncol，2013，112（2）：267-275.

9. GUTCH M，ANSARI MK，JAIN N，et al. A rare case of gliomatosis cerebri presenting as dementia[J]. J Nat Sci Biol Med，2012，3（1）：78-80.

10. INOUE T，KUMABE T，KANAMORI M，et al. Prognostic factors for patients with gliomatosis cerebri: retrospective analysis of 17 consecutive cases[J]. Neurosurg Rev，2010，34（2）：197-208.

11. LY KI，OAKLEY DH，PINE AB，et al. Wide Range of Clinical Outcomes in Patients with Gliomatosis Cerebri Growth Pattern: A Clinical，Radiographic，and Histopathologic Study[J]. Oncologist，2018，23（1）：1-12.

12. WESSELING P，CAPPER D. WHO 2016 Classification of gliomas[J]. Neuropathol Appl Neurobiol，2018，44（2）：139-150.

病例18 头痛、呕吐伴视力下降1年，加重3个月

【病例资料】

患者，女性，30岁。因"头痛、呕吐伴视力下降1年，加重3个月"于2014年4月16日收入院。

现病史：患者2013年4月感冒后出现头痛、呕吐，20天后双眼视物模糊，无发热、抽搐和精神异常，无肢体麻木、无力。当地眼科医院给予局部和静脉激素治疗，以及抗生素治疗1周，头痛减轻出院。出院后很快再次出现头痛、呕吐和视物模糊，于当地综合医院就诊，查体：体温36.7℃，内科系统检查未见异常。双眼视力约0.5，粗测视野正常。颈强直，Kernig征（−），其余神经系统查体未见异常。血常规正常，血生化：血钠131mmol/L，余项正常。肝炎、梅毒和艾滋病抗体均阴性。红细胞沉降率、CRP、dsDNA、ANA、SSA、SSB和ANCA等均在正常范围。血抗凝血酶Ⅲ 364.8mg/L（正常范围：180～320mg/L）。2013年5月23日头颅MRI及增强扫描显示：左侧丘脑和中脑顶盖部异常信号（T_1低信号，T_2高信号），伴双侧颞部及小脑幕缘脑膜异常强化；左侧外侧裂增宽（图18-1A-C）。头颅MRA和MRV未见异常。腹部CT：胆囊多发结石。胸部CT：右侧少量胸腔积液。2013年6～7月先后行3次腰穿：脑脊液压力＞400mmH₂O，白细胞3～6/mm³，蛋白2.59～5.01g/L（正常范围：0.15～0.45g/L），糖2.76～2.20mmol/L（正常范围：2.5～4.5mmol/L），氯化物121.1～126.3mmol/L（正常范围：120～130mmol/L），腺苷脱氨酶正常。脑脊液抗酸染色阴性，结核菌PCR测定阴性，革兰染色阴性，墨汁染色阴性，细菌和真菌培养阴性，脑脊液细胞学未见肿瘤细胞。当地医院怀疑结核性脑膜脑炎，开始异烟肼、利福平、乙胺丁醇和吡嗪酰胺治疗，同时地塞米松静脉滴注、营养神经等药物治疗。7月2日行侧脑室穿刺引流术，头痛减轻；7月15日拔管后头痛加重，并出现癫痫大发作，予苯巴比妥肌内注射、奥卡西平口服、脱水降颅内压治疗。患者频繁呕吐和腹痛，予对症治疗。8月1日头颅CT发现交通性脑积水，于8月2日行脑室-腹腔分流术，患者头痛症状明显减轻，视力好转。术后10天出院。同时停用抗结核药物治疗（已经治疗约2个月）。出院后患者偶有头痛、呕吐。2014年1月初患者头痛再次加重，双眼视力明显下降，偶尔出现讲话内容混乱。1月14日再次入住当地医院。查血常规正常，血生化：血钾3.12mmol/L，余项正常。复查腰穿：压力＞500mmH₂O，脑脊液呈黄色，常规正常，蛋白3.51g/L，糖1.88mmol/L，氯化物112mmol/L。抗酸染色阴性，革兰染色阴性，墨汁染色阴性。复查头颅MRI：左侧丘脑异常信号范围较前扩大，双侧海马、左侧基底节、脑室前角旁新发异常信号；颅内脑沟、脑裂、脑池较前增宽扩大。于1月15日行全脑血管造影术未见异常。术后出现谵妄、躁动。2天后复查腰穿，压力750mmH₂O，将脑室-腹腔分流调压内压控制器调至200mmH₂O，之后脑脊液压力逐渐下降至220mmH₂O。于2014年1月27日立体定向下行左侧丘脑病变组织活检术，术后病理报告：部分细胞有轻度变性和水肿，极少量淋巴细胞浸润。于2014年2月1日开始激素冲击治疗，甲泼尼龙250mg/次，每日1次静脉滴注起始，之后逐渐减量。患者反复癫痫发作，调整抗癫痫药物。2014年2～4月反复腰穿，脑脊液外观黄色透明，白细胞正常，蛋白2.94～3.51g/L，糖1.96～3.28mmol/L，氯化物108～112mmol/L。脑脊液细胞学检查未见肿瘤细胞。脑脊液免疫球蛋白升高：IgG 1.55g/L（正常范围：0～0.03g/L），IgA 111mg/L（正常范围：0～11.1mg/L），IgM

56.7mg/L（正常范围：0～6.94mg/L）。血和脑脊液寄生虫全套：弓形虫抗体 IgM 和 IgG、肝吸虫抗体、肺吸虫抗体、包虫抗体、旋毛虫抗体和血吸虫抗体均阴性，囊虫抗体弱阳性。脑脊液涂片：未见肿瘤细胞和寄生虫。予吡喹酮 0.45g/ 次，每日 3 次，治疗 4 天后停用，患者癫痫发作较前频繁，伴腹痛。为进一步诊治，以"脑膜癌病？"于 2014 年 4 月 16 日收入我科。

既往史：起病前 1～2 个月曾服用过 2 次避孕药物。2012 年 5 月生产一子，出生时有窒息，抢救后死亡。

入院查体：嗜睡，应答切题，查体基本合作。体温 36℃，心、肺听诊未见异常。腹软，无压痛、反跳痛，肝、脾未触及。双眼仅存光感，双侧瞳孔 4.5mm，对光反射迟钝。双侧视盘边界不清，未见出血，双眼外展均有露白，未见眼震，面纹对称，伸舌居中。双上肢肌力 5 级，双下肢肌力 4 级，双侧肱二头肌、三头肌、桡骨膜反射对称活跃，双侧膝、踝反射对称亢进，右侧病理征（+），左侧病理征（-）。双侧痛觉正常。双侧指鼻和跟膝胫试验准确。颈强直，双侧 Kernig 征（+）。

【入院诊断】

脑膜癌病可能

【入院后辅助检查】

血常规正常。血生化：ALT 65U/L（正常范围：5～40U/L）、GGT 171U/L（正常范围：11～50U/L）、AST 正常、肾功能、血糖和电解质正常。凝血象正常，D-Dimer 正常。血丙肝、梅毒和艾滋病抗体均阴性。甲状腺功能全套正常。血肿瘤标志物（CEA、AFP、CA125、CA153、CA199 和 SCC）均在正常范围。血 C3、C4、RF、ASO 和 CRP 在正常范围。

EEG：各导联广泛散在中 - 多量低 - 中波幅 4～7Hz θ 波及 θ 活动，各导联散在中 - 高波幅 1.5～2.5Hz 慢波及慢活动呈暴发式出现，左侧颞部导联散在中 - 高波幅多棘波。

【蒋景文教授初次查房】（2014 年 4 月 18 日）

青年女性，隐袭起病，病情逐渐加重，主要表现为高颅内压症状（头痛、恶心、呕吐）和视力下降，后期出现癫痫发作和意识障碍。脑脊液检查压力明显升高，蛋白升高，糖降低，白细胞基本正常。多次脑脊液细胞学检查未见肿瘤细胞。影像学检查脑膜和小脑幕明显强化。抗结核治疗 2 个月未见疗效。

定位诊断：脑膜和皮质受累。

定性诊断：主要考虑恶性肿瘤，如：①脑膜癌病，但是患者肿瘤标志物未见异常，病后胸、腹部 CT 未见肿瘤，目前未见系统性肿瘤的证据；病程也过长，脑膜癌病临床症状出现后平均病程 6 个月。②动态观察脑磁共振变化，病灶开始位于左侧丘脑和左侧外侧裂周围的软脑膜，而后沿脑沟浸润，脑沟内有囊性包裹形成，四叠体池内有团块状异常强化病灶。可能为颅内胶质瘤的脑膜、脑脊液种植转移；然而，脑沟内囊性包裹的形成，提示脑膜胶质瘤病的可能，是原发性脑膜胶质瘤病的病理浸润特点。原发性脑膜胶质瘤病位于脑膜，一般不累及脑实质，患者早期即出现的左侧丘脑病灶不好解释。

建议：再复查脑脊液细胞学，复查头颅 MRI，可行脑膜活检明确诊断。

【进一步诊治】

2014 年 4 月 23 日复查头颅 MRI（平扫 + 增强）：脑池、脑沟、脑裂内多发囊性病灶呈环形强化，脑膜增厚、强化；左侧丘脑病灶不强化、左侧基底节病灶环形强化，左侧侧脑室旁病灶不强化；四叠体池团块样病灶增大、均匀强化（图 18-1D-F）。MR 波谱分析显示：左侧丘脑区域的 Cho/Cr 峰的比值 >2.5（图 18-1G）。

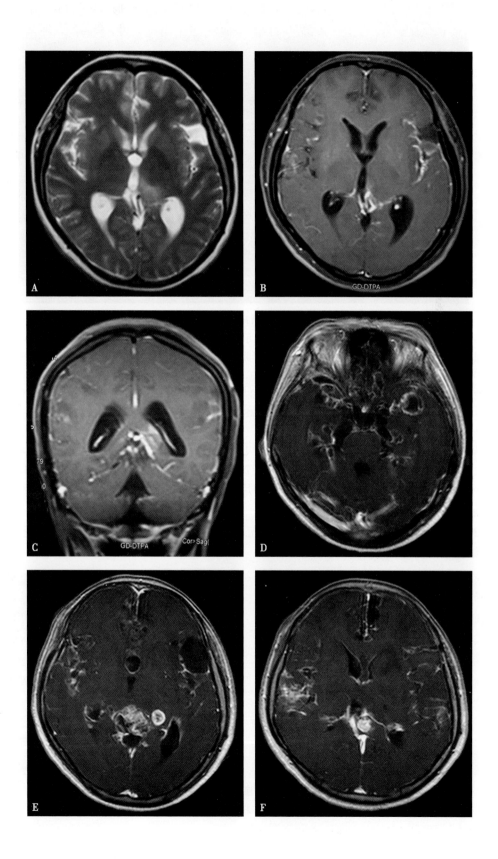

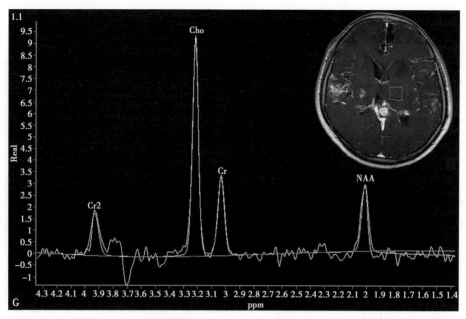

图 18-1 头颅 MRI 的动态变化

2013 年 5 月 23 日（发病 1 个多月）T₂WI（A）显示左侧丘脑异常高信号，左侧外侧裂增宽；T₁WI 增强（B，C）显示双侧颞叶脑膜、左侧丘脑旁室管膜和四叠体池内明显强化，左侧丘脑病灶不强化。2014 年 4 月 23 日（发病 1 年），T₁WI 增强（D，E，F）显示桥前池明显扩大，脑沟和蛛网膜下腔内囊性包裹增加，左侧基底节出现一新的囊性病灶，囊壁明显强化；左侧侧脑室旁出现新的非强化实性病灶，左侧丘脑病灶有扩大，但仍无强化；MRS（G）显示左侧丘脑 Cho/Cr 峰值比 > 2.5

　　住院期间患者癫痫大发作，调整抗癫痫药，予卡马西平 0.1g/ 次，每日 3 次和左乙拉西坦 0.5g/ 次，每日 2 次口服，逐渐停用奥卡西平，而后未再出现癫痫发作。住院期间出现尿潴留，予留置导尿。患者出现高热，血象高，胸片及尿、便常规未见明显异常，考虑上呼吸道感染可能，予抗感染治疗。

　　2014 年 5 月 5 日在局部麻醉下行颅内左颞部病变活检术。病理报告：符合间变性星形胶质细胞瘤（WHO Ⅲ级）（图 18-2）。

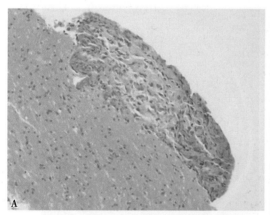
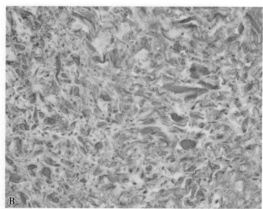

图 18-2 左颞叶组织病理示沿脑膜生长的肿瘤组织

A. HE×100，示瘤细胞呈纺锤形，细胞明显多形性，核深染，中间可见核分裂象；B. GFAP×400，示细胞质强阳性

【蒋景文教授再次查房】(2014 年 5 月 9 日)

患者脑膜活检诊断间变性星形细胞瘤。结合脑磁共振的一系列变化：病灶沿脑膜浸润，皮质沟回扩大形成囊性包裹，脑膜和囊性包裹膜明显强化，诊断考虑脑膜胶质瘤病。是原发还是继发的脑膜胶质瘤病？患者左侧丘脑病灶早期出现，一直没有强化；后期出现多个脑实质的浸润病灶，囊性病灶的囊膜有强化，而非囊性病灶没有强化，提示脑膜胶质瘤可能发生不强化的脑实质的浸润病灶。传统的原发性脑膜胶质瘤病的概念是病灶局限在软脑膜，没有脑实质的浸润。随着治疗措施的进步，病程的延长，是否会出现脑实质浸润？需要更多的病例来说明。

【随访】

患者家属拒绝治疗，要求出院。患者出院 2 个月后死亡。

【最终诊断】

脑膜胶质瘤病(leptomeningeal gliomatosis, LG)

【讨论】

脑膜胶质瘤病(LG)分为原发性和继发性两种类型。继发性脑膜胶质瘤病(secondary leptomeningeal gliomatosis, SLG)可见于胶质瘤术后或靠近中线的胶质瘤侵入脑室系统和蛛网膜下腔，见于 8%～27% 的脑或脊髓的恶性胶质瘤患者。原发性弥漫性脑膜胶质瘤病(primary diffuse leptomeningeal gliomatosis, PDLG)源自胚胎发育过程中异位到软脑膜上的神经胶质细胞巢发生癌变，沿软脑膜、室管膜和蛛网膜下腔播散，是一种罕见的、致死性疾病。至今全世界报道病例大约 90 例，大多数患者于发病 1 年内死亡。

1951 年 Cooper 和 Kernohan 等首次报道此病，1 例 PGLD 的尸解病理发现：脑膜、室管膜和蛛网膜下腔内含大量异常增殖的胶质瘤细胞，有新生血管，有出血坏死，脑室系统和蛛网膜下腔扩大、脑膜增厚，在蛛网膜下腔和脑沟内可见囊性包裹。Cooper 和 Kernohan 等由此提出了 PDLG 的诊断标准：① PDLG 没有脑实质的浸润；②没有中轴线结构损害的证据；③肿瘤在脑膜形成囊性包裹。这一概念沿用至今，这一传统的 PDLG 诊断标准将 PDLG 限定在脑膜，没有脑组织和脊髓的受累。其组织病理主要是高级别的星形细胞瘤，少数为少突胶质细胞瘤。迄今为止，绝大多数已报道的 PDLG 病例满足这些条件，仅有 3 例 PDLG 患者存在脑实质或脊髓浸润。

本例患者在发病后的 10 个月间多次行头颅 MRI 检查，MRI 呈现出多种形式的变化：①蛛网膜下腔进行性扩大；②扩大的外侧裂、海马和额叶的脑沟内形成很多的囊性包裹，最后在左侧基底节也形成了囊性病灶；所有的囊壁都明显强化；③四叠体池内出现了明显强化的快速生长的团块；④左侧丘脑和左侧侧脑室旁先后出现多个没有强化的实性病灶。

发病后 2 个月，第一次头颅 MRI 检查已发现左侧丘脑病灶，发病后 1 年行 MRS 分析，左侧丘脑 Cho/Cr 峰的比值约为 2.5，提示肿瘤。究竟是左侧丘脑胶质瘤侵入侧脑室继发脑膜胶质瘤病，还是原发性脑膜胶质瘤病浸润了丘脑？这例患者发病 2 个月时的第一次头颅 MRI 在中线附近的丘脑出现了病灶，诊断首先考虑脑实质胶质瘤的脑膜和脑实质转移，但是查阅文献，未见胶质瘤脑膜转移在脑沟内出现明显的囊性包裹，而脑沟内大量的囊性包裹是 PDLG 相对特征性的表现。患者第一次头颅 MRI 显示左侧丘脑病灶的同时，侧脑室和三脑室的室管膜均明显强化，四叠体池靠近左侧也同样明显强化，7 个月后，四叠体池靠近左侧出现了一个快速生长的团块，结合相继发生的蛛网膜下腔的迅速扩大，蛛网膜下腔和扩大的脑沟内大量的囊性包裹，我们推测左侧丘脑病灶很可能是 PDLG 的局部浸润，左侧侧脑室室管膜上的胶质瘤早期浸润了邻近的左侧丘脑。

PDLG 不仅弥漫性浸润脑膜和脊膜,也可以以实体肿瘤的形式存在于蛛网膜下腔。这例患者四叠体出现明显强化的实性团块。既往 Kim 等曾报道一例 PDLG 患者四叠体池内也出现明显强化的肿瘤团块。

本例患者一系列头颅 MRI 的动态变化呈现了脑膜胶质瘤病的病理发展过程。软脑膜上的胶质瘤,沿软脑膜、蛛网膜下腔和脑室系统播散,造成脑沟的增宽、蛛网膜下腔和脑室系统的扩大,并且沿着血管周围间隙侵入脑室旁脑实质。在以上蔓延浸润的过程中,在蛛网膜下腔、脑沟内和左侧基底节形成囊性包裹。患者行脑室引流术,大大降低了颅内压,延长了生命,使得患者头颅 MRI 显示出了多种损害。

脑膜胶质瘤病没有特殊的临床表现。主要表现为高颅内压综合征和脑膜刺激征。高颅内压可以影响展神经,导致眼球外展受限。蛛网膜下腔内渗出物聚集可造成多脑神经或脊神经麻痹。大脑脑沟内压力升高压迫皮质造成癫痫发作、瘫痪和病理征。患者还可出现认知功能下降、精神症状和意识障碍。脑脊液检查常常表现为蛋白显著升高和糖降低,氯化物无明显变化;脑脊液白细胞正常或轻度升高。虽然胶质瘤细胞沿着蛛网膜下腔和脑室系统播散,脑脊液细胞学发现肿瘤的概率还是很小的,反复细胞学检查结合免疫组化可以提高诊断阳性率。脑膜癌病、脑膜炎和结节病等都可出现与脑膜胶质瘤病相似的脑脊液改变,头颅 MRI 也可呈现脑积水和脑膜广泛强化。结合文献报道,蛛网膜下腔和脑沟内多发的囊性包裹是脑膜胶质瘤病的特征性改变。对于活检病例,组织病理需要结合头颅 MRI 表现,有助于诊断脑膜胶质瘤病。

PDLG 是一种罕见疾病,迄今均为个案报道,尚缺乏标准、有效的治疗,既往放疗结合化疗,近来文献报道早期替莫唑胺治疗可以延缓星形细胞瘤的发展。

(蒋　云　胡夏生)

参 考 文 献

1. COOPER IS, KERNOHAN JW. Heterotopic glial nests in the subarachnoid space: histopathologic characteristics, mode of origin and relation to meningeal gliomas[J]. J Neuropathol Exp Neurol, 1951, 10(1): 16-29.

2. ASHWORTH B, GORDON A. Leptomeningeal gliomatosis[J]. J Neurol Neurosurg Psychiatry, 1994, 57(4): 471-473.

3. RIVA M, BACIGALUPPI S, GALLI C, et al. Primary leptomeningeal gliomatosis: case report and review of the literature[J]. Neurol Sci, 2005, 26(2): 129-134.

4. YAMASAKI K, YOKOGAMI K, OHTA H, et al. A case of primary diffuse leptomeningeal gliomatosis[J]. Brain Tumor Pathol, 2014, 31(3): 177-181.

5. KIM SH, JUN DC, PARK JS, et al. Primary diffuse leptomeningeal gliomatosis: report of a case presenting with chronic meningitis[J]. J Clin Neurol, 2006, 2(3): 202-205.

6. GUO X, ZHONG D, MA W. Primary leptomeningeal medulloblastoma: a rare case[J]. Clin Neurol Neurosurg, 2012, 114(8): 1181-1184.

7. DAVILA G, DUYCKAERTS C, LAZARETH JP, et al. Diffuse primary leptomeningeal gliomatosis[J]. J Neurooncol, 1993, 15(1): 45-49.

8. ISHIGE S, IWADATE Y, ISHIKURA H, et al. Primary diffuse leptomeningeal gliomatosis followed with serial magnetic resonance images[J]. Neuropathology, 2007, 27(3): 290-294.

9. HANSEN N, WITTIG A, HENSE J, et al. Long survival of primary diffuse leptomeningeal gliomatosis

following radiotherapy and temozolomide: case report and literature review[J]. Eur J Med Res, 2011, 16(9): 415-419.

10. KITAHARA M, KATAKURA R, WADA T, et al. Diffuse form of primary leptomeningeal gliomatosis[J]. Case report. J Neurosurg, 1985, 63(2): 283-287.

11. SIVAK S, KANTOROVA E, KURCA E, et al. Primary diffuse leptomeningeal gliomatosis as a rare cause of pain in cervical spine[J]. BMC Cancer, 2016, 16: 182.

12. SULENTIC V, HAJNSEK S, PETELIN GZ, et al. Primary diffuse leptomeningeal gliomatosis: early diagnostic signs[J]. Neurol Sci, 2015, 36: 1697-1699.

病例19　双下肢麻木力弱5个月余,加重伴双上肢麻木力弱7天

【病例资料】

患者,女性,41岁。因"双下肢麻木力弱5个月余,加重伴双上肢麻木力弱7天"于2018年5月7日收入院。

现病史:患者5个月余前无明显诱因出现右下肢麻木力弱,伴沉重感,尚能自行行走,行走稍拖沓。20天后出现左下肢麻木力弱,逐渐加重。3个月前双下肢麻木力弱明显加重,不能独立行走,就诊于当地医院,行头颅MRI示双侧丘脑、放射冠,右顶叶斑片状异常信号,颈椎MRI示C_2～C_4节段斑片状异常信号,诊断为"多发性硬化"。当地医院予以甲泼尼龙1 000mg静脉滴注冲击治疗,每3天剂量减半,后改为甲泼尼龙片口服,逐渐减量至停用,患者自觉双下肢力量较前好转,但麻木感无明显变化。7天前患者出现后颈部及背部疼痛,伴双上肢麻木力弱,之后四肢无力逐渐加重,伴胸腰部束带感,为进一步诊治就诊于我院。病程中无发热,无视物模糊、视物成双,无吞咽困难、饮水呛咳,无头晕、头痛等不适。

发病以来,精神尚可,进食差,夜间睡眠差,大、小便正常,体重无明显变化。

既往史:甲状腺功能亢进2年。发病前1个月患者出现舌尖部及左侧面部麻木,无口角歪斜、饮水呛咳等不适,未治疗,1周后自行好转。否认高血压、糖尿病、冠心病、系统性红斑狼疮、干燥综合征等病史。曾做过1年瓷器上色工作,有"丙烯"染料接触史。无吸烟饮酒史。父亲因脑胶质瘤于68岁去世。

入院查体:T 36.7℃,P 78次/min,R 18次/min,BP 127/80mmHg。发育正常,心肺腹查体未见异常。神志清楚,构音不清。定向力正常,记忆力、计算力、理解力正常。双侧瞳孔等大,对光反射灵敏。眼球各向运动充分,无复视及眼震。双侧额纹对称,闭目力弱,鼻唇沟对称。双侧软腭上抬有力,悬雍垂居中,咽反射存在,伸舌居中。双上肢肌力3级,双下肢肌力0～1级,四肢肌张力明显增高,腱反射亢进,双侧髌阵挛(+)、踝阵挛(+)。双上肢Hoffmann征(+)、Rossolimo征(+)、掌颌反射(+)。双侧Babinski征(+)、Chaddock征(+)。双侧C_4平面以下痛觉、音叉振动觉减退。双侧指鼻试验欠稳准,轮替动作欠灵活,跟膝胫试验欠稳准。颈软,脑膜刺激征(−)。

【入院诊断】

中枢神经系统多发性病变性质待查

炎性脱髓鞘疾病?

肿瘤?

【入院后辅助检查】

血、尿、便常规正常,大便隐血试验(−)。肝肾功能、电解质、血脂、血糖、凝血功能均正常。红细胞沉降率24mm/h(正常范围:0～15mm/h)。CA199 664U/ml(正常范围:<37U/ml)(3周后复查CA199 800.8U/ml),其余血肿瘤标志物均正常。自身抗体谱:重组RO-52:阳性(++)52(正常范围:<15);抗β2-糖蛋白I抗体25RU/ml(正常范围:<20RU/ml);抗中性粒细胞胞质抗体(ANCA)(+)P1:10,PR3(ANCA)阴性,MPO(ANCA)(+)26.03RU/ml(正常范围:<5RU/ml);抗SRP抗体(+)。丙型肝炎抗体、艾滋病抗体、梅毒特异性抗体均阴性。甲状腺功能:FT_3 2.1pg/ml(正常范围:2.3～4.2pg/ml),FT_4 0.85ng/dl(正常范围:0.89～

1.76ng/dl)，TPOAb 100.8U/ml（正常范围：0～70U/ml）。血清叶酸 3.64ng/ml（正常范围：3.89～26.8ng/ml），维生素 B_{12} 水平正常。血清 IgG 亚类均在正常范围。

腰穿：脑脊液压力 120mmH$_2$O，无色透明。WBC 11/mm^3，单核细胞 90%，RBC 0/mm^3，Pandy 试验（±）。蛋白 0.783g/L（正常范围：0.15～0.45g/L），糖和氯化物正常。血和脑脊液的寡克隆区带、AQP4 抗体、副肿瘤抗体、抗 NMDAR 抗体、EB 病毒抗体、单纯疱疹病毒、巨细胞病毒抗体均为阴性。脑脊液病理：可见少量淋巴细胞及单核细胞，未见肿瘤细胞。

胸部 CT：①双肺散在微结节；②甲状腺体积稍大，密度欠均匀。腹部 MRI：①肝囊肿；②轻度脂肪肝。盆腔 MRI：①子宫术后改变，宫颈多发纳氏囊肿；②双侧卵巢巧克力囊肿可能。

肌电图：针极肌电图显示神经源性病变，神经传导速度、F 波、H 反射大致正常。交感皮肤反应：双手潜伏期延长，波幅低；双足未引出。诱发电位：BAEP 左侧Ⅲ～Ⅴ，Ⅰ～Ⅴ间期延长；VEP 右眼 P100 延长；SEP 右上肢 N20，双下肢 P40 延长，波幅低。

2018 年 5 月 10 日头颅 MRI 及 5 月 15 日增强扫描：脑内多发对称性斑片状及斑点状异常信号影，增强呈斑片状及斑点状强化灶（图 19-1，图 19-2）。2018 年 5 月 10 日颈椎 MRI 及

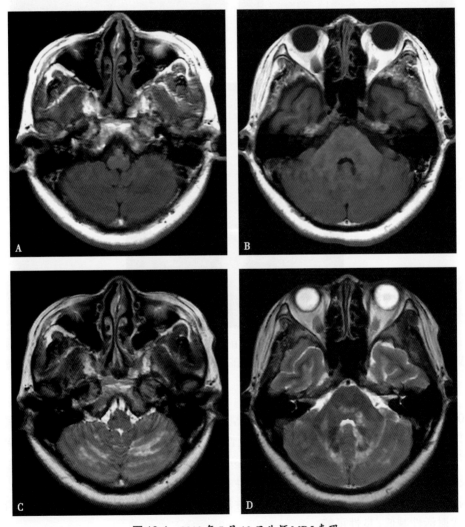

图 19-1　2018 年 5 月 10 日头颅 MRI 表现
脑干和小脑多发对称性斑片状及斑点状异常信号影，T_1WI（A，B）呈低信号，T_2WI（C，D）呈高信号

5 月 11 日增强扫描：$C_2 \sim C_7$ 水平脊髓肿胀及髓内异常信号，增强呈部分明显强化（图 19-3A）。2018 年 5 月 10 日胸椎 MRI 及 5 月 14 日增强扫描：胸髓内广泛肿胀伴信号异常改变；增强后大部分区域不均匀斑片状强化（图 19-3B）。

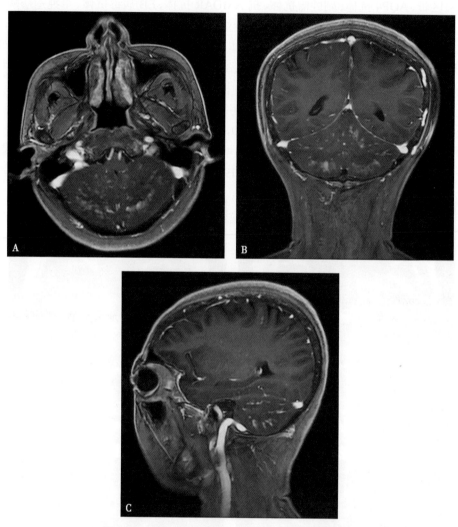

图 19-2　2018 年 5 月 15 日头颅 MRI 增强扫描表现

脑干和小脑多发异常信号影，增强呈斑片状及斑点状强化灶。A. 轴位；B. 冠状位；C. 矢状位

2018 年 5 月 16 日头及全身 PET/CT：①整个颈段和胸段脊髓代谢活性增高伴节段性膨大（SUVmax 6.3），需考虑脊髓淋巴瘤可能，炎性病变不除外；②双侧小脑大致对称性片状低密度影，相应部位代谢活性减低，性质待定；③甲状腺体积增大伴密度不均，代谢活性增高，考虑炎性改变；④双肺散在微结节，多系良性；⑤左侧髂骨低密度影，代谢活性减低，考虑良性病变；⑥右侧卵巢及宫腔内片状代谢活性增高，考虑生理性摄取；左侧卵巢增大伴密度不均，代谢活性减低，良性可能。

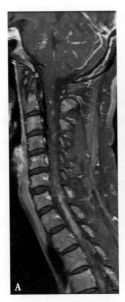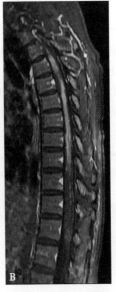

图 19-3　2018 年 5 月颈胸椎 MRI 增强扫描表现

A. 颈椎 MRI 增强可见 $C_2 \sim C_7$ 水平脊髓肿胀及髓内异常信号, 增强呈部分明显强化;

B. 胸椎 MRI 可见胸髓内广泛肿胀伴信号异常改变, 增强后大部分区域不均匀斑片状强化

【蒋景文教授查房】(2018 年 5 月 18 日)

病史特点: 中年女性, 慢性病程, 逐渐加重。主要表现为四肢麻木力弱, 伴背部疼痛。查体: 构音不清, 双眼闭目力量稍差。四肢肌力减退, 双下肢更明显, 四肢肌张力增高, 腱反射亢进, 双侧踝阵挛和髌阵挛均阳性, 双侧病理征阳性, C_4 平面以下痛觉减退, 双侧肢体共济运动差, 有意向性震颤。血 CA199 明显升高。MRI 示颅内多发对称性斑片状及斑点状异常信号影, 伴强化; 颈胸髓广泛肿胀伴髓内异常信号, 呈不均匀斑片状强化, 脊膜亦有强化。

定位诊断: ①四肢肌力减退, 腱反射亢进, 双侧病理征阳性, 定位于双侧锥体束; 双手麻木, C_4 平面以下痛觉、音叉振动觉减退, 定位于双侧脊髓丘脑束及薄束、楔束。②双侧肢体共济运动差, 有意向性震颤, 定位于小脑。结合影像学所见定位脊髓、小脑和脑干。

定性诊断: 病程长, 缓慢进展, 外院激素冲击治疗后病情好转不明显, 近 2 周逐渐加重, 体重无明显变化, 无缓解—复发特点, 存在脑内及长节段脊髓病灶, 伴有强化, 同时脊膜亦有强化, NMO-IgG 阴性, 寡克隆区带阴性, 诊断不考虑多发性硬化。CA199 升高, 入院后复查影像学提示病灶较前增多, 考虑恶性肿瘤引起病变可能性大。

建议: ①行腰椎 MRI 及增强扫描, 观察有无腰骶神经根受累及脊膜强化; ②行小脑活检或腰椎脊膜活检, 鉴别恶性肿瘤及炎性病变。

2018 年 5 月 30 日腰椎 MRI 及增强扫描: 腰椎平扫示多发腰椎椎弓根、横突及棘突信号不均, 增强未见明确强化; $L_5 \sim S_3$ 水平腰骶双侧神经根鞘对称性均匀强化, S_1 下缘水平椎管内小斑片状轻度强化。

2018 年 5 月 31 日神经外科行硬脑膜 + 小脑活检。病理结果(小脑组织): 送检数块小脑组织, 小血管周围可见明显淋巴细胞浸润, 脑组织亦可见灶性淋巴细胞、组织细胞浸润, 伴小胶质细胞增生。免疫组化结果: CD20(少量 +), CD2(++), CD3(++), CD4(++), CD8(少

量 +)，CD5（++），CD7（++），BcL-2（局灶 +），PAX-5（局灶 +），CD10（-），Bcl-6（-），MUM1（散在少量 +），Ki67（约 5%+），C-myc（-），P53（阴性），CD23（-），NeuN（神经元细胞 ++），GFAP（胶质细胞 +），ATRX（+），IDH-1（-），CD138（少量散在浆细胞 +），CD68（组织细胞 ++），CD163（组织细胞 ++），CD56（++），TIA（少量 +），TdT（-），MPO（-），Granzyme B（少量 +），CD30（-），AE1/AE3（-），CD31（血管 +），CD34（血管 +），S100（反应灶 -），CD1a（-）。原位杂交结果：EBER（-）。特殊染色结果：脱髓鞘染色结果未见脱髓鞘改变。硬脑膜：纤维结缔组织有变性、出血，局部血管周围可见少量淋巴细胞浸润。免疫组化结果：CD31（血管 +），CD34（血管 +），CD3（个别 +），CD4（个别 +）。考虑诊断符合类固醇激素反应性慢性淋巴细胞性炎症伴脑桥 - 小脑周围血管强化症（CLIPPERS）（图 19-4）。

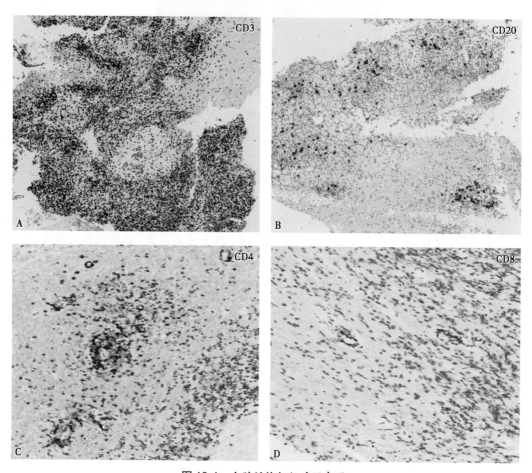

图 19-4 小脑活检组织病理表现

A. 细胞浸润以 CD3 标记的 T 淋巴细胞为主（CD3 染色、×100）；B. CD20 标记的 B 淋巴细胞仅为个别细胞阳性（CD20 染色、×100）；C（CD4 染色 ×200），D（CD8 染色、×200）可见 CD4 标记的细胞数量多于 CD8 标记的细胞

2018 年 6 月 14 日予甲泼尼龙冲击治疗，方案为 1 000mg/d×6d→500mg/d×6d→250mg/d×5d→120mg/d×5d，之后改为泼尼松 60mg/d，每日 1 次口服。治疗 2 周后患者构音较前清晰，双上肢肌力 4 级，双下肢近端肌力 2 级，远端 3 级，双下肢肌张力增高。双侧 T_8 平面以下痛觉减退，指鼻试验较前稳准。

　　2018 年 6 月 29 日复查头颅增强 MRI：脑内多发对称性斑片状及斑点状异常信号，较前范围明显减小，强化程度明显减低，双侧小脑半球病灶未见明确强化（图 19-5）；颈椎增强 MRI：原 C_3-T_1 水平脊髓肿胀及髓内异常强化灶，已明显减少（图 19-6A）。2018 年 7 月 3 日复查胸椎增强 MRI：原胸段脊髓广泛肿胀伴信号异常，本次已基本恢复正常。（图 19-6B）

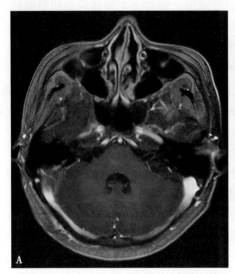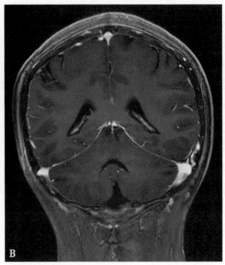

图 19-5　2018 年 6 月 29 日头颅增强 MRI 表现

原脑干小脑多发对称性斑片状及斑点状异常信号基本消失，双侧小脑半球病灶未见明确强化。
A. 轴位；B. 冠状位

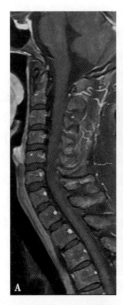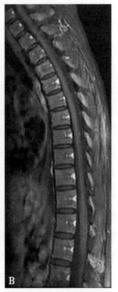

图 19-6　2018 年 6 月 29 日颈椎和 2018 年 7 月 3 日胸椎增强 MRI 表现

A. 2018 年 6 月 29 日颈椎增强 MRI 显示原 C_3～T_1 水平脊髓肿胀及髓内异常强化灶，已明显减少；B. 2018 年 7 月 3 日胸椎增强 MRI 显示原胸段脊髓广泛肿胀伴信号异常，已基本恢复正常

患者激素改口服后出院，嘱泼尼松 60mg/ 次，每日 1 次，连用 2 周，后减为 40mg/ 次，每日 1 次，连用 2 周。

【随访】

出院 1 个月后患者来门诊复查，四肢有好转，仍不能行走，可独立坐轮椅。查体：四肢肌张力基本正常，双上肢肌力 5 级，双下肢近端肌力 2 级，远端 4 级。腱反射亢进，双侧髌阵挛（−），双侧踝阵挛（+）。双侧 T_8 平面以下痛觉减退。胸腰部束带感较前明显减轻。

2018 年 8 月 26 日复查头颅增强 MRI：脑内多发对称性斑片状及斑点状异常信号，较前范围缩小，强化程度较低。

【最终诊断】

类固醇激素反应性慢性淋巴细胞性炎症反应伴脑桥血管周围强化症（chronic lymphocytic inflammation with pontine perivascular enhancement responsive to steroids，CLIPPERS）

【讨论】

类固醇激素反应性慢性淋巴细胞性炎症伴脑桥血管周围强化症（CLIPPERS）是一种主要累及脑干、小脑和脊髓的中枢神经系统炎性综合征。临床以对类固醇激素治疗敏感为突出特征，影像特征是出现以脑桥为中心的"胡椒粉样"强化病灶。

CLIPPERS 最早于 2010 年由 Mayo 医院 Pittock 报道，其团队总结了自 1999 至 2009 年间就诊的 8 例患者，所有患者均出现复视和面部感觉障碍等脑干受累表现，个别有脊髓病症状，大剂量糖皮质激素初始治疗效果显著。影像学检查均可见对称性点状和曲线状钆强化病灶，像撒胡椒粉一样分布于脑桥，并不同程度地延伸至桥臂、小脑、中脑和延髓，偶尔可延伸至脊髓。激素治疗后临床表现和影像学所见均明显改善，但激素减量后患者病情通常恶化，因而需要长期激素或其他免疫抑制治疗。其中 4 例患者进行脑活检，病理显示脑白质血管周围 T 淋巴细胞的显著浸润为其主要特征，无肉芽肿、感染、淋巴瘤及血管炎表现。因此，Pittock 提出 CLIPPERS 是一种定义明确的对免疫治疗有效的中枢神经系统的慢性炎性疾病。而后有陆续病例报道，显示 CLIPPERS 病变可以累及基底节区、丘脑、侧脑室旁、皮质下，以及大脑皮质，临床反复发作，病灶可以融合成片。

2017 年，Tobin 等首次提出了该疾病的诊断标准（表 19-1）。该团队分析了临床疑诊 CLIPPERS 患者的临床表现、影像学及病理学特点，最终 23 例患者（18 名男性及 5 名女性）被诊断为 CLIPPERS，12 例患者诊断为非 CLIPPERS。CLIPPERS 患者的中位起病年龄 58 岁，中位随访时间 44 个月。大剂量类固醇激素治疗后，23 例 CLIPPERS 患者的临床症状和影像学表现均明显好转（激素反应性），激素治疗显著有效被认为是该病的特征性表现。停用类固醇激素后，12 例 CLIPPERS 患者临床症状加重。CLIPPERS 患者 MRI 显示明显的脑干血管周围强化病灶，且具有以下特征：①直径 <3mm 均匀一致的钆强化病灶，无环形强化或占位效应；② T_2 异常信号范围不超过 T_1 增强的病变范围。14 例 CLIPPERS 患者脑病理发现 CD3 阳性 T 淋巴细胞明显增多，以 CD4 阳性 T 淋巴细胞为主，超过 CD8 阳性 T 淋巴细胞。轻度 B 淋巴细胞和中度巨噬细胞浸润，以血管周围及弥漫性实质浸润为主，可出现在脑膜、白质和灰质，伴多种组织破坏，星形胶质细胞增生，继发性髓鞘脱失。

CLIPPERS 是一种独立疾病还是一种有多重病因的综合征，尚存在诸多争议。有报道 2 例 CLIPPERS 患者在起病前曾明确诊断为多发性硬化，其中 1 例在停用那他珠单抗（natalizumab）后发病，这一潜在诱因提示 CLIPPERS 可能为"免疫重建炎性综合征"的一部分。2015 年，Symmonds M 报道了 1 例 CLIPPERS 和 MOG 抗体阳性的视神经脊髓炎谱系疾病共病的患

表 19-1　2017 年 CLIPPERS 诊断标准

临床

1. 亚急性脑桥小脑功能障碍,伴或不伴其他中枢神经系统症状,如认知功能障碍及脊髓病

2. 中枢神经系统症状对类固醇激素治疗有效

3. 无周围神经系统疾病

4. 缺乏针对此临床症状更为合理的解释

磁共振

1. 以脑桥小脑为主的均匀性结节样强化病灶,无环状强化或占位效应,直径小于 3mm

2. 类固醇激素治疗后增强病灶明显缓解

3. 均匀 T2 异常信号且 T2 异常信号范围不明显超过增强病变范围

4. 脊髓病变与上述 T2 及增强病灶特征相似

神经病理

1. 密集的淋巴细胞炎症伴周围血管及间质浸润,灰白质均可受累

2. 浸润以 T 细胞为主(CD4＞CD8)及多种巨噬细胞成分

3. 无脱髓鞘或局灶性继发性脱髓鞘改变

4. 缺乏针对此病理学表现更为合理的解释

诊断

确诊的 CLIPPERS:满足全部临床、影像学、神经病理学诊断标准

可能的 CLIPPERS:满足全部临床、影像学诊断标准,无神经病理证据

者。另有病例报道 CLIPPERS 患者脑病理出现小血管壁淋巴细胞浸润、血管壁透明样变,提示存在血管炎。以上提示 CLIPPERS 与其他自身免疫性疾病共存,可能是一种异质性的自身免疫性疾病。另外,在 Tobin 等报道的 23 例 CLIPPERS 中,1 例诊断 CLIPPERS 之前存在系统性 B 淋巴细胞瘤;2 例诊断 CLIPPERS 之后,分别发现系统性 B 细胞淋巴瘤和 T 细胞淋巴瘤;1 例诊断 CLIPPERS 之后,随访发现原发中枢神经系统 B 细胞淋巴瘤。在这 23 例 CLIPPERS 患者中,还有 4 例存在中枢神经系统之外的肿瘤。可见,CLIPPERS 可能是副肿瘤综合征的表现,亦可能是中枢神经系统淋巴瘤的前哨状态。以上报道更支持 CLIPPERS 是一个与免疫或肿瘤相关的综合征。因此,临床诊断 CLIPPERS 的患者需要长期随访,以明确最终诊断。

本例 CLIPPERS 需要与以下疾病相鉴别:①原发中枢神经系统淋巴瘤,主要累及大脑、脊髓、眼部、脑膜和脑神经,没有全身其他淋巴结或淋巴组织浸润的淋巴瘤。其临床和影像学的表现多样,激素治疗后临床和影像学均可明显改善,病理改变主要为血管周围大量淋巴细胞浸润,呈血管袖套现象,并向脑实质浸润。大多数(＞90%)为弥漫大 B 细胞淋巴瘤。本例 CLIPPERS 患者影像学有特征性强化,病理显示 T 淋巴细胞为主的血管周围和脑实质浸润,未见淋巴瘤细胞。②中枢神经系统血管炎,是一种局限在脑、脊髓的原发性疾病,脑、脊髓和脑膜的中、小血管呈炎症性病理改变。外周血往往没有免疫学异常。典型的影像学表现为脑内中、小动脉呈多灶性、节段性、串珠样狭窄和扩张。中枢神经系统血管炎的临床表现、血和脑脊液检查,以及影像学表现均无特异性,确诊需要脑活检。本例患者脑组织病理排除了此诊断。③感染性疾病,患者无发热等感染征象,血液及脑脊液检测均未发现微生物感染证据,本例患者可除外感染性疾病。④其他自身免疫性疾病,如自身免疫性脑炎,多发性硬化,视神经脊髓炎谱系疾病等。该患者病情进行性加重,影像学改变累及范围广,

不符合多发性硬化临床及影像学特点，且自身免疫性脑炎抗体、寡克隆区带、AQP4 抗体均为阴性，颅内病灶亦不符合视神经脊髓炎特点，基本可除外该类疾病。

目前普遍认为 CLIPPERS 需要长期免疫抑制治疗来减少复发。Taieb 等报道了 7 例患者，每日口服至少 20mg 泼尼松，平均随访 5.5 年，均没有复发。Yin-Xi Zhang 等报道了 1 例伴有长节段横贯性脊髓病变的 CLIPPERS，患者接受每日 10mg 甲泼尼龙治疗，随访 1 年无复发。也有报道认为，将每日口服激素减量至 10～20mg 以下时几乎都出现神经系统症状复发。由于激素的副作用，长期使用受到限制。因此，一些免疫抑制剂的使用也在探索过程中，如硫唑嘌呤、甲氨蝶呤、环磷酰胺、利妥昔单抗、吗替麦考酚酯等，但其疗效均不明确。在彻底停用激素后，只有甲氨蝶呤和利妥昔单抗可能对一少部分患者有效。有研究报告静脉丙种球蛋白及口服羟氯喹对 CLIPPERS 治疗无效。根据 CLIPPERS 患者病理学中组织细胞成分，肿瘤坏死因子抑制剂英夫利昔单抗（infliximab）可能对该病有效，但目前仅有 1 例儿童应用的报道，且患儿在发病 3 年后被诊断为 EB 病毒相关性 B 细胞淋巴瘤。

本例患者在起病 2 个月时曾于外院行甲泼尼龙冲击治疗，治疗后症状有所改善，1 个月后停用激素。2 个月后症状再次加重，入院后发现肿瘤标志物 CA199 明显升高，结合患者颅内及脊髓多发病变，首先考虑肿瘤及相关性疾病。胸腹盆腔影像学检查未发现恶性肿瘤。PET/CT 提示颈胸段脊髓代谢活性增高，需考虑淋巴瘤可能，但双侧小脑代谢活性减低，不支持淋巴瘤的诊断，最终通过小脑及硬脑膜活检明确了 CLIPPERS 的诊断。根据病理结果，临床再次予以大剂量激素冲击治疗，半个月后患者临床症状明显好转，复查头颅及颈胸髓 MRI 均显示病灶明显减少。

本例患者在出现典型以小脑及脑桥为主的均匀结节状强化病灶，即"胡椒粉征"外，同时存在长节段脊髓病变并伴有明显强化。尽管本例患者经小脑活检后，病理诊断为 CLIPPERS，但脊髓病变性质不明。激素冲击治疗后，复查颈胸髓 MRI 发现同颅内病变相似，脊髓病变也明显好转。我们推测该患者小脑、脑干及脊髓病变性质相同，长节段脊髓病变可能为 CLIPPERS 临床表现之一。迄今为止，国外报道的 CLIPPERS 合并长节段脊髓损害病例不超过 3 例。CLIPPERS 首次报道至今不足 10 年，尚需更多的病例和更长的时间来完善对该病的认识。

（闻洁曦　殷　剑　张劲松）

参 考 文 献

1. ABKUR TM, KEARNEY H, AND HENNESSY MJ. CLIPPERS and the need for long-term immunosuppression[J]. Scott Med J, 2017, 62（1）: 28-33.

2. SYMMONDS M, WATERS PJ, KÜKER W, et al. Anti-MOG antibodies with longitudinally extensive transverse myelitis preceded by CLIPPERS[J]. Neurology, 2015, 84（11）: 1177-1179.

3. TOBIN WO, GUO Y, KRECKE KN, et al. Diagnostic criteria for chronic lymphocytic inflammation with pontine perivascular enhancement responsive to steroids（CLIPPERS）[J]. Brain, 2017, 140（9）: 2415-2425.

4. ZHANG YX, HU HT, DING XY, et al. CLIPPERS with diffuse white matter and longitudinally extensive spinal cord involvement[J]. Neurology, 2016, 86（1）: 103-105.

5. PITTOCK SJ, DEBRUYNE J, KRECKE KN, et al. Chronic lymphocytic inflammation with pontine perivascular enhancement responsive to steroids（CLIPPERS）[J]. Brain, 2010, 133（9）: 2626-2634.

6. TAIEB G1, DUFLOS C, RENARD D, et al. Long-term outcomes of CLIPPERS（Chronic lymphocytic

inflammation with pontine perivascular enhancement responsive to steroids）in a consecutive series of 12 patients[J]. Arch Neurol，2012，69（7）：847-855.

7. DUDESEK A1，RIMMELE F，TESAR S，et al. CLIPPERS：chronic lymphocytic inflammation with pontine perivascular enhancement responsive to steroids. Review of an increasingly recognized entity within the spectrum of inflammatory central nervous system disorders[J]. Clin and Exp Immunol，2014，175（3）：385-396.

8. MARIO S，LYDIA G，OMAR A，et al. Is chronic lymphocytic inflammation with pontine perivascular enhancement responsive to steroids（CLIPPERS）in children the same condition as in adults[J]. Dev Med Child Neurol，2018，61（4）：490-496.

病例 20　头痛伴呕吐 20 余天，发作性意识障碍 1 周

【病例资料】

患者，男性，46 岁。因"头痛伴呕吐 20 余天，发作性意识障碍 1 周"于 2014 年 1 月 14 日收入院。

现病史：患者自 2013 年 12 月 20 日起无明显诱因出现阵发性头痛，伴有恶心、呕吐，呕吐呈非喷射样，呕吐物为胃内容物，每天呕吐数次，不伴发热、头晕、腹痛腹泻，不伴视物成双、言语不清等。症状持续 1 周无缓解，就诊于当地医院。查体：神志清楚，无失语，计算力减退。四肢肌力 5 级，双侧腱反射（++），双侧病理征（-），颈抵抗，双侧 Kernig 征（-），以"头痛原因待查"收住院。入院后予以甘露醇脱水降颅内压、天麻素等对症治疗。12 月 26 日行腰穿检查，脑脊液压力不详，蛋白 0.528g/L（正常范围：0.15～0.45g/L），葡萄糖 1.9mmol/L（正常范围：2.3～4.1mmol/L），余未见异常，遂予以阿昔洛韦抗病毒治疗，病情未见好转。2014 年 1 月 6 日凌晨患者突发意识不清，给予利尿脱水等抢救治疗后意识清醒，感全身乏力、恶心。1 月 11 日晚患者再次出现发作性意识不清，伴尿失禁，查体呼之不应，牙关紧闭，双眼凝视，双瞳孔直径 5mm，立即给予脱水、利尿等处理后神志恢复，当晚间隔 2 小时后又有类似发作 1 次。此后患者出现视物成双，吞咽费力，饮水呛咳，四肢无力及左上肢麻木等症状，住院期间行胸腹部增强 CT、骨扫描、PET/CT 等检查均未发现异常。为进一步诊治收入我院。

发病以来体重减轻 10kg，精神睡眠差，食欲差，大、小便正常。

既往史：患病前 1 月余有全身肌肉酸痛，呈游走样，不伴发热、关节肿痛等。20 余年前诊断鼻窦炎。10 余年前右腿骨折史。1 年前诊断荨麻疹，否认恶性肿瘤病史。

个人史：职业为潜水员，余无特殊。

入院查体：生命体征平稳，体温 36.0℃。神志清楚，言语流利。记忆力、定向力、计算力正常。双侧视盘水肿，边缘有渗血。双侧瞳孔等大，对光反射灵敏，双眼球位置居中，双眼外展受限，侧视有复视，未见眼震，左侧额纹稍浅，左侧闭目无力，左侧鼻唇沟浅。双侧软腭活动好，悬雍垂居中，伸舌居中。双上肢近端肌力 4^+ 级，远端肌力 5 级，双下肢近端肌力 4^- 级，远端肌力 5 级，肌张力正常，四肢腱反射加强法未引出，双侧病理征（-）。双侧指鼻试验及跟膝胫试验欠稳准，双侧轮替动作稍差。颈抵抗，颏胸距 4 横指，双侧 Kernig 征（+），Brudzinski 征（+）。

辅助检查（外院）：

2013 年 12 月 26 日腰穿：脑脊液（CSF）压力不详，RBC 0/mm³，WBC 16/mm³，多核细胞为主。蛋白 0.528g/L，糖 1.9mmol/L。CSF 细菌学检查阴性，病理学检测未见肿瘤细胞。脑电图异常。

2013 年 12 月 27 日头颅 MRI 平扫：双侧额颞叶部分脑沟变浅，内见软组织信号影；增强扫描，局部软脑膜可见线样及不规则明显强化，提示脑膜炎；双侧额顶叶脑白质内散在脱髓鞘改变（图 20-1）。

2013 年 12 月 28 日胸部平扫 CT：未见异常。腹部及盆腔平扫 CT：胆囊结石；前列腺内钙化灶；肠管积气积液。

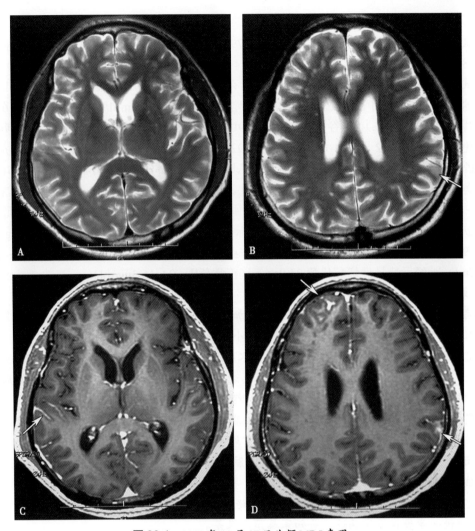

图 20-1　2013 年 12 月 27 日头颅 MRI 表现

平扫 T_2WI（A，B）显示双侧额颞叶部分脑沟变浅，内见软组织信号影（箭头）；增强后（C，D）局部软脑膜可见线样及不规则明显强化（箭头）

2013 年 12 月 31 日血肿瘤标志物：CA199 > 1 000U/ml（正常范围：< 37U/ml），CEA 16ng/ml（正常范围：< 5ng/ml）。复查腰穿：CSF 压力 330mmH₂O，RBC 0/mm³，WBC 20/mm³，单核细胞为主。蛋白 0.457g/L，糖 2.2mmol/L。脑脊液病理学未查到肿瘤细胞。

2014 年 1 月 1 日全身骨显像：右侧肩峰区局灶性放射性浓聚，其余部位未见异常。1 月 3 日全消化道造影：慢性胃窦炎并黏膜脱垂。甲状腺超声：未见明显异常。1 月 7 日鼻内镜：鼻窦炎。

2014 年 1 月 10 日 PET/CT：脑 CT 未见明显异常，PET 图像示右侧额叶及双侧颞叶局部代谢水平增高，与 2013 年 12 月 27 日头颅增强 MRI 所示病灶部位大致一致；PET/CT 显像示体部未见明显恶性肿瘤征象。

【入院诊断】

颅内压增高原因待查

　　脑膜癌病？

【入院后辅助检查】

血常规：白细胞 $14.93×10^9$/L，红细胞 $5.79×10^{12}$/L，血红蛋白 182g/L，中性粒细胞百分率 83.8%。尿常规：白细胞 29.9μl（正常范围：<18μl），管型 21.62μl（正常范围：<2.5μl），大便隐血试验（+）。D- 二聚体定量 332ng/ml（正常范围：<255ng/ml）。血生化：钾 2.8mmol/L（正常范围：3.5～5.2mmol/L），氯 88mmol/L（正常范围：96～108mmol/L），谷丙转氨酶 64U/L（正常范围：5～40U/L），γ- 谷氨酰转肽酶 79U/L（正常范围：11～50U/L），余未见明显异常。免疫全套：Ro-52 弱（+），类风湿因子 192U/ml（正常范围：<20U/ml），余自身抗体阴性。乙肝两对半：乙肝病毒表面抗原阳性，乙肝病毒 e 抗体阳性，乙肝病毒核心抗体阳性，乙肝病毒 e 抗原阴性，乙肝病毒核心抗体阳性。甲状腺功能全套：反 -T_3 80ng/dl（正常范围：32.5～66.4ng/dl），游离 T_3 1.93pg/ml（正常范围：2.3～4.2pg/ml），血清总三碘甲状腺原氨酸 0.52ng/ml（正常范围：0.6～1.8ng/ml）。肿瘤标志物：CEA 26.4ng/ml（正常范围：<5ng/ml），CA199 9 763.4U/ml（正常范围：<37U/ml），血清骨胶素 21 14.03ng/ml（正常范围：0.1～3.3ng/ml），神经元特异性烯醇化酶 23.9ng/ml（正常范围：0～16.3ng/ml）。

【蒋景文教授查房】（2014 年 1 月 15 日）

病史特点：中年男性，急性起病，进行性加重。头痛伴呕吐 20 余天，发作性意识障碍 1 周。入院前发作 3 次意识障碍，伴双眼凝视、小便失禁等症状，考虑为癫痫发作。

定位诊断：以头痛起病，查体双侧视盘水肿、渗血，双侧展神经受限提示颅内高压；颈部抵抗、双侧 Kernig 征阳性提示脑膜受累；患者有左上肢麻木等症状，查体发现左侧周围性面瘫，四肢腱反射加强法未引出，考虑有脑神经和脊神经的受累。

定性诊断：发病以来无发热，有明显的脑膜刺激征，有癫痫发作及左侧面神经受累。外院查脑脊液糖降低，入院后发现 CA199 异常增高（9 763.4U/ml），CEA 亦增高。头颅增强 MRI 示脑膜增强，考虑脑膜癌病可能性大。脑膜癌病的临床特点包括脑膜刺激症状，进行性多脑神经麻痹，CSF 压力增高及糖降低等。鉴别诊断需要排除各种感染所致的脑膜病变。

建议复查腰穿，分别在我院及协和医院送检脑脊液病理学，如能找到肿瘤细胞则可确诊，同时进一步查找原发病灶。告知家属预后很差。

【进一步诊治】

2014 年 1 月 16 日头颅 MRI 平扫：双侧额顶叶脑沟变浅范围较 2013 年 12 月 27 日增多，且程度加重，内见软组织信号影，深部白质区多发斑片状 T2WI 及 FLAIR 高信号影较前增多，范围增大（图 20-2）。

2014 年 1 月 16 日行腰穿，CSF 压力 >330mmH$_2$O，RBC 8/mm³，WBC 1/mm³。蛋白正常，糖 1.9mmol/L（正常范围：2.5～4.5mmol/L），腰穿同时测血糖 8.8mmol/L，氯化物 109.6mmol/L（正常范围：120～132mmol/L）。我院和北京协和医院的脑脊液病理先后均回报：肿瘤细胞（+）（图 20-3）。

住院期间予以甘露醇等对症治疗。脑脊液病理学检测发现肿瘤细胞，脑膜癌病诊断明确后患者家属要求出院，未行放化疗。

2014 年 1 月 20 日患者出院，回当地继续治疗。

【随访】

2014 年 2 月 4 日（出院后 15 天）患者死亡，未行尸检。

【最终诊断】

脑膜癌病（meningeal carcinomatosis, MC）

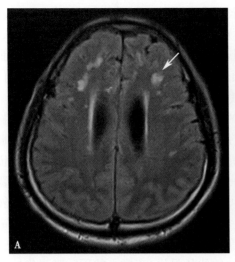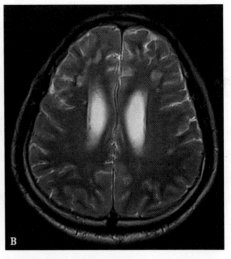

图20-2 2014年1月16日头颅MRI平扫表现

双侧额顶叶脑沟变浅范围较2012年12月27日的增多，深部白质区多发斑片状高信号影较前增多，范围增大，在FLAIR图上显示明显（箭头）。A. FLAIR；B. T₂WI

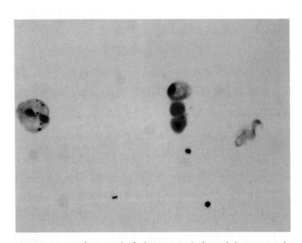

图20-3 脑脊液细胞学病理可见肿瘤细胞（HE×400）

【讨论】

脑膜癌病（MC）是指恶性肿瘤弥漫性或多灶性软脑膜播散或浸润，为中枢神经系统转移瘤的一种特殊分布类型。本病常发生于原发灶确诊后数月或数年，也有10余年者。据报道，5%~8%的恶性肿瘤患者可发展至MC。而恶性肿瘤合并神经系统症状的患者中，行脑活检术，约19%有软脑膜种植转移，其中最常见的恶性肿瘤包括肺癌、乳腺癌、黑色素瘤、急性淋巴细胞白血病、非霍奇金淋巴瘤等，但理论上，所有类型的恶性肿瘤均可转移至软脑膜。MC亦可发生于原发灶确诊之前，有些病例死后尸检才找到其原发灶或仍然找不到原发灶。此患者除了CA199异常增高外，胸腹部增强CT、骨扫描、PET/CT等高敏感性的全身检查均未找到原发病灶的证据。但大便隐血试验阳性，结合肿瘤标志物异常升高，仍考虑与消化道肿瘤相关。

MC常呈亚急性或慢性起病，病情进展快，首发症状以头痛多见，为压榨性疼痛，进行性加重，具有恶性病疼痛特点，可伴有恶心、呕吐，少数伴发热。本例患者以阵发性头痛为首发症状，剧烈难忍，止痛药物控制不佳，脱水治疗可短期缓解。MC 患者脑膜刺激征和颅内高压常见，约 1/3 伴有多脑神经损害，常累及视神经、面神经、展神经、听神经及动眼神经等，也可伴有多发性脊神经根受损。本例患者入院查体除脑膜刺激征外，有左侧面神经受累，可见双眼外展受限及双侧视盘水肿等颅内高压体征，且腰穿结果也证实有颅内高压。约 20% 的患者出现癫痫，病情进展迅速，本例患者 3 次癫痫全身性发作提示预后差。

MRI 是诊断 MC 的最佳影像学检查方法。主要影像表现包括：脑沟变浅、消失，脑膜异常强化，交通性脑积水等。影像学上根据脑膜强化的部位，把脑膜异常强化分为硬脑膜 - 蛛网膜强化和软脑膜 - 蛛网膜下腔强化，前者表现为颅骨内板下、大脑镰或小脑幕线条状或结节状强化，不深入脑沟；后者表现为脑表面弯曲细线条状或结节状强化，可深入脑沟裂和基底部脑池。脑膜由外向内分为硬脑膜、蛛网膜、软脑膜 3 层，硬脑膜又分内、外 2 层，外层兼具颅骨内膜的作用，内层坚厚与蛛网膜紧贴。硬脑膜富含血管且血管内皮细胞之间缺乏紧密连接，不形成血脑屏障，增强扫描可强化，通常见于硬脑膜返折处，如海绵窦、麦克尔腔、大脑镰、矢状窦旁的硬脑膜，表现为薄而不连续的线状强化，正常人的硬脑膜强化长度应小于 3cm，强化范围应小于 50%。软脑膜薄而富有血管，紧贴脑表面，伸入脑沟裂内，其毛细血管内皮细胞之间紧密连接，存在血脑屏障。蛛网膜薄而透明，缺乏血管，与软脑膜一起统称为柔脑膜（leptomeninges），正常柔脑膜不强化。血源性脑膜转移以软脑膜 - 蛛网膜下腔型强化方式为主，其原因可能与血供有关，软脑膜血管丰富，肿瘤细胞进入的概率和数量较大。本例患者的脑膜异常强化方式以软脑膜 - 蛛网膜下腔型为主。此外，恶性肿瘤患者通常存在血液的高凝状态，动脉及静脉栓塞也是一种常见的并发症。本例患者双侧大脑半球深部白质区的异常信号，在短短的 20 天内出现明显的进展，考虑是脑膜癌病相关的缺血性改变，可能与小动脉或静脉的栓塞有关。

MC 诊断的金标准是脑脊液细胞学检查发现恶性肿瘤细胞。然而 MC 的诊断中，影像学与细胞学不符的情况较为常见，有实体肿瘤伴脑膜转移的患者中，17%～23% 脑脊液细胞学阴性的患者可在影像学中看到脑膜强化。相反，MRI 未见异常的患者中，38%～52% 可见脑脊液结果阳性。单次细胞学检查的敏感性可能低至 45%，且 5% 的患者细胞学检查结果始终为阴性。文献建议以下 4 种措施可以提高细胞学检查结果的阳性率：①至少留取脑脊液 10ml 送检；②留取标本后尽快检查；③可以在靠近转移灶的部位留取脑脊液；④反复多次检查。通过以上措施敏感率可升至 77% 以上。本例患者脑脊液细胞学检查分别在我院及北京协和医院均检出肿瘤细胞，对确诊至关重要，但由于经济原因，患者未行免疫细胞化学检查确定细胞来源。本例患者多次腰穿均显示脑脊液糖降低，而白细胞数并无明显升高。约 40% 的 MC 患者可见脑脊液糖降低，与癌细胞代谢旺盛糖酵解增多有关，但糖降低的同时脑脊液并无明显感染的证据，该特点对初步考虑 MC 的可能具有一定提示意义。

MC 的治疗尚有争议，主要由于绝大多数治疗方案的有效性较低，且治疗相关的毒副作用较大。目前常用的治疗方案包括体外放疗、全身性或鞘内注射化疗等。回顾性研究提示对于肺癌转移脑膜癌病，阿糖胞苷鞘内注射为治疗的首选，然而近期安全有效的治疗方法正在不断的探索中。有个案报道 Osimertinib 联合化疗对表皮生长因子受体阳性的非小细胞肺癌脑膜癌病有效；曲妥单抗鞘内注射治疗的 I 期临床研究正在进行中。脱水降颅内压及镇痛药物早期可部分缓解症状。未来治疗的发展方向是期待通过早期临床特征识别脑膜转移的高危人群，采取早期干预。本例患者病情进展迅速，仅予对症治疗改善症状，考虑患者预后不佳，家属要求出院回当地治疗。

　　脑膜癌病的预后很差，未行治疗的患者，存活时间为 3～4 周，通常死于进展性神经功能缺损。治疗实体肿瘤后 45% 患者脑膜癌病相关症状可维持稳定，但即使给予积极的联合治疗，患者存活时间一般也仅有 2～4 个月。恶性血液系统肿瘤患者伴脑膜转移者预后（平均 4.7 个月）比其他肿瘤（平均 2.3 个月）稍好。在实体肿瘤类型中，乳腺癌患者接受治疗后预后最好，中位生存时间为 4.5 个月，甚至有 25% 患者存活时间可达 1 年。本例患者发病 2 个月余死亡。

（苏　闻　赵　鸿）

参 考 文 献

1. GROVES MD. Leptomeningeal disease[J]. Neurosurg Clin N Am，2011，22（1）：67-78.

2. SHEN Y，BLUMENTHAL DT，DIGRE K，et al. Carcinomatous meningitis as the presenting manifestation of gallbladder carcinoma：case report and review of the literature[J]. J Neurooncol，2004，70（1）：67-71.

3. GROVES MD. The pathogenesis of neoplastic meningitis[J]. Curr Oncol Rep，2003，5（1）：15-23.

4. CHIANG AC，MASSAGUE J. Molecular basis of metastasis[J]. N Engl J Med，2008，359（26）：2814-2823.

5. OKAMURA Y，HARADA A，MAEDA A，et al. Carcinomatous meningitis secondary to cholangiocarcinoma without other systemic metastasis[J]. J Hepatobiliary Pancreat Surg，2008，15（2）：237-239.

6. MAHENDRU G，CHONG V. Meninges in cancer imaging[J]. Cancer Imaging. 2009，9（Special issue A）：S14-S21.

7. KAWASAKI A，SUZUKI K，TAKEKAWA H，et al. Co-occurrence of multiple cerebral infarctions due to hypercoagulability associated with malignancy and meningeal carcinomatosis as the initial manifestation of gastric cancer[J]. BMC Neurol，2014，14（8）：160.

8. LE RHUN E，TAILLIBERT S，ZAIRI F，et al. A retrospective case series of 103 consecutive patients with leptomeningeal metastasis and breast cancer[J]. J Neurooncol，2013，113（1）：83-92.

9. BONNEAU C，PAINTAUD G，TRÉDAN O，et al. Phase I feasibility study for intrathecal administration of trastuzumab in patients with HER2 positive breast carcinomatous meningitis[J]. Eur J Cancer，2018，95：75-84.

10. YOSHIDA H，OOI M，KIM YH. Successful Treatment with Osimertinib and Chemotherapy in a Non-Small Cell Lung Cancer Patient with EGFR Mutation and Meningeal Carcinomatosis[J]. J Thorac Oncol，2018，13（11）：e219-e220.

11. WANG N，BERTALAN MS，BRASTIANOS PK. Leptomeningeal metastasis from systemic cancer：Review and update on management[J]. Cancer，2018，124（1）：21-35.

病例 21 | **头晕 1 个月，头痛 1 周**

【病例资料】

患者，男性，66 岁。因"头晕 1 个月，头痛 1 周"于 2012 年 12 月 4 日收入院。

现病史：患者 2012 年 10 月中旬出现鼻塞、流涕、咽痛和低热，自服感冒药，1 周后症状减轻，体温正常。10 月 28 日出现持续性头晕，双侧耳鸣较前加重，无视物旋转，无恶心、呕吐，无复视，就诊于我院神经内科门诊，给予改善循环、营养神经等药物治疗，症状无改善。11 月 29 日出现头痛，前额部有重压感，无恶心、呕吐，行头颅 MRI 检查发现右侧颞叶局部皮质和皮质下片状异常信号影，门诊考虑"脑炎可能"，为进一步诊治收住院。

发病以来情绪不稳，急躁，记忆力减退。无意识障碍、抽搐，食欲尚可，体重较前无变化。

既往史：有家族遗传性眼震病史。耳鸣 5 年，听力无明显变化。否认高血压、糖尿病和冠心病病史，无结核病史。

入院查体：体温正常，内科系统检查未见异常。神志清楚，应答切题，时间、地点和人物定向力正常。视野粗测正常，双侧瞳孔等大，直径 2.5mm，对光反射灵敏，眼球各向活动无受限，未见复视，双侧眼球可见水平性眼震，右侧鼻唇沟稍浅，伸舌居中。四肢肌力、肌张力正常，腱反射对称，双侧病理征(−)。深、浅感觉无障碍。共济运动正常。颈软，双侧 Kernig 征(−)。

辅助检查：2012 年 11 月 29 日头颅 MRI：右侧颞叶局部皮质和皮质下片状异常信号影，T_2WI 和 FLAIR 上呈稍高信号(图 21-1A)，T_1WI 上呈稍低信号。DWI 未见明确高信号，相应区域灰白质分界不清，局部脑沟无明显变浅。增强扫描病灶无强化。

【入院诊断】

单纯疱疹病毒性脑炎？

【入院后辅助检查】

血、尿、便常规正常。肝肾功能、血糖、血脂和电解质均正常。凝血象正常，D-Dimer 在正常范围。血感染三项(HIV-Ab、TPAb 和 HCV-Ab)均为阴性。CRP、RF、ASO 和红细胞沉降率在正常范围。血肿瘤标志物(CEA、AFP、CA125、CA199、CA153、PSA)均在正常范围。

胸片：左上肺硬结节，主动脉结突出钙化。腹部 B 超：肝、胆、胰、脾、双肾未见异常。腹部 CT：十二指肠降段与水平段交界处腔内小圆形脂肪密度影，考虑小脂肪瘤或食物影，其余脏器未见异常。

2012 年 12 月 5 日腰穿：脑脊液(CSF)压力 $185mmH_2O$，RBC $8/mm^3$，WBC $1/mm^3$；糖 3.5mmol/L(正常范围：2.5～4.5mmol/L)，同时血糖 6.6mmol/L，蛋白 0.522g/L(正常范围：0.15～0.45g/L)，氯化物正常，腺苷脱氨酶(ADA)正常。CSF 抗酸染色(−)，细菌、真菌涂片(−)，墨汁染色(−)。CSF 病理：见有少量淋巴细胞，PAS(−)。未见癌细胞。血和 CSF 病毒学检查：单纯疱疹病毒Ⅰ型和Ⅱ型、风疹病毒、巨细胞病毒、柯萨奇 B 组病毒、腺病毒 3 型、腺病毒 7 型和腺病毒Ⅱ型的 IgM 均为阴性。

脑电：前部导联多次可见短程阵发性低 - 中波幅 4～7Hz 尖形慢波和慢活动，额部著，结论为轻 - 中度异常脑电图。

入院后给予阿昔洛韦 0.75g 入生理盐水 100ml，静脉滴注，每 8 小时 1 次。

【蒋景文教授初次查房】（2012 年 12 月 7 日）

患者主要表现头晕、头痛，没有明确的定位体征。脑脊液检查：常规正常，蛋白稍高，糖和氯化物未见异常。头颅 MRI 所示病灶不规则，皮质、皮质下均有受累，无明显水肿。结合前驱感染病史，考虑病毒性脑炎可能性大。病灶位于右侧颞叶，此处以Ⅰ型单纯疱疹病毒脑炎为多见。病毒可通过三叉神经累及颞叶及额叶底部。此患者临床症状偏轻，脑脊液和血的单纯疱疹病毒抗体均阴性，考虑不典型的单纯疱疹病毒脑炎可能。同意目前阿昔洛韦治疗方案。

鉴别诊断：

1. 边缘叶脑炎　是一组自身免疫性疾病，多数与肿瘤相关。若血和脑脊液检查发现副肿瘤抗体，可以考虑副肿瘤综合征，然后要积极查找肿瘤。

2. 颅内肿瘤　患者临床表现相对于影像学表现轻，需要警惕颅内肿瘤的可能。①原发性中枢神经系统淋巴瘤：多位于大脑半球，皮质、皮质下和基底节区，病灶周围水肿不明显，但多有强化。此患者病灶没有强化，不太支持。②胶质瘤：低级别的胶质瘤占位效应可以不明显，因为没有破坏血脑屏障而没有明显强化；恶性程度高的胶质瘤，由于血脑屏障未能及时显示，也可以不强化。

总之，患者临床表现不典型，需要密切观察病情变化；复查脑脊液常规、生化、病毒抗体，血和脑脊液副肿瘤抗体；复查头颅 MRI（平扫＋增强），特别注意 MRI 冠状位的表现。

【进一步诊治】

抗病毒治疗 2 周后，患者头晕和头痛有所好转。复查腰穿：压力 200mmH$_2$O，RBC 8/mm^3，WBC 2/mm^3，葡萄糖 3.1mmol/L（血糖 6.5mmol/L），蛋白 0.579g/L，氯化物正常。ADA 正常。CSF 细菌、真菌涂片（－），病理未见癌细胞。血和脑脊液病毒抗体：血Ⅱ型单疱病毒 IgM（＋），血腺病毒 IgM（＋），血中余项病毒抗体（－），脑脊液所查病毒抗体均为阴性。

2012 年 12 月 27 日头颅 MRI 增强扫描：右颞叶病变范围较前略大，累及右侧岛叶，增强扫描无明显强化（图 21-1B）。

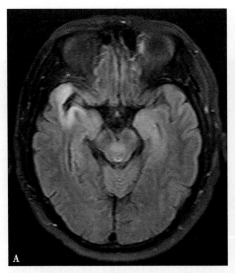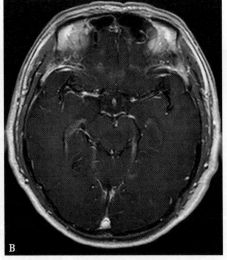

图 21-1　2012 年 11 月 29 日和 2012 年 12 月 27 日患者头颅 MRI 表现

A. 2012 年 11 月 29 日（发病 1 个月）FLAIR 像显示右侧颞叶靠近颞极的皮质和皮质下高信号，病灶周围无水肿；B. 2012 年 12 月 27 日（发病 2 个月）头颅 MRI 增强扫描显示病灶无强化

【蒋景文教授再次查房】（2012 年 12 月 25 日）

患者脑脊液压力升高，蛋白轻度升高，病毒学检查仍为阴性，左侧颞叶病变范围略有扩大，病灶仍无强化。相对于头颅 MRI 所示病灶而言，临床症状较轻，要警惕颅内肿瘤的可能。抗病毒治疗已 3 周，可以出院随访观察。密切随访临床表现和头颅 MRI 的动态变化。

【病情演变】

患者于 2012 年 12 月 28 日出院。之后有轻度头晕，头痛不明显，能正常上班，2013 年 4 月和 6 月分别复查头颅 MRI 显示右侧颞叶病灶缓慢扩大，无明显强化（图 21-2A），MRS 波谱分析未见明显异常（图 21-2B）。

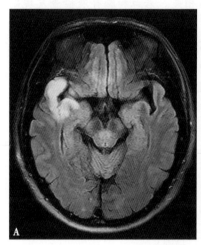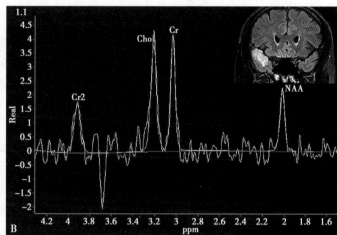

图 21-2　2013 年 6 月（发病 8 个月）患者头颅 MRI 表现

A. FLAIR 像显示右侧颞叶病灶较前扩大，周围无水肿；B. MRS 波谱分析 Cho/Cr 波峰比约为 1∶1

2013 年 9 月动态随访头颅 MRI，右侧颞叶病灶内发现小片状强化（图 21-3A），同时 MRS 波谱分析发现 Cho/Cr 波峰比值约 2∶1（图 21-3B），考虑低度恶性胶质瘤可能。此时患者无明显头痛等临床表现，查体神经系统无阳性体征，能正常工作，请神经外科会诊，在征求患者及其家属意见后，同意暂不行手术治疗，密切观察病情变化。

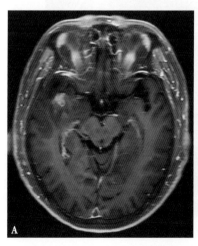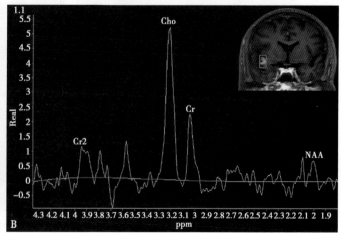

图 21-3　2013 年 9 月（发病 11 个月）患者头颅 MRI 表现

A. T$_1$WI 增强显示右侧颞叶病灶呈低信号，部分有强化；B. MRS 波谱分析发现 Cho/Cr 波峰比＞2∶1

2014年6月头颅MRI示右侧颞叶病灶显著扩大，中心有坏死，侧脑室受压，病灶明显强化（图21-4），考虑脑胶质瘤。

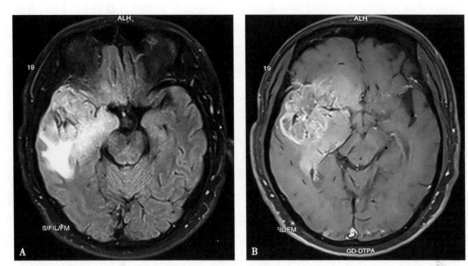

图21-4　2014年6月（发病20个月）头颅MRI示右侧颞叶、额叶巨大占位
A. FLAIR呈高信号，局部有水肿，邻近的脑干和侧脑室受压；B. 增强扫描显示病灶环形、小片状强化

2014年6月在外院神经外科行手术治疗，术后病理：可见大量异型的肿瘤细胞，可见核分裂象，有组织坏死和出血，有血管增生（图21-5）。免疫组化结果：EGFR（+），PTEN（+），mmp9（+），Ki67（40%）。GST9（−），MGMT（−），P53（−），ToPoII（−），P170（−），VEGF（−）。病理诊断：胶质母细胞瘤，WHO Ⅳ级。

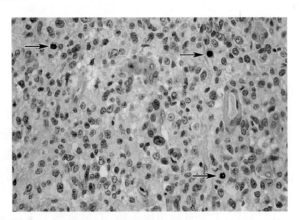

图21-5　脑组织病理示肿瘤细胞异型明显，视野内可见3个核分裂象（箭头），血管有增生（HE×400）

【随访】
术后患者左侧肢体全瘫，生活不能自理，后病情逐渐加重，患者于2015年2月21日死亡。
【最终诊断】
多形胶质母细胞瘤（glioblastoma multiforme）
【讨论】
胶质瘤（glioma）是最常见的原发性脑实质肿瘤。按组织学特点和预后，WHO将星形细胞瘤分成 4 级：Ⅰ级毛细胞型星形细胞瘤，Ⅱ级弥漫型星形细胞瘤，Ⅲ级间变性星形细胞瘤，Ⅳ级多形性胶质母细胞瘤。WHO 将少突胶质瘤分为两级：高分化的少突胶质瘤和少突星形细胞瘤（Ⅱ级），间变性少突胶质瘤和间变性少突星形细胞瘤（Ⅲ级）。Ⅰ级、Ⅱ级星形细胞瘤和Ⅱ级、Ⅲ级少突胶质细胞瘤为低级别的胶质瘤，Ⅲ级和Ⅳ级星形细胞瘤为高级别胶质瘤，或称为恶性胶质瘤。恶性胶质瘤包含瘤细胞和基质细胞，后者导致了肿瘤的异质性和多样化的预后。间变性星形细胞瘤的组织学特点：细胞质丰富，有核异型和核分裂象；胶母细胞瘤还可见微血管增生和组织坏死。

多形胶质母细胞瘤恶性程度最高，也最多见，占颅内所有肿瘤的 12%～15%，占胶质瘤的 60%～70%，生存期中位数为 12～15 个月。间变性星形细胞瘤占胶质瘤的 10%～15%，生存期中位数为 2～5 年。恶性胶质瘤的发病率男性高于女性，约为 1.4∶1。

绝大多数胶质瘤的发病原因不清，已知的危险因素是离子辐射。基因点突变、等位基因杂合子的缺失和某一段基因的过度表达等影响解毒功能、DNA 修复和细胞周期的调整，可能参与胶质瘤的发生。大约 5% 的恶性胶质瘤患者有家族史，其中一些病例有罕见的基因综合征，如神经纤维瘤病。然而，大部分家族病例没有明确的基因异常。按生物学和基因学的不同，胶质母细胞瘤可分为两个主要亚型：①原发性胶质母细胞瘤，发病年龄 > 50 岁，多与表皮生长因子受体的异常扩增和基因突变有关，与染色体 10q 等位基因杂合子丢失，10 号染色体的磷酸酶和张力蛋白同源物基因蛋白的缺失和 p16 基因缺失有关。②继发性胶质母细胞瘤病，多见于年轻人，由低级别或间变性星形细胞瘤历经数年演变而来，比原发性胶质母细胞瘤少见。

胶质瘤多见于大脑半球，脑干和脊髓非常少见。临床表现多样，与受累部位和颅内压增高有关，包括头痛、癫痫发作、局灶性神经系统缺损、记忆力下降、人格改变和意识障碍等。当出现原发损害不能解释的临床表现时，要考虑可能有脊髓和硬膜的转移。胶质瘤的影像学特点：低级别的星形细胞瘤（Ⅰ级和Ⅱ级星形细胞瘤）和少突胶质细胞瘤强化往往不明显；间变性胶质细胞瘤和胶质母细胞瘤大多数呈现不均匀强化的团块，周围水肿明显；胶质母细胞瘤经常有中心区域的坏死和出血。MRI 特征与星形胶质瘤病理级别关系的多因素回归分析发现：MRI 的病灶出现强化、周围水肿和占位效应，以及有坏死和囊腔形成均提示高级别胶质瘤。对向恶性胶质瘤转化的低级别胶质瘤而言，影像学的表现常常早于临床恶化。虽然强化一般提示是恶性病灶，但是仍有高达 1/3 的非强化胶质瘤是恶性的。另外，强化也可见于某些低级别的胶质瘤，如毛细胞型星形细胞瘤和Ⅱ级少突胶质细胞瘤。所以，根据是否强化来鉴别高级别和低级别胶质瘤的可靠性很有限，没有明显强化不能完全排除恶性胶质瘤。

本例患者以头晕、耳鸣起病，1 个月后出现头痛，有前驱感染史。脑脊液蛋白轻度升高，常规正常。头颅 MRI 显示右侧颞叶皮质和皮质下病灶，病灶无强化。开始曾考虑为不典型的单纯疱疹病毒性脑炎或边缘叶脑炎。在随后的 6～8 个月病变缓慢扩大，但是病灶一直没有强化，没有占位效应。发病 11 个月，出现强化病灶，而后病变迅速扩大，发病 20 个月时头颅 MRI 显示强化的巨大占位，有占位效应。病理诊断为多形性胶质母细胞瘤。本例患者是继发性胶质母细胞瘤，还是原发性胶质母细胞瘤？头颅 MRI 显示病灶在短短的 20 个月内发生了明显的变化，不太符合继发性胶质母细胞瘤，考虑原发性胶质母细胞瘤可能性大。本例患者的头颅 MRI 演变提示：少数恶性胶质瘤发病早期血脑屏障损害不明显，可以没有强化；恶性胶质瘤早期可能没有其典型的临床表现，密切随访观察非常重要。

位于颞叶和海马的胶质瘤，没有恶性肿瘤的影像学特征时，需要与单纯疱疹病毒性脑炎、免疫介导的边缘叶脑炎如副肿瘤综合征、抗 N- 甲基 -D- 天冬氨酸受体（N-methyl-D-aspartate receptor，NMDAR）脑炎和抗谷氨酸脱羧酶（glutamic acid decarboxylase，GAD）抗体脑炎等进行鉴别。

单纯疱疹病毒性脑炎多累及颞叶内侧面和额叶底部，以海马受累为主，单侧或双侧病灶。临床表现为癫痫发作，性格变化和记忆力减退。脑脊液白细胞轻度升高或正常，蛋白轻度升高，糖正常。脑脊液检查早期单纯疱疹病毒 PCR 阳性，发病 3 天之内和阿昔洛韦治疗后 PCR 可为阴性；发病早期脑脊液 IgM 抗体阳性，发病 4 周以上脑脊液病毒抗体 IgG 滴度呈 4 倍以上的升高。Rees JH 等报道 3 例头颅 MRI 显示单侧颞叶和 / 或海马病变，病灶没有明显强化，周围没有水肿，临床诊断为单纯疱疹病毒性脑炎，但是脑脊液病原学检查为阴性，行脑组织活检，病理分别诊断为胶质母细胞瘤和间变性星形细胞瘤。本例患者与之非常相似。由此可见，对于临床怀疑单纯疱疹病毒性脑炎的患者，如果病因学检查没有阳性发现，需要密切随访患者，必要时脑组织活检，以排除颅内肿瘤。

边缘叶脑炎是一种细胞免疫和体液免疫参与的，针对细胞内或细胞膜抗原的亚急性神经系统炎症性疾病。这些抗原在神经系统中被广泛表达，其中以海马区最为明显。虽然称之为边缘叶脑炎，但它很少局限于边缘叶，尸检病例经常显示脑内其他部位，如脑干有受累。自身免疫性脑炎比边缘叶脑炎能更好地描述这些神经系统自身免疫性疾病。自身免疫性脑炎以记忆损害（特别是短时记忆力减退）、头痛、精神行为异常、癫痫发作为主要临床表现。主要病理特征是边缘叶深部灰质结构广泛的神经元缺失伴小胶质细胞反应性增生以及血管周围淋巴细胞袖套状浸润。自身免疫性脑炎大部分与肿瘤相关，少部分目前尚未发现相关肿瘤。

自身免疫性脑炎按照抗原的分布进行了分类：①位于神经元内的抗原包括 Hu、CV2、amphiphysin、Ri、Yo 和 Ma2，经常被称为"神经肿瘤抗原"。肿瘤过度表达原本局限在神经系统的肿瘤神经蛋白（抗原），诱发抗体产生，发生自身免疫反应。神经系统的表现被称为副肿瘤性边缘叶脑炎，最常见的与这些神经抗原相关的肿瘤为肺癌和睾丸癌，如：抗 Hu 主要来自小细胞肺癌，抗 Ma2 主要来自睾丸癌。②细胞膜上的神经元抗原（神经毡抗体）包括电压门控性钾通道（voltage-gated potassium channel，VGKC）、NMDAR、α- 氨基 -3- 羟基 -5- 甲基 -4- 异恶唑丙酸受体（alpha-amino-3-hydroxy-5-methyl-4-isoxazolepropionic acid receptor，AMPAR）、γ- 氨基丁酸 B 型受体（gamma-aminobutyric acid B receptor，GABABR）和甘氨酸受体等。可以与肿瘤相关（胸腺瘤、卵巢肿瘤、小细胞肺癌、前列腺癌等），但是常常是非肿瘤性的。VGKC 抗体与获得性神经性肌强直、边缘叶脑炎、胸腺瘤以及 Morvan 综合征有关。NMDAR 抗体与卵巢良性肿瘤（畸胎瘤、上皮样囊肿）有关。NMDAR 脑炎多见于年轻女性，表现为发热、头痛、精神症状、癫痫发作、意识障碍，严重者出现通气障碍。

自身免疫性脑炎患者的脑电图发现单侧或双侧颞叶的痫性活动病灶，或出现局灶性或广泛性慢波。脑脊液检查 80% 患者淋巴细胞轻 - 中度增加，但白细胞总数通常不超过 100 个 /mm^3，蛋白含量升高，糖含量正常，脑脊液 IgG 合成率升高，出现寡克隆区带，脑脊液中自身抗体可以呈阳性。70%～80% 的边缘叶脑炎患者 MRI FLAIR 像或 T$_2$WI 像显示单侧或双侧颞叶内侧高信号，强化不明显。

鉴别诊断还要考虑颅内原发性淋巴瘤，其发病率仅次于胶质瘤，多见于幕上结构，皮质和皮质下，以中线结构为多见，少见于小脑和脑干。98% 为弥漫大 B 型非霍奇金淋巴瘤。

影像学表现：病灶周围水肿不明显，占位效应不明显，病灶有强化。

总之，本例患者的病情及影像学演变过程提示：恶性胶质瘤早期病灶小，可以没有占位效应和水肿；血脑屏障破坏轻，可以没有强化，因而容易被误诊。对于各种不典型病例，一定要密切随诊，尽早明确诊断，及时手术治疗，继以放疗和替莫唑胺治疗，改善预后。

（蒋　云　陈　涓）

参 考 文 献

1. DEMAEREL P，VAN DESSEL W，VAN PAESSCHEN W，et al. Autoimmune-mediated encephalitis[J]. Neuroradiology，2011，53（11）：837-851.

2. LAU EW，DRUMMOND KJ，WARE RE，et al. Comparative PET study using F-18 FET and F-18 FDG for the evaluation of patients with suspected brain tumour[J]. J Clin Neurosci，2010，17（1）：43-49.

3. REES JH，HOWARD RS. High-grade glioma mimicking acute viral encephalitis--three case reports[J]. Postgrad Med J，1999，75（890）：727-730.

4. RICARD D，IDBAIH A，DUCRAY F，et al. Primary brain tumours in adults[J]. Lancet，2012，379（9830）：1984-1996.

5. UPADHYAY N，WALDMAN AD. Conventional MRI evaluation of gliomas[J]. Br J Radiol，2011，84（2）：S107-S111.

6. WEN PY，KESARI S. Malignant gliomas in adults[J]. N Engl J Med，2008，359（5）：492-507.

7. SMITHSON E，LARNER AJ. Glioblastoma multiforme masquerading as herpes simplex encephalitis[J]. Br J Hosp Med（Lond），2013，74（1）：52-53.

8. ZARNETT OJ，SAHGAL A，GOSIO J，et al. Treatment of elderly patients with glioblastoma：a systematic evidence-based analysis[J]. JAMA Neurol，2015，72（5）：589-596.

9. HARRISON RA，DE GROOT JF. Treatment of Glioblastoma in the Elderly[J]. Drugs Aging，2018，35（8）：707-718.

10. OKONOGI N，SHIRAI K，OIKE T，et al. Topics in chemotherapy，molecular-targeted therapy，and immunotherapy for newly-diagnosed glioblastoma multiforme[J]. Anticancer Res，2015，35（3）：1229-1235.

病例 22　左下肢拖曳、反复向后跌倒，进行性加重 4 年余

【病例资料】

患者，男性，72 岁。因"左下肢拖曳、反复向后跌倒，进行性加重 4 年余"于 2017 年 9 月 6 日收入院。

现病史：患者于 2013 年初出现行走时左下肢拖步，半年后出现左上肢震颤，由蹲位站起时易向后跌倒。2014 年 2 月 24 日就诊于我科，查体：左上肢伴随动作较右侧偏少，余无神经系统阳性体征。头颅 MRI 显示轻度脱髓鞘改变。^{11}C-CFT PET/CT 示：右侧尾状核和双侧壳核分布轻度不均匀减低；多巴胺 D_2 受体 PET/CT 示：右侧壳核 D_2 受体上调。诊断为早期帕金森病可能，予以咪多吡 5mg/ 次，每日 1 次口服，服药后无不适，患者因害怕副作用而自行停药。之后左下肢拖步逐渐加重，双下肢沉重伴走路不稳，反复向后跌倒，并出现头晕，立位时明显，无视物旋转和复视，多次测量有直立性低血压，否认黑矇，无肢体抽搐。2015 年 11 月 9 日复诊查体：眼球运动无受限，四肢肌力好，颈肌和四肢肌张力正常，双手指鼻和跟膝胫试验准，双侧病理征（−）。步态尚可，左上肢伴随动作较右侧少。予辅酶 Q10 100mg/ 次，每日 3 次口服，病情未见好转，并逐渐出现情感淡漠、言语减少、声音低沉。2016 年 7 月 19 日给予美多巴 62.5mg/ 次，每日 3 次口服，1 周后因疗效不明显停用。之后加用森福罗 0.125mg/ 次，每日 3 次口服，因头晕加重而停药。2016 年 10 月 13 日再次就诊，查体：表情稍差，构音障碍。双眼球上、下视不到位，侧视充分，无复视。颈肌肌张力偏高，四肢肌张力正常。左下肢轻瘫试验（+），双侧病理征（−）。双手指鼻准，左手轮替动作稍慢，吸吮反射（+）。左上肢伴随动作少，转身时有姿势平衡障碍。10 月 17 日行脑 PET/CT：双侧尾状核头部 FDG 代谢活性减低。给予金刚烷胺口服，疗效不明显而停用。2016 年 11 月再次给予试验性美多巴治疗，逐渐加量至每日早餐前 187.5mg，午餐前 187.5mg 和晚餐前 125mg，症状无改善。入院前 3 个月反复向后跌倒约 10 次。为进一步诊治，门诊以"帕金森叠加综合征"收住院。

既往史：睡眠呼吸暂停综合征 10 余年，夜间无创呼吸机辅助呼吸。有频发房性期前收缩、糖耐量异常、脂肪肝、前列腺增生等病史。

个人史：无一氧化碳中毒史，无特殊药物服用史，无烟酒嗜好。

家族史：否认家族中有类似患者。

入院查体：神志清楚，面部表情少，声音低，构音欠清。双侧瞳孔直径 2.5mm，对光反射存在。眼球上视不能，下视也不充分，内收、外展无受限。无复视和眼震。鼻唇沟对称，伸舌居中。双侧软腭动度差，悬雍垂居中，双侧咽反射较迟钝。瞬目反射（+），吸吮反射（+），下颌反射（−），双侧掌颏反射（+）。颈肌肌张力偏高，四肢肌张力正常。左下肢肌力 5$^-$ 级，余肢体肌力 5 级。双上肢和膝反射（+），双踝反射加强法（+）。深、浅感觉未见异常。双上肢反击征（+），双手指鼻准，双侧跟膝胫试验准。左手快复动作较右侧差。Romberg 征（−），后拉试验（+）。走路左下肢划圈，左手协同动作较右侧少，未见震颤。双侧病理征（−）。

辅助检查：

2014 年 2 月 24 日头颅 MRI：脑白质轻度脱髓鞘改变。

2014 年 2 月 28 日 ^{11}C-CFT PET/CT：右侧尾状核和双侧壳核分布轻度不均匀减低；多巴

胺 D_2 受体 PET/CT：右侧壳核 D_2 受体上调（图 22-1）。

2016 年 10 月 17 日脑 PET/CT：双侧尾状核头部 FDG 代谢活性减低（图 22-2）。

2017 年 7 月 21 日头颅 MRI：双侧侧脑室旁和皮质下白质异常，与 2014 年 2 月 24 日 MRI 相比，中脑顶盖部显示萎缩（图 22-3）。

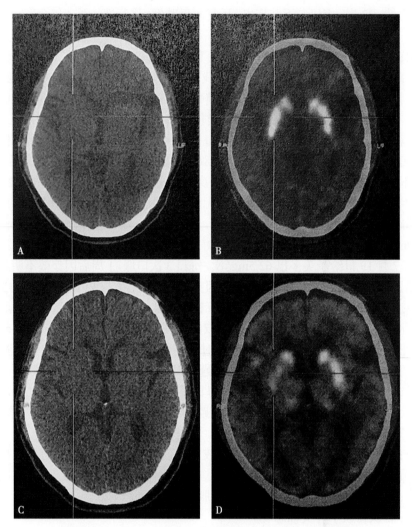

图 22-1　2014 年 2 月 28 日患者脑 ^{11}C-CFT PET/CT 表现

A. 同机 CT 像；B. D_2 受体成像，可见右侧壳核和尾状核 D_2 受体上调；C. 同机 CT 像；
D. ^{11}C-CFT 成像，可见右壳核和尾状核头 ^{11}C-CFT 摄取下降（提示多巴胺转运体减少）

【入院诊断】

帕金森叠加综合征

【入院后辅助检查】

血常规、血生化正常，血肿瘤标记物在正常范围。腰椎 MRI：腰椎退行性变，$L_3 \sim S_1$ 椎间盘膨出，其中 $L_{4/5}$、L_5/S_1 椎间盘轻度后突；骶管囊肿。颈椎 MRI：C_4、C_5、C_7 椎体不稳；$C_4 \sim C_5$ 椎间盘突出，椎管局部狭窄。骨盆和双侧髋关节片：未见异常。

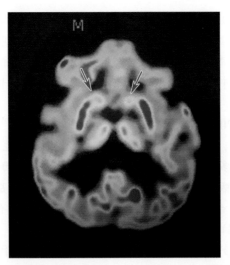

图 22-2　2016 年 10 月 17 日脑 FDG PET/CT 显示双尾状核
头部（箭头）FDG 摄取减低

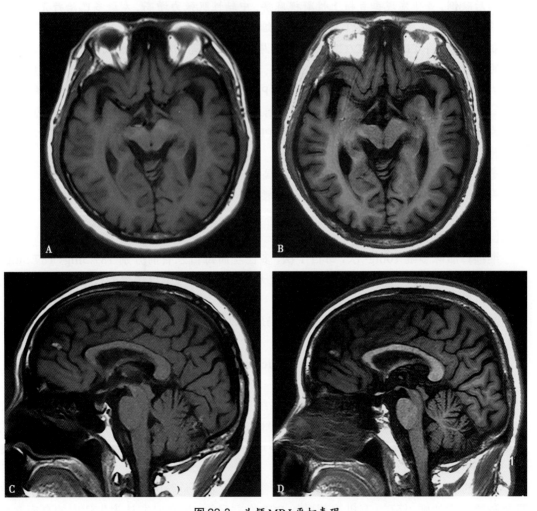

图 22-3　头颅 MRI 平扫表现

A. 2014 年 2 月，轴位；B. 2017 年 7 月，轴位；C. 2014 年 2 月，轴位；D. 2017 年 7 月，矢状位

神经心理量表检测：MMSE 29 分，MoCA 21 分（视空间和执行能力减 1 分，注意力减 2 分，语言能力减 2 分，记忆减 3 分），HAMD 3 分，HAMA 2 分。脑电图正常。双下肢肌电图（针极肌电图＋F 波＋下肢 NCV）：符合神经源性病变，根性可能性大。

前庭功能检查：视动中枢异常；双侧水平半规管功能正常；固视抑制失效；位置试验未见异常。

【蒋景文教授查房】（2017 年 9 月 12 日）

病史特点：老年男性，慢性病程，逐渐加重。主要症状为左下肢拖曳、反复向后跌倒。早期曾诊断过帕金森病，多种抗帕金森药物治疗无效。查体：面部表情少，声音低，构音欠清。眼球上、下视受限。吸吮反射（＋），双侧掌颌反射（＋）。颈肌肌张力偏高，四肢肌张力正常。左下肢肌力 5⁻ 级，余肢体肌力 5 级。左手快复动作较右侧差。走路左下肢划圈，左手协同动作较右侧少，后拉试验（＋）。

定位诊断：面部表情少、颈肌张力高、曾有左手震颤，定位于锥体外系；眼球上、下视运动障碍，考虑中脑顶盖部损害；吸吮反射（＋），双侧掌颌反射（＋），可能有皮质延髓束受损。

定性诊断及鉴别诊断：①进行性核上性麻痹（progressive supranuclear palsy，PSP）。患者反复向后跌倒，查体发现垂直核上性凝视麻痹，中轴性肌张力增高，左旋多巴治疗无效。与 2014 年相比，2017 年头颅 MRI 显示中脑萎缩，以中脑背部萎缩明显，呈现"蜂鸟征"及"牵牛花征"。2016 年 FDG-PET/CT 显示双侧尾状核头部葡萄糖代谢减低，上述特点均支持 PSP 的诊断。②帕金森病（Parkinson disease，PD），该患者起病时左下肢拖步，左上肢有震颤，右侧壳核多巴胺 D_2 受体上调，容易想到 PD。但此患者起病半年后即出现向后跌倒，而 PD 往往 5 年后才出现跌倒，而且一般是向前跌倒。患者病程 4 年，查体四肢肌张力不高，复方左旋多巴及多巴胺能激动剂治疗无效，PD 可能性不大。尾状核头部 FDG 代谢减低也不支持 PD。

患者左下肢肌力稍减弱，双下肢腱反射偏低，双侧病理征（－）。肌电图＋神经传导检查提示存在根性损害，定位于下运动神经元。腰椎 MRI 提示有腰椎退行性改变，可能存在腰椎病致神经根损害。

【治疗和随防】

继续口服咪多吡 10mg/ 次，每日 1 次，多巴丝肼每日三餐前分别 187.5mg、187.5mg、125mg，辅酶 Q10 100mg/ 次，每日 3 次，症状无改变。反复叮嘱家属患者行走时需有旁人陪同保护，防止跌倒。

2018 年 9 月随访，病情继续进展，患者仍反复跌倒，双眼上、下视受限，内聚不能。

【最终诊断】

进行性核上性麻痹（progressive supranuclear palsy，PSP）

【讨论】

进行性核上性麻痹（PSP）是一种神经系统退行性疾病，垂直性核上性凝视麻痹为其突出特点，常伴有姿势不稳、动作减少和认知障碍。绝大多数病例为散发性，但有个别家系的报道。既往流行病学调查报道其患病率多在（1～5.82）/10 万，但随着研究进步与认识的提高，近年有学者报道了更高的患病率。

PSP 的病因及发病机制尚不明确，年龄增长为重要的危险因素。部分研究报道了一些环境危险因素如磷、铬矿、有机溶剂增加 PSP 发病风险，也有研究认为生活中的高应激水平与 PSP 发病有关，但这些危险因素有待进一步核实。病理研究提示其为一种 tau 蛋白病。

编码 tau 蛋白的基因突变可以引起家族性 PSP，并且 tau 蛋白一些变异与 PSP 发病风险升高有关。

　　病理研究发现 PSP 患者中脑明显萎缩，大脑皮质也有一定程度的萎缩，三脑室和中脑导水管扩大，黑质、蓝斑色素脱失。显微镜检查发现中脑、基底节、小脑、大脑皮质多个部位神经元减少、胶质增生，神经元、星形细胞和少突胶质细胞内出现 tau 蛋白阳性的包涵体。PSP 的异常 tau 蛋白主要为磷酸化 tau 蛋白，且为 4 个重复区的 tau 蛋白（4R tau）。皮质基底节变性也由 4R tau 蛋白沉积引起，而 Alzheimer 的 tau 蛋白沉积则同时包含 3R 和 4R tau 蛋白。

　　1964 年 Steele 等最先报道一组 PSP 病例，患者常有垂直性核上性凝视麻痹、假性延髓性麻痹、上肢和颈肌张力增高等症状。1996 年美国国立神经系统疾病与脑卒中研究所与进行性核上性麻痹学会（National Institute of Neurological Disorders and Stroke and Society for PSP，NINDS-SPSP）发布的诊断标准主要基于垂直性核上性凝视麻痹和姿势不稳两方面症状。然而，近 20 多年的脑病理研究发现，由于 tau 病理改变的位置不同，而有不同的临床表型（表 22-1）。

表 22-1　PSP 的临床表型

临床表型	英文名及缩写	主要临床特征
Richardson 综合征	Richardson's syndrome，PSP-RS	垂直性眼球活动障碍，早期出现姿势不稳和跌倒
PSP 帕金森综合征型	PSP with predominant parkinsonism，PSP-P	动作迟缓、肌强直、震颤等帕金森综合征的表现
PSP 眼动障碍型	PSP with predominant oculomotor dysfunction，PSP-OM	以垂直性眼球活动障碍等眼动障碍为突出表现
PSP 姿势不稳型	PSP with predominant postural instability，PSP-PI	以姿势不稳为突出表现
PSP 进行性冻结步态型	PSP with progressive gait freezing，PSP-PGF	以单纯步态障碍起病，表现为启动困难和进行性冻结步态
PSP 额叶症状型	PSP with predominant frontal presentation，PSP-F	行为异常及额叶受累的认知障碍（可类似于行为变异型额颞叶痴呆）
PSP 皮质基底节综合征型	PSP with corticobasal syndrome，PSP-CBS	同时具有皮质和基底节受累的表现，临床表现与皮质基底节变性相似
PSP 语言障碍型	PSP with predominant speech or language disorder，PSP-SL	语言失用和／或非流利性，或失语法型原发性进行性失语
PSP 小脑性共济失调型	PSP with predominant cerebellar ataxia，PSP-C	小脑共济失调为起始和突出症状
PSP 原发性侧索硬化型	PSP with predominant primary lateral sclerosis，PSP-PLS	与原发性侧索硬化表现类似

　　PSP 常见于中老年人，隐袭起病，逐渐进展。早期表现为双眼垂直性追随动作迟缓，逐渐发展至眼球上、下视受限。常有姿势不稳、伴跌倒、冻结步态等表现。也可以有动作迟缓、肌张力高等帕金森综合征的表现，肌张力高以颈肌和上肢躯干肌肉为重，左旋多巴治疗在早期可能有效。可出现以额叶功能受损为突出表现的认知下降，包括抽象思维下降、执行功能受损、非流利性原发性进行性失语和行为异常等。还可以表现为皮质基底节综合征：

进行性失用、皮质感觉缺失、异己手综合征、肌阵挛等皮质受损的表现，伴肌张力障碍、动作迟缓等锥体外系症状。

辅助检查主要为神经影像学检查。①结构成像方面：中脑萎缩是 PSP 的突出特点。“蜂鸟征”“鼠耳征”“牵牛花征”为常用的影像征象，提示可能存在中脑萎缩，但往往受限于主观性强、不能定量的缺点。研究发现中脑面积、中脑 / 脑桥面积比和磁共振帕金森指数对于鉴别 PSP 和其他帕金森综合征有较好的敏感性和特异性，特别是中脑 / 脑桥面积比和磁共振帕金森指数有可能成为早期诊断的指标。②功能成像方面：PET 成像提示基底节区多巴胺能突触前（如多巴胺转运蛋白成像）、突触后（如多巴胺 D_2 受体成像）均有受损。而帕金森病早期 D_2 受体上调，可用于与 PSP 相鉴别。FDG-PET 研究提示 PSP 患者的基底节、脑干、额叶近中线处代谢减低，而 PD 主要表现为脑皮质相对低代谢，特别是颞枕区域，而壳核、苍白球、丘脑、脑干等部位代谢增高，故 FDG-PET 对于鉴别 PSP 和 PD 有一定参考价值。

NINDS-SPSP 诊断标准对于 PSP-RS 有较好的特异性，但敏感性不够。患者往往在起病 3～4 年后，才表现为典型的核上性凝视麻痹和姿势不稳的症状。NINDS-SPSP 诊断标准对于其他临床表型的诊断敏感性也比较差。2017 年国际运动障碍学会（movement disorders society，MDS）发布的新版 PSP 诊断标准有助于早期识别各型 PSP 患者。MDS-PSP 诊断标准定义了 PSP 的基本特征、核心临床特征以及支持特征。基本特征必须包括：①散发；② 40 岁后出现症状；③症状逐渐进展，并且通过一系列排除标准除外其他可以导致 PSP 相关症状的病因，比如不能存在典型的阿尔茨海默病、多系统萎缩、运动神经元病、路易体痴呆、脑血管病、朊蛋白病、Niemann-Pick C 病、肝豆状核变性等的相关典型表现。核心临床特征包括眼球运动障碍（ocular motor dysfunction，O）、姿势不稳（postural instability，P）、运动不能（akinesia，A）和认知障碍（cognitive dysfunction，C），并根据诊断的确定程度从高到低分为 1～3 级（表 22-2）。支持特征包括临床线索（CC）和影像学发现（IF）两方面。前者包括，CC1：左旋多巴抵抗；CC2：运动减少性、痉挛性构音障碍；CC3：吞咽障碍；CC4：畏光。后者包括，IF1：显著的中脑萎缩或低代谢；IF2：突触后纹状体多巴胺能神经元变性。

表 22-2 PSP 的核心临床特征

诊断确定程度	受损的功能域			
	眼球运动障碍（ocular motor dysfunction，O）	姿势不稳（postural instability，P）	运动不能（akinesia，A）	认知障碍（cognitive dysfunction，C）
1 级	垂直性核上性凝视麻痹	3 年内反复自发跌倒	3 年内出现进行性冻结步态	言语 / 语言障碍：非流利性 / 失语法性原发性进行性失语或进行性言语失用
2 级	垂直扫视速度缓慢	3 年内后拉试验出现跌倒倾向	帕金森综合征（轴性为主的强直少动及左旋多巴抵抗）	额叶受损的行为和认知表现
3 级	频繁的粗大方波眼震或睁眼失用	3 年内后拉试验出现后退 2 步以上	帕金森综合征（震颤和 / 或非对称性和 / 或左旋多巴有效）	皮质基底节综合征

通过将核心临床特征进行组合，MDS-PSP 诊断标准将 PSP 分为确诊 PSP（definite PSP）、很可能 PSP（probable PSP）、可能 PSP（possible PSP）以及提示 PSP（suggestive of PSP）。确

诊 PSP 仍然需要神经病理诊断,病理诊断是金标准,不需要考虑临床表现。很可能 PSP 具有高度特异度,但敏感度欠佳,可能 PSP 与提示 PSP 更为敏感,甚至可能 PSP-PGF 仅需具备 A1 即可诊断,并不一定要求有眼球运动异常(表 22-3)。

表 22-3　PSP 诊断分类

诊断确定程度	定义	临床特征组合	主要疾病类型	缩写
确诊 PSP	病理确诊(金标准)	神经病理特征	任何临床表现	确诊 PSP
很可能 PSP	具有高度特异度,但敏感度欠佳。适合进行治疗性和生物学研究	(O1 或 O2)+(P1 或 P2)	Richardson 综合征型 PSP	很可能 PSP-RS
		(O1 或 O2)+A1	进行性冻结步态型 PSP	很可能 PSP-PGF
		(O1 或 O2)+(A2 或 A3)	帕金森综合征型 PSP	很可能 PSP-P
		(O1 或 O2)+C2	额叶症状型 PSP	很可能 PSP-F
可能 PSP	更敏感,但特异性较差。适合描述性流行病学研究和临床诊治	O1	眼动障碍型 PSP	可能 PSP-OM
		O2+P3	Richardson 综合征型 PSP	可能 PSP-RS
		A1	进行性冻结步态型 PSP	可能 PSP-PGF
		(O1 或 O2)+C1	语言障碍型 PSP	可能 PSP-SL
		(O1 或 O2)+C3	皮质基底节综合征型 PSP	可能 PSP-CBS
提示 PSP	提示 PSP 可能,但没达到很可能或可能的程度。适合 PSP 的早期识别	O2 或 O3	眼动障碍型 PSP	提示 PSP-OM
		P1 或 P2	姿势不稳型 PSP	提示 PSP-PI
		O3+(P2 或 P3)	Richardson 综合征型 PSP	提示 PSP-RS
		(A2 或 A3)+(O3、P1、P2、C1、C2、CC1、CC2、CC3 或 CC4)	帕金森综合征型 PSP	提示 PSP-P
		C1	语言障碍型 PSP	提示 PSP-SL
		C2+(O3 或 P3)	额叶症状型 PSP	提示 PSP-F
		C3	皮质基底节综合征型 PSP	提示 PSP-CBS

　　本例患者早期并无明显的眼球运动障碍,如果依 NINDS-SPSP 标准,须在起病 4 年,同时具备垂直性核上性凝视麻痹和姿势不稳方可诊断 PSP。而依据最新的 MDS-PSP 诊断标准,患者在 2014 年初次就诊,病程一年时就可以诊断为可能 PSP(PSP-PGF)。随着病程进展,在起病 4 年出现 PSP-RS 再诊断为很可能 PSP(PSP-RS)。和其他神经系统变性病一样,PSP 从脑内最初出现相关病理改变到出现典型的临床表现可能需要很多年,有可能早期仅表现为眼球运动障碍、姿势不稳、运动不能和认知障碍中的某一种表现,先诊断为提示 PSP,之后随着病程进展,出现 PSP 的典型特征,诊断为可能的或很可能 PSP,尸检最终核实诊断。

　　该例患者 2014 年 PET 成像提示在右侧的尾状核头部和壳核多巴胺转运蛋白下降,而

D2 受体上调，不符合 PSP 的典型表现。MDS-PSP 诊断标准中，纹状体的突触后多巴胺能变性作为一个影像支持特征，但 PET 对诊断的确定性较核心临床特征弱。既往报道 PSP 的壳核和尾状核 D_2 受体减少，而未服药的 PD 患者壳核和尾状核多巴胺 D_2 受体正常或上调，可用来鉴别 PSP 和 PD。但不同的研究结果存在差异，可能与患者的病程早晚、临床亚型有关，因此 D_2 受体成像尚不能作为准确鉴别帕金森综合征的诊断工具。

目前尚无有效治疗可以阻止 PSP 病情进展，主要为对症、支持治疗。如果患者早期对左旋多巴制剂有反应，可予左旋多巴制剂改善帕金森综合征。个别报道肉毒素、金刚烷胺、唑吡坦、某些抗抑郁药可以改善运动症状，但缺乏大规模研究证实。疾病修饰治疗的探索主要针对 tau 蛋白机制，目前仍在试验中。PSP 起病之后逐渐进展，中位生存期多在 6～9 年。

（李　凯　蒋　云　陈海波）

参 考 文 献

1. CAPARROS-LEFEBVRE D，GOLBE LI，DERAMECOURT V，et al. A geographical cluster of progressive supranuclear palsy in northern France[J]. Neurology，2015，85（15）：1293-1300.

2. KELLEY KD，PEAVY G，EDLAND S，et al. The Role of Stress as a Risk Factor for Progressive Supranuclear Palsy[J]. J Parkinsons Dis，2017，7（2）：377-383.

3. DICKSON DW，RADEMAKERS R，HUTTON ML. Progressive supranuclear palsy: pathology and genetics[J]. Brain Pathol，2007，17（1）：74-82.

4. HOGLINGER GU，RESPONDEK G，STAMELOU M，et al. Clinical diagnosis of progressive supranuclear palsy: The movement disorder society criteria[J]. MovDisord，2017，32（6）：853-864.

5. LITVAN I，AGID Y，CALNE D，et al. Clinical research criteria for the diagnosis of progressive supranuclear palsy（Steele-Richardson-Olszewski syndrome）: report of the NINDS-SPSP international workshop[J]. Neurology，1996，47（1）：1-9.

6. BOXER AL，YU JT，GOLBE LI，et al. Advances in progressive supranuclear palsy: new diagnostic criteria，biomarkers，and therapeutic approaches[J]. Lancet Neurol，2017，16（7）：552-563.

7. BERTI V，PUPI A，MOSCONI L. PET/CT in diagnosis of movement disorders[J]. Ann N Y AcadSci，2011，1228：93-108.

8. WHITWELL JL，HOGLINGER GU，ANTONINI A，et al. Radiological biomarkers for diagnosis in PSP: Where are we and where do we need to be[J]. MovDisord，2017，32（7）：955-971.

9. LING H. Clinical Approach to Progressive SupranuclearPalsy[J]. J MovDisord，2016，9（1）：3-13.

10. ARMSTRONG MJ. Progressive Supranuclear Palsy: an Update[J]. Curr Neurol Neurosci Rep，2018，18（3）：12.

病例 23　波动性双下肢力弱 11 年，肢体震颤 5 年，肢体强直 2 年

【病例资料】

患者，女性，45 岁。因"波动性双下肢力弱 11 年，肢体震颤 5 年，肢体强直 2 年"于 2016 年 11 月 25 日收入院。

现病史：患者 11 年前（2005 年）情绪激动后逐渐出现双下肢乏力伴腰部不适，左侧尤著。自觉每日晨起活动，活动正常自如，日常活动约 2 小时后出现双下肢力弱，走路向前冲，站立不稳，双足踩棉感，伴双下肢可疑震颤，休息后无明确缓解，患者当时未在意。后症状逐渐缓慢进展，约 7 年前（2009 年）自觉症状累及双上肢，表现为洗衣时双手力弱，且同期出现夜间翻身困难，腰痛加重，夜间睡眠浅且多梦。5 年前（2011 年）患者自觉走路前冲，数次向前跌倒，每日傍晚独立步行困难，双上肢症状亦加重，四肢静止时或疲劳后易出现震颤，紧张时加重，睡眠时消失。4 年前于外院就诊，行头颅 MRI 检查未见异常，脑电图在正常范围，查 MMSE 29 分为正常，查 UPDRS 评分为 24 分，给予多巴丝肼负荷试验（多巴丝肼剂量 250mg）90 分钟改善率达 85.42%，诊断为多巴胺反应性肌张力障碍，后予多巴丝肼 125mg/ 次，每日 3 次口服，患者症状完全改善，可正常生活和工作。2 年前（2014 年）患者睡眠障碍加重，入睡困难，多梦易醒，伴有全身强直，像"有绳子绑着"的感觉，无梦中呓语，无睡眠中肢体活动。1 年前（2015 年 7 月）因工作及家务较繁重，夜间睡眠障碍进一步加重，患者自行在睡前加服多巴丝肼 125mg，自觉夜间睡眠及肢体强直均较前好转。10 余天前患者出现凌晨 3 时～4 时早醒，醒后再次入睡困难，患者再次在夜间醒后加用多巴丝肼 125mg 口服。入院前多巴丝肼总剂量为 125mg/ 次，5 次 /d，服药后 20～30 分钟起效，持续时间约 4 小时，期间有言语稍欠清，余无症状，服药约 4.5 小时后走路缓慢，全身僵硬。病程中无明显认知障碍。患者自发病以来因担心进食影响药物吸收而进食少，近 1 年体重下降约 10 余斤。现为进一步诊治，门诊以"多巴反应性肌张力障碍"收入院。

既往史：2011 年前外院诊断腰椎间盘突出，行手术治疗，术后患者自觉症状无明显改善。

家族史：1 个哥哥及 2 个表哥（舅父家的）有类似症状，父亲因高血压、脑出血去世，母亲及另 1 个哥哥和 2 个姐姐均体健。

入院查体：神志清楚，构音稍差，定向力、记忆力、计算力好，面部表情正常，无面具脸。双瞳孔等大等圆，直径约 2.5mm，对光反射灵敏，双眼各向活动充分灵活，无复视及眼震。双侧面纹对称，咽反射存在，软腭动度可，悬雍垂居中，伸舌居中。四肢肌力 5 级，颈肌及四肢肌张力稍高，左上肢较明显，偶可见右上肢及左下肢静止性震颤。左上肢腱反射较右侧稍低，双下肢腱反射对称，双侧病理征（-）。深、浅感觉正常。双侧指鼻及跟膝胫稳准。站立姿势正常，行走姿势正常，未见伴随动作减少。K-F 环阴性。（患者于 12：30 口服多巴丝肼 125mg，查体时间为 15：30）。

【入院诊断】

多巴反应性肌张力障碍？

【入院后辅助检查】

血尿便常规、凝血象、血生化均未见明显异常。甲状腺功能在正常范围，癌胚抗原 6.3ng/ml（正常范围：<5ng/ml），余肿瘤标志物正常范围。MMSE 30 分，汉密尔顿抑郁量表（HAMD）

20 分，汉密尔顿焦虑量表（HAMA）11 分，ADL 评分为 20 分。

头颅 MRI 平扫未见异常。中国人民解放军总医院 DAT-PET/CT 示双侧壳核中后部 ^{11}C-CFT 分布明显减低，左侧为著。

【蒋景文教授初次查房】（2016 年 11 月 27 日）

患者 34 岁起病，病程已 11 年，以运动迟缓、肢体强直、震颤等锥体外系症状为主。临床表现具有日间波动性，小剂量复方左旋多巴治疗效果明显，支持多巴反应性肌张力障碍（dopa-responsive dystonia，DRD）的诊断。但患者发病年龄过晚，服用复方左旋多巴 2 年后即出现症状加重，目前服用左旋多巴的剂量较大，不符合 DRD 的特点。外院 ^{11}C-CFT PET/CT 检查示双侧壳核中后部多巴胺转运蛋白（dopamine transporter，DAT）分布明显减低，左侧为著，支持是帕金森病（Parkinson disease，PD）而不是 DRD，DRD 一般壳核 DAT 不减低。患者发病与一般 PD 患者相比，年龄较轻，又有家族史，有遗传性 PD 的可能。

建议完善家族遗传性 PD 及 DRD 相关的基因检测。治疗上加用普拉克索以进一步改善症状。

2016 年 11 月 28 日取外周血进行家族遗传性早发性帕金森病相关基因及 DRD 基因检测。①肌张力障碍相关基因：应用过柱法从检样中提取 DNA，对 *TOR1A*、*TAF1*、*GCH1*、*TH*、*SPR*、*THAP1*、*PNKD*、*SLC2A1*、*PRRT2*、*SGCE*、*ATP1A3*、*PRKRA*、*GNAL* 基因外显子区进行直接测序，与参考序列比较，未检测到受检者肌张力障碍相关基因外显子编码区的明确致病突变。②帕金森病相关基因：用 MLPA 方法对 *SNCA*、*PARK2*、*UCHL1*，*PINK1*，*PARK7*，*LRRK2*、*GCH1*、*ATP13A2* 基因的各个外显子进行测序，发现 *PARK2* 基因 3 号外显子重复突变和一个致病剪接突变（图 23-1）。

PARK2-3477nt 位点信号强度 1.5 倍，为重复突变（杂合），预计会使所编码的蛋白质发生紊乱，进而丧失正常功能而致病。

参考序列 G 突变成 C，突变频率 36%（共测序 33 次，测到突变碱基 12 次，突变频率 36%）。经生物信息学软件（Augustus）初步分析，其明显影响 mRNA 剪接，认为该突变是致病突变。

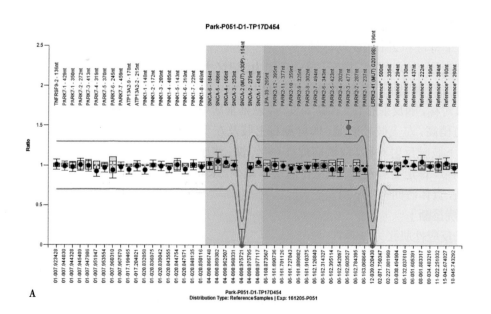

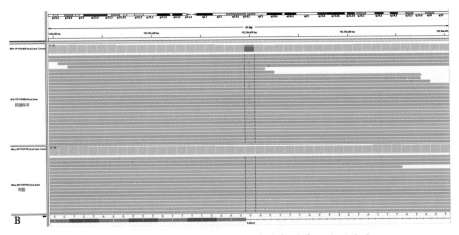

图 23-1 2016 年 11 月 28 日帕金森病相关基因检测结果
A. *PARK2* 基因 3 号外显子重复突变；B. *PARK2* 基因 3 号外显子的一个致病剪接突变

【最终诊断】
遗传性帕金森病(hereditary Parkinson disease)
【讨论】

帕金森病（PD）又称震颤麻痹，是一种原因未明的中老年人常见的神经系统变性病。1817 年英国医生 James Parkinson 首次报道了 6 例患者，首次提出震颤麻痹一词，并对其进行描述。其病理标志物是路易小体和路易神经突。主要临床表现包括运动迟缓、肌强直、静止性震颤等运动症状以及嗅觉减退、快动眼睡眠行为障碍、抑郁、焦虑等非运动症状。非运动症状可先于运动症状出现，有些可以作为疾病发生的预见因素。

本病多见于 50 岁以上中老年人，40 岁以前发病者较少，男女比例约为 3:2。65 岁人群的患病率为 1 000/10 万，随年龄增长，患病率逐渐增高。50 岁以前发病者称为早发性帕金森病（early-onset Parkinson disease，EOPD）。EOPD 占帕金森病患者人群的 5%～10%。根据起病年龄，EOPD 可分为少年型帕金森病（21 岁之前起病）和青年型帕金森病（21～50 岁起病）。少年型帕金森病罕见，常有家族史，临床表现不典型。青年型帕金森病患者也常有家族史，发病年龄早，病情进展缓慢，少动、强直、静止性震颤相对较轻，典型的静止性震颤少见，常伴有动作和姿势性震颤；发病早期具有日间症状波动的特点，晨轻暮重，休息后减轻；常伴有局限性肌张力障碍，尤以足部肌张力障碍常见；腱反射活跃明显；智能障碍、REM 期睡眠行为障碍、便秘、嗅觉减退等非运动症状相对较少，多伴抑郁；对复方左旋多巴制剂反应良好，但易出现异动症。在 EOPD 起病中遗传因素作用较强，应排除遗传性帕金森病。

5%～14% 的 PD 患者有家族史，其中 10% 可归因于某已知单基因异常。目前，以"PARK"命名的帕金森病相关基因已经达到 20 个左右，其中 *PARK1/4*、*PARK3*、*PARK5* 和 *PARK13* 等为常染色体显性遗传基因，*PARK2*（*Parkin*）、*PARK6*（*PINK1*）、*PARK7*（*DJ1*）和 *PARK9* 等为常染色体阴性遗传基因。*PARK1*、*PARK2*（*Parkin*）、*PARK6*（*PINK1*）和 *PARK7*（*DJ1*）基因纯合突变外显率高达 90% 以上，*PARK8*（*LRRK2*）基因突变位点 S2019S 外显率 30%～70%，以上基因突变是家族性、早发型帕金森病的常见病因。另外 *PARK2*、*PARK6* 杂合突变携带者及 *PARK16*、*GBA* 等危险基因可增加普通人群发生 PD 的风险。

　　*PARK*基因突变可以通过造成 α 突触核蛋白错误折叠（*PARK1/4*）、影响泛素连接酶或泛素羧基端水解酶（*PARK2*和*PARK5*）、影响线粒体蛋白激酶（*PARK6*）、导致蛋白质异常磷酸化（*PARK8*）等途径导致 PD 的发生。除此之外，非*PARK*基因突变导致的遗传性疾病如Gaucher病，线粒体基因病、多巴反应性肌张力障碍、脊髓小脑性共济失调等也可出现帕金森综合征的临床表现。

　　无论在症状前期还是症状期，在神经细胞核周均会出现"纺锤样"或"丝样"路易神经突（Lewy neuritis，LNs）和球形路易小体（Lewy bodies，LBs），LNs 和 LBs 均是 PD 病理过程中存在特异性包涵体的证据。根据这一 PD 病理诊断的先决条件，Braak 教授将 PD 的病理进程分为六期。早期嗅球及延髓第Ⅸ、Ⅹ对脑神经首先出现病理改变，后逐渐向上进展至脑桥、蓝斑及中脑黑质，最终累及大脑皮质。因此临床上出现运动症状时疾病已非早期。但帕金森病诊断所必需的病理特征依然是：①中脑黑质多巴胺能神经元减少达 50%～70%；②残存的神经元内含有路易小体（Lewy body），是一种嗜伊红包涵体，外周为暗淡的晕圈，内含大量突触核蛋白及泛素；③星形胶质细胞增生。

　　帕金森病症状包括多巴胺能系统损害相关的运动症状和非多巴胺能系统损害相关的非运动症状。

　　运动症状起病隐袭，多从一侧上肢起病，逐渐扩展到另一侧肢体。起病侧症状常重于非起病侧。主要表现为静止性震颤、肌强直、少动及姿势平衡障碍。少动或运动迟缓是所有帕金森病患者均有的症状，是帕金森病诊断的必备条件。姿势和平衡障碍出现于疾病的中晚期，对生活质量的影响最明显。行走步距变小称为小步态，可出现"冻结"步态，或慌张步态，由于平衡障碍而患者常常易于跌倒。

　　帕金森病的非运动症状可出现于帕金森病各期，包括运动症状前期。可表现为嗅觉障碍、睡眠障碍、认知及行为障碍等。其中嗅觉障碍可能是帕金森病最早出现的症状。80%～90% 的帕金森病患者有嗅觉障碍，但以此作为主诉者罕见。有报道，约 46% 的 PD 患者在运动症状出现之前出现嗅觉减退。伴嗅觉减退的 PD 患者一般高龄、发病年龄晚、自主神经功能障碍明显。帕金森病患者常伴有睡眠障碍，包括白天睡眠增多、失眠及快速动眼期睡眠行为障碍（REM sleep behavior disorder，RBD）及下肢不宁综合征。RBD 为 REM 期肌肉失张力功能丧失及梦境演绎行为。患者往往伴有生动的梦境，在根据梦境中不同背景患者表现出睡眠中拳打脚踢、走动或坠床等行为。RBD 患者易被唤醒，醒后能清晰地记住梦中的细节。RBD 可见于 PD 运动症状出现后，也可见于 PD 运动症状出现之前。多项研究提示，RBD 往往是神经变性疾病的潜在的临床标志物。PD 患者中不宁腿综合征的发生率为21.9%，显著高于健康人群。

　　帕金森病中晚期常出现认知损害甚至痴呆。晚发 PD 患者的认知障碍发生率高，且病程进展快，认知障碍程度重。认知障碍与 PD 的运动症状类型也有一定关系，震颤型 PD 的认知功能正常或几乎正常。强直型 PD 则与广泛的认知障碍相关。此外，有 40%～60% 的帕金森病患者出现抑郁和焦虑。抑郁可以出现在 PD 病程各期，甚至在运动症状出现前就已经出现。焦虑主要表现为广泛性焦虑、惊恐障碍和社交恐惧。PD 精神病性障碍常见于疾病中晚期。其主要表现为幻觉、错觉、妄想和存在的错误观念。早期幻觉的出现常与多巴胺能药物有关。视幻觉是最为常见的精神病性症状，常常为生动的人或动物，很少为无生命的物体，听幻觉多与视幻觉伴发，很少单独出现。超过 70% 的患者出现顽固性便秘。尿失禁、尿频、排尿不畅也可出现，但多见于疾病中晚期。皮脂溢出在本病也颇常见，超过一半的患者存在性功能障碍。

常规的实验室检查及头颅 CT 和 MRI 扫描一般无特异性改变。用于单光子发射断层显像（SPECT）的 ^{123}I-β-CIT 和 ^{123}I-fluopane（FP）-CIT，可以显示多巴胺转运蛋白（DAT）量，在帕金森病患者壳核 DAT 显著降低，而原发性震颤正常，可用于两者的鉴别。检测基底节 DAT 的情况或用 FDG-PET 测突触前摄取 L-dopa 的能力，都对诊断 PD 有帮助，但敏感性及特异性均只有 70%～80%，可能 FDG-PET 略优。

尽管在诊断技术上有了长足进展，但目前 PD 患者的生前诊断还主要依赖临床表现。PD 的鉴别诊断包括特发性震颤、进行性核上性麻痹、多系统萎缩、皮质基底节变性等变性疾病。除此之外也需与继发性帕金森综合征（如血管性帕金森综合征、脑炎、外伤、中毒后帕金森综合征、药物性帕金森综合征）、其他脑部疾病导致的帕金森综合征（如正常颅内压脑积水）等相鉴别。EOPD 还需与肝豆状核变性、DRD 等相鉴别。

本例患者发病年龄 34 岁，基因检测结果示 *PARK2*（*parkin*）基因重复突变及剪接突变，属于青年型帕金森病。*Parkin* 基因编码 parkin 蛋白，parkin 蛋白是一种泛素连接酶，与 E2 蛋白一起将泛素连接到目的蛋白在蛋白体中降解，可降低细胞质中突触核蛋白的浓度而间接抑制突触核蛋白的寡聚化/纤维化。*Parkin* 基因突变后可能导致非泛素化底物的聚集，对多巴胺能神经元产生毒性。*PARK2* 基因突变患者发病年龄早，一般不超过 40 岁；病程长，病情进展缓慢；运动迟缓、肌强直、静止性震颤均较轻，症状常不典型。本例患者的临床特点符合 EOPD。

PD 治疗应综合治疗，包括药物治疗、手术治疗、运动疗法、心理治疗及照料护理。药物治疗是最主要的治疗方法。运动症状的治疗药物主要包括复方左旋多巴制剂、多巴胺受体激动剂、单胺氧化酶 B 抑制剂、儿茶酚胺氧位甲基转移酶抑制剂、金刚烷胺和抗胆碱能药物。帕金森病目前尚无治愈方法，治疗不仅着眼于当前，要有长远的全程管理观念，应遵循以下原则：①细水长流，不求全效。即以相对小的剂量获得满意疗效；②从小剂量起始，逐渐增加达到合适的剂量；③不宜突然停药，以免发生撤药恶性综合征。

非运动症状治疗主要为对症治疗。①精神症状的治疗：对于帕金森病并发抑郁焦虑，具有明确疗效者包括普拉克索、帕罗西汀及文拉法辛缓释胶囊。劳拉西泮等对于激惹状态疗效良好。对于幻觉妄想等精神病性症状，首先应依次停用或减少苯海索、金刚烷胺、司来吉兰、多巴胺受体激动剂；其次是使用抗精神病药，推荐使用氯氮平和喹硫平，但服用氯氮平要定期监测粒细胞。奥氮平可加重锥体外系症状且疗效不肯定，不建议使用。②认知障碍：卡巴拉汀及多奈哌齐对帕金森病痴呆有中等程度疗效，对伴随的幻觉也有轻度改善，但二者均为胆碱酯酶抑制剂，可使乙酰胆碱增多，可能与多巴胺进一步失衡，使症状加重。因此，如出现这种情况应改用美金刚。③自主神经损害：对于症状性直立性低血压，首先应适当增加盐和水的摄入，平卧时抬高床头 30°，穿弹力袜，改变体位时要缓慢。应适当减少多巴胺受体激动剂及左旋多巴的剂量。对于便秘应促使患者多饮水多运动，停用或减少抗胆碱能药物。乳果糖、莫沙必利等可改善便秘。④睡眠障碍：对于失眠者，司来吉兰应在早中午服用，金刚烷胺服用时间不迟于下午 4:00 服用。失眠也可能与夜间剂末现象所致翻身困难有关，睡前加用卡左双多巴控释片或多巴胺受体激动剂可能有效。也可根据患者失眠的类型选择镇静催眠药。⑤ RBD：睡前给予氯硝西泮，起始时 0.5mg 就能奏效。白天睡眠过多，特别是服药后出现者，应减少药物特别是多巴胺受体激动剂的剂量。

PD 是一种慢性进展性疾病，目前尚不能治愈。早期药物治疗可很好地改善症状，但 3～5

年后疗效可能会减退，如药物不能控制和改善症状，严重影响患者的生活质量时，考虑加用深部电刺激治疗。

（李淑华　杜　危　陈海波）

参 考 文 献

1. BRAAK H, DEL TREDICI K, RÜB U, et al. Staging of brain pathology related to sporadic Parkinson's disease[J]. Neurobiol Aging, 2003, 24(2): 197-211.

2. POSTUMA RB, BERG D, STEM M, et al. MDS clinical diagnostic criteria for Parkinson's disease[J]. Mov Disord, 2015, 30(12): 1591-1601.

3. LEE WW, JEON BS. Clinical spectrum of dopa-responsive dystonia and related disorders[J]. Curr Neurol Neurosci Rep, 2014, 14(7): 461-474.

4. FERREIRA JJ, KATZENSCHLAGER R, BLOEM BR, et al. Summary of the recommendations of the EFNS/MDS-ES review on therapeutic management of Parkinson's disease[J]. Eur J Neurol, 2013, 20(1): 5-15.

5. MARDER KS, TANG MX, MEJIA-SANTANA H, et al. Predictors of parkin mutations in early-onset Parkinson disease: the consortium on risk for early-onset Parkinson disease study[J]. Arch neurol, 2010, 67(6): 731-738.

6. ARENA JE, STOESSL AJ. Optimizing diagnosis in Parkinson's disease: Radionuclide imaging[J]. Parkinsonism Relat Disord, 2016, 22(Suppl 1): S47-S51.

7. KASTEN M, HARTMANN C, HAMPF J, et al. Genotype-Phenotype Relations for the Parkinson's Disease Genes Parkin, PINK1, DJ1: MDSGene Systematic Review[J]. Mov Disord, 2018, 33(5): 730-741.

病例 24　全身疲乏、反复短暂意识丧失3年，言语不清1年

【病例资料】

患者，女性，59岁。主因"全身疲乏、反复短暂意识丧失3年，言语不清1年"于2017年3月9日收入院。

现病史： 患者3年前无明显诱因出现全身疲乏，难以完成日常家务，食欲减退，进食时间延长，进食减少。偶有饮水呛咳，无吞咽困难。症状无晨轻暮重。患者体重逐渐下降。3年前骑自行车时突然意识丧失摔倒，自述倒地瞬间意识恢复。否认头晕、黑矇、心慌、胸闷等前驱不适，否认肢体抽搐和尿失禁。之后站在台阶上又发作一次，意识丧失、跌倒，形式同前。外院曾行心电图和冠脉CT检查未见异常。1年前出现讲话含糊，声音嘶哑，无吞咽困难。以上症状逐渐加重。1年来体重较前下降约10kg。入院前1个月患者站位时又突发意识丧失、跌倒，醒来双侧肋部疼痛，皮肤瘀斑，否认黑矇、肢体抽搐和尿失禁。2017年3月6日患者先后就诊于我院耳鼻喉科和神经内科。喉镜检查发现：咽部慢性充血，会厌光滑，抬举可，双声带光滑，活动良好，闭合可，诊断为慢性咽炎。头颅MRI检查报告：右侧半卵圆中心区腔隙性梗死灶，脑白质少许脱髓鞘改变。门诊以"晕厥？言语不清查因"收入神经内科病房。

既往史： 1995年患者12岁的女儿因"癫痫，脑白质脱髓鞘病变"去世。患者自此精神差，倦怠寡言，睡眠差。数次卧床不语，拒绝进食，曾被诊断为癔症。6年前出现幻听、幻视，北京大学第六医院诊断为精神分裂症，口服利培酮1mg/次，早晚各1次；奥氮平5mg/次，每晚1次；艾司唑仑1mg/次，每晚1次；佐匹克隆7.5mg/次，每晚1次，患者精神症状消失。否认高血压、糖尿病、脑血管病病史。患者有1兄1妹，兄妹身体健康，其父亲去年因急性心肌梗死去世，母亲80岁，患有心脏病。

入院查体： T 36.8℃，P 92次/min，R 18次/min，BP 137/70mmHg。发育正常，心、肺、腹查体未见异常。神志清楚，消瘦，表情淡漠，自发语言少，构音欠清，声音嘶哑。时间、地点和人物定向力正常。近记忆力减退。双侧瞳孔直径3mm，对光反射灵敏，眼球各向活动不受限。双侧颞肌和咬肌萎缩，双侧面纹对称。双侧软腭动度可，悬雍垂居中，双侧咽反射迟钝。伸舌居中，舌肌无明显萎缩，可见纤颤。颈肌和四肢肌力5级，四肢肌容积大致正常，未见肌强直现象。四肢肌张力正常。右上肢腱反射(+)低于左侧(++)，双下肢腱反射对称减低(+)，双侧病理征(-)。双侧掌颏反射(-)，下颏反射(-)。深浅感觉正常。双手指鼻准，双侧跟膝胫试验准，Romberg征(-)。颈软，双侧Kernig征(-)。血压：130/80mmHg(卧位)→115/75mmHg(立位)→120/80mmHg(立位)。

【入院诊断】

1. 发作性意识丧失待查

   晕厥？

   癫痫发作？

2. 构音障碍原因待查

【入院后辅助检查】

血常规：Hb 109g/L，其余正常。尿、便常规正常。血生化：CK 1 795μ/L（正常范围：26～

140μ/L），LDH 237μ/L（正常范围：109～245μ/L），HBDH 190u/L（正常范围：72～182μ/L），血糖、肝肾功能、血脂和电解质均正常。乳酸 2.5mmol/L（正常范围：0.6～2.2mmol/L）。cTNI 0.02ng/ml（正常范围：0～0.014ng/ml），MYO 299.9ng/ml（正常范围：0～70ng/ml），CK-MB 108.4ng/ml（正常范围：0.1～4.94ng/ml），BNP 正常。凝血象和 D-Dimer 正常。感染三项均为阴性。血 C3 71mg/dl（正常范围：79～152mg/dl），C4、RF、ESR、ASO、CRP、IgA、IgG、IgM 和 IgE 均正常。血自身抗体（ANA，ds-DNA，RNP/Sm，Sm，SSA，Ro-52，SSB，Scl-70，Jo-1，MAM-M2）均阴性。血 ACL 和抗中性粒细胞胞质抗体（ANCA）均阴性。血肿瘤标志物均正常。甲状腺功能全套 TPOAb 116.40U/ml（正常范围：0～70U/ml），其余正常。

腰穿：脑脊液压力 135mmH$_2$O，常规正常。生化：蛋白和糖均正常，氯化物 117.9mmol/L（正常范围：120～130mmol/L）。血寡克隆区带阴性，脑脊液寡克隆区带阳性。未见肿瘤细胞。血和脑脊液副肿瘤抗体：CV2/CRMP5、PNMA2、Ri、Yo、Hu、Amphiphysin 均阴性。

心电图：未见异常。Holter：窦性心律，心率 50～137 次/min，平均心率 80 次/min；房性期前收缩（占 0.34%）；未见明显 ST-T 动态变化。24 小时动态血压：114～155/54～97mmHg，平均 131/83mmHg。超声心动图：主动脉瓣钙化伴关闭不全（轻度）。

肌电图：符合肌源性病变。右伸指总肌可见肌强直电位，右胫前肌可见少量肌强直电位。右侧腓神经、胫神经、正中神经和尺神经运动神经传导速度正常；双侧腓浅神经、腓肠神经、尺神经感觉神经传导速度正常。双侧轻度腕管综合征可能性大。RNS 右腋神经低频波幅衰减 20%，SFEMG 正常。

MMSE 22 分，MoCA 11 分（记忆力、注意力明显减退，视空间与执行功能部分受损，定向力保留）。HAMD 7 分，HAMA 9 分。

脑电图：前部导联示散在少量低波幅 4～7Hz θ 波及 θ 活动，有时有阵发趋势。结论：轻度异常脑电图。

颈动脉、椎动脉超声：双侧颈总动脉硬化伴硬化斑块形成，颈内动脉和椎动脉未见异常。

头颅 MRI：右侧半卵圆中心区腔隙性脑梗死，脑白质少许脱髓鞘改变。头颅 MRA：双侧大脑中动脉动脉硬化改变，未见管腔狭窄，其余动脉未见异常。

【蒋景文教授查房】（2017 年 3 月 19 日）

病史特点：中年女性，隐匿起病，病情逐渐加重。主要表现为倦怠疲乏、声音嘶哑、发作性意识丧失并跌倒。查体发现全身消瘦，双侧颞肌、颊肌消瘦，斧头脸样改变；构音障碍、咽反射减低、舌肌可疑纤颤；叩诊伸指总肌、大鱼际肌未见肌强直现象；四肢腱反射减低，双侧病理征（－）。共济运动检查正常。血肌酸激酶和肌钙蛋白升高。肌电图：符合肌源性损害，右伸指总肌和右胫前肌可见肌强直电位。心电图未见心肌缺血性损害和明显心律失常。脑电图：慢波增多，阵发趋势，未见癫痫波。认知功能检查：认知功能下降。

定位诊断：肌肉系统和大脑受累，可能有心肌损害。

定性诊断：①强直性肌营养不良。患者有斧头脸样改变，肌电图呈肌源性损害，有肌强直电位，虽然查体未见肌强直现象，仍不能除外强直性肌营养不良的可能。②患者双眼闭合可，眼球活动无异常，不支持眼咽型肌营养不良的诊断。③线粒体病。线粒体病临床表现多样，是一种多系统疾病。骨骼肌、心肌、大脑等能量需求高的部位最易受累，表现为线粒体脑肌病，出现运动不耐受、心肌病、癫痫发作和脑卒中等症状。肌电图也可以出现肌强直电位。

建议：①行肌肉活检，线粒体病累及肌肉可见特征性的破碎红纤维（ragged red fiber，

RRF）和 COX 阴性肌纤维；而肌营养不良蛋白免疫组化染色可见肌膜着色缺失或变浅。
②线粒体病基因检测。

右侧肱二头肌活检显示：出现 RRF、破碎蓝纤维（ragged blue fiber，RBF）及 COX 阴性肌纤维，符合肌病样病理改变，上述病理改变可以出现在线粒体病中。部分区域肌纤维呈群组化倾向，提示可能伴随神经源性病理改变。没有见到炎性肌肉病的典型病理改变（图 24-1）。

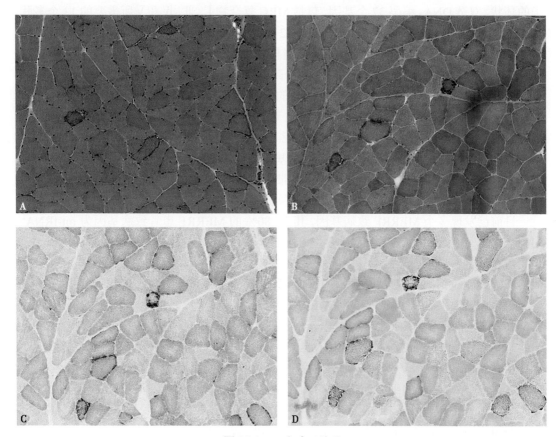

图 24-1　肌肉病理结果

A. HE 染色可见部分肌纤维膜下或细胞质呈嗜碱性颗粒样改变，少数肌纤维出现核内移；B. 改良 Gomori 染色可见少数典型或不典型的 RRF；C. 琥珀酸脱氢酶（SDH）染色可见部分典型和不典型的破碎蓝纤维（RBF）；D. COX/SDH 染色可见较多 RBF

外周血线粒体病相关基因学检查：线粒体 chrm-8344 8344A＞G，突变百分比为 72%。

给予辅酶 Q10 100mg/ 次，每日 3 次，左卡尼汀 500mg/ 次，每日 2 次，以及多种维生素（维生素 C、维生素 E 和维生素 B$_2$）联合治疗。

【最终诊断】

线粒体脑肌病（ mitochondrial encephalomyopathy ）

肌阵挛性癫痫伴肌肉破碎红纤维综合征（ myoclonic epilepsy with ragged red fibers，MERRF ）

【讨论】

线粒体病是一组与线粒体呼吸链（mitochondria respiratory chain，MRC）异常相关的遗传性疾病。MRC 位于线粒体内膜上，主要由 5 个酶复合物组成，MRC 发生氧化磷酸化，产生 ATP，提供身体所需的能量。MRC 是体内唯一一个由 2 个不同的基因组，核基因和线粒体基因，互补编码的结构。①线粒体 DNA（mitochondria DNA，mtDNA）编码 MRC 复合物 Ⅰ、Ⅲ、Ⅳ、Ⅴ 的结构成分，遵循母系遗传的规律，母亲的 mtDNA 可以传给儿子、女儿，但是只有女儿的 mtDNA 可以传给后代。②核 DNA（nuclear DNA，nDNA）编码 MRC 复合物Ⅱ的结构成分，控制 MRC 的组装、整合，nDNA 遵循孟德尔遗传规律。mtDNA 为闭合的小分子的环状、双链 DNA，编码 37 个基因，包括 MRC 复合物Ⅰ、Ⅲ、Ⅳ 和 Ⅴ 所需要的 13 个多肽，2 个核糖体 RNA（ribosome RNA，rRNAs），22 个转录 RNA（transfer RNA，tRNA）。mtDNA 相关线粒体病的基因和临床特点除了母系遗传以外，还包括 mtDNA 异质性和致病性突变 mtDNA 的阈值效应。在单个细胞中存在数百至数千个 mtDNA 拷贝，拷贝数与组织和器官对能量的需要有关。在同一细胞中，突变的病理性 mtDNA 与野生型 mtDNA 共存，称为 mtDNA 异质性（heteroplasmy）。突变 mtDNA 达到一定比例（阈值），才出现临床和分子化学表型改变，称为突变 mtDNA 致病的阈值效应。这个阈值水平因组织而异，亦与突变基因有关（阈值水平为 50%～60% 提示致病严重的基因突变；阈值水平高至 90% 提示致病轻的基因突变）。mtDNA 异质性和阈值效应的存在带来临床表现的多样性，携有致病性 mtDNA 的同一家庭成员表现为：有症状、少症状或无症状。

目前已发现多个 MERRF 致病基因，其中，80% 的 MERRF 患者致病基因为 mt-tRNA^{Lys} 8344 A>G。典型 MERRF 的 mt-tRNA^{Lys} 8344 A>G 突变阈值为 60%～90%，提示这一突变是相对良性的基因突变，这一基因突变致使 tRNA^{Lys} 的活性降低 50%～60%。MERRF 其他的基因突变包括：mt-tRNA^{Lys} 8356 T>C，美国、意大利、日本各有一个家系报道，临床表现 MERRF 症状和卒中样发作，又称 MERRF/MELAS 重叠型，有的患者有甲亢；mt-tRNA^{Lys} 8363 G>A，患者心肌病比较突出；以及 mt-TL1/tRNA（Leu）（m.3291T>C）、tRNA（Ile）（m.4279A>G）、MT-TF/tRNA（Phe）和 MT-TP/tRNA（Pro）。由此可见，不同的基因突变可能导致相同的临床表现；同一 mtDNA 基因突变可出现不同的表型。

除红细胞外，人体的细胞都有线粒体。线粒体的广泛分布，以及 mtDNA 遗传的异质性导致线粒体病临床表现多样，见于各个年龄组，往往存在多系统的受累。线粒体病常影响高代谢组织，主要是中枢神经系统、骨骼肌和心脏，以及其他组织：胰腺 B 细胞、耳蜗毛细胞、视神经、周围神经、肾小管、肝脏等。临床表现为：运动不耐受、认知障碍、脑卒中、癫痫、心肌病、糖尿病、听力丧失、周围神经病、身材矮小、视神经萎缩、视网膜色素变性、眼外肌麻痹、胃肠道功能失调和肝病等。不同组织的受累程度与突变基因有关，临床归纳为一系列综合征。MERRF 是一种罕见的线粒体病，发病率＜1.5/10 万，在具有以上线粒体病普遍性损害的基础上，特征性地表现为肌阵挛、全面性癫痫（强直阵挛性癫痫与失神发作）、小脑性共济失调、破碎红边纤维（RRF）、COX 活性部分缺失。部分患者出现多发性脂肪瘤（特别是颈部和躯干上部）。一项纳入 321 例 MERRF 患者的荟萃分析发现：肌阵挛、癫痫和小脑性共济失调的发生率分别为 61%、43% 和 50%。肌阵挛可为持续性或间断性，光敏性，运动（书写、进食）可能加重。典型的癫痫类型为全面性肌阵挛癫痫，文献报道 MERRF 患者存在其他形式癫痫：局灶性肌阵挛、局灶性失张力发作、局灶性肌强直发作、全面性强直阵挛发作、全面性失张力发作、全面性肌阵挛失张力发作、典型失神发作、肌阵挛失神发作。EEG 典型表现为间断、弥漫的 δ 活动为背景节律，广泛的棘波、多棘波。

本例患者，反复发作短暂性意识丧失，没有直立性低血压，没有心动过缓，没有发现严重的心律失常。尽管脑电图没有显示癫痫波，考虑为全面性失张力发作类型的癫痫。在 MERRF

整个疾病过程中，80% 以上的患者出现小脑性共济失调。然而，MERRF 早期一般不出现共济失调。随着基因诊断技术的广泛应用，许多临床表现不典型的早期 MERRF 患者得以明确诊断。

线粒体性心肌病临床表现为心功能不全、心律失常、传导阻滞、肺动脉高压以及心脏性猝死等。在临床分型中，最常见的是肥厚型心肌病，其他还包括扩张型心肌病、限制型心肌病、左室心肌致密化不全和组织细胞样心肌病。本例患者入院时肌酸激酶和肌钙蛋白升高，休息后逐渐降至正常范围，超声心动图检查未见异常，提示存在心肌细胞的损害，尚未导致心脏结构的改变。

线粒体病的消化道表现：食欲缺乏、胃食管括约肌功能障碍、便秘、呕吐、胃瘫、假性肠梗阻、腹泻、胰腺炎和肝病等。本例患者出现食欲缺乏、声音嘶哑，查体双侧软腭动度可，双侧咽反射迟钝。喉镜检查见双声带光滑，活动良好，闭合可。患者进食时间延长和构音障碍均为线粒体病的消化道症状。

线粒体病患者，血肌酸激酶轻度到中度升高。静息状态下，血乳酸升高（超过 3mmol/L 有临床诊断意义），丙酮酸升高。中度活动后，血乳酸明显升高。肌电图以肌病表现为主，可伴有周围运动感觉神经病，可以出现肌强直电位。肌肉病理发现特征性的线粒体异常聚集，肌活检是诊断线粒体病的金标准，可见以下改变：改良 Gomori Trichrome（GMT）染色可见破碎红纤维（RRF），琥珀酸脱氢酶染色可见破碎蓝纤维（RBF），COX 染色可见较多 COX 阴性肌纤维。电镜下可见线粒体数量增多，形态不一，有巨大线粒体，线粒体嵴排列紊乱，线粒体内可见结晶状、板层状包涵体，并有大量脂滴及糖原颗粒堆积。

MERRF 的 CT/MRI 可见大脑、小脑萎缩，基底节钙化，脱髓鞘改变，中脑导水管周围 T2/FLAIR 高信号。腓肠肌磁共振波谱（MRS）显示细胞内无机磷酸盐（Pi）增加，磷酸肌酸/Pi 比值下降。MERRF 中枢神经系统病理改变为神经元丢失和胶质增生。小脑齿状核神经元丢失严重，脑干下橄榄核、胸髓后角 Clarke 神经元丢失。脱髓鞘改变主要见于小脑上脚、脊髓后索和侧索（脊髓小脑束），锥体束很少受影响。

MERRF 的鉴别诊断：

1. DNA 聚合酶 γ 基因（POLG）相关的线粒体病　核基因 POLG 编码线粒体多聚酶 γ 的催化亚基，调控 mtDNA。POLG 的基因突变导致 mtDNA 多片段缺失。临床出现肌阵挛、癫痫、共济失调、RRF，合并周围神经病、痴呆、大脑和小脑萎缩等表现。当患者有以上临床表现，没有 tRNA^lys 基因突变，但肌肉的 mtDNA 存在多发缺失，提示 POLG 基因相关线粒体病，主要临床类型包括：① Alpers-Huttenlocher 综合征；②儿童肌脑肝病谱系；③肌阵挛性癫痫、肌病、感觉性共济失调；④共济失调神经病变谱系和进行性眼外肌麻痹伴或不伴感觉性共济失调。其中，Alpers-Huttenlocher 综合征和肌阵挛癫痫、肌病、感觉性共济失调这两种类型常有肌阵挛性癫痫和肌病，临床需要与 MERRF 相鉴别。

2. 以进行性肌阵挛癫痫为主要表现的疾病　这是一组以渐进性肌阵挛、共济失调为特征的复杂综合征，包括神经元蜡样脂褐质沉积症、Lafora 病、Unverricht-Lundborg 病（波罗的海肌阵挛）、樱桃红斑肌阵挛综合征。这组疾病的临床表现与 MERRF 相似，但是，MERRF 存在运动不耐受，肌活检发现 RRF，可与之鉴别。

3. 强直性肌营养不良　常染色体显性遗传病，主要表现为肌无力、肌萎缩和肌强直。早期即可出现眼睑下垂和面肌松弛，肌萎缩常累及面肌、咬肌和颞肌，咬肌萎缩导致下面部变窄，患者眼睑下垂、额部脱发、瘦长面容，呈斧头脸状。咽喉肌无力可出现构音障碍和吞咽困难。肌强直是此病的显著特征，握拳后松弛缓慢，叩击肢体肌肉出现肌强直现象。常有白内障、内分泌异常，如男性早年前额脱发、睾丸萎缩伴男性性征缺乏，糖尿病，心律失常，心动过缓和 P-R 间期延长等多系统受累的表现。肌电图出现典型肌强直电位，心电图常可发现传导阻滞或心律失常。血清 CK 正常或轻度升高。基因检测发现 19q13.3 位点萎缩性肌强直蛋白激酶基因内 CTG 三核苷酸序列异常重复扩增超过 100，重复数与症状严重程度相关。本例患者全身消瘦，有斧头脸样表现，肌电图发现肌强直电位，临床需要与强直性肌营养不良相鉴别。肌肉活检有助于鉴别。

线粒体病目前无肯定有效的治疗，主要是经验性治疗——鸡尾酒疗法。多种维生素及其辅助因子，包括左卡尼汀 500mg/ 次，每日 2 次，辅酶 Q10 50～200mg/ 次，每日 3 次（最高剂量可达 1 000mg/d），维生素 C 100～400mg/d，维生素 E 200～1 200U/d，维生素 K_1 10mg/（kg•d），维生素 B_2 50～200mg/d。中药黄芪可能有效。

线粒体病抗癫痫药物（antiepileptic drugs，ADEs）的选择尚无推荐指南，主要是经验性用药，可以选择左乙拉西坦、吡拉西坦、唑尼沙胺、托吡酯、苯二氮䓬类药物和拉莫三嗪等。避免使用线粒体毒性 AEDs 如卡马西平、苯妥英和苯巴比妥，禁用丙戊酸钠。对于 MERRF，警惕使用可能加重肌阵挛的药物，如苯妥英钠、卡马西平、奥卡西平、氨己烯酸、噻加宾、加巴喷丁和普瑞巴林等。

（蒋　云　李　毅）

参 考 文 献

1. FINSTERER J, ZARROUK-MAHJOUB S. Management of epilepsy in MERRF syndrome[J]. Seizure，2017，50：166-170.

2. AVULA S, PARIKH S, DEMAREST S, et al. Treatment of mitochondrial disorders[J]. Curr Treat Options Neurol，2014，16（6）：292.

3. MANCUSO M, ORSUCCI D, ANGELINI C, et al. Phenotypic heterogeneity of the 8344A＞G mtDNA "MERRF" mutation[J]. Neurology，2013，80（22）：2049-2054.

4. WHITTAKER RG, DEVINE HE, GORMAN GS, et al. Epilepsy in adults with mitochondrial disease：A cohort study[J]. Ann Neurol，2015，78（6）：949-957.

5. WIEDEMANN FR, BARTELS C, KIRCHES E, et al. Unusual presentations of patients with the mitochondrial MERRF mutation A8344G[J]. Clin Neurol Neurosurg，2008，110（8）：859-863.

6. PARIKH S, GOLDSTEIN A, KOENIG MK, et al. Diagnosis and management of mitochondrial disease: a consensus statement from the Mitochondrial Medicine Society[J]. Genet Med，2015，17（9）：689-701.

7. DIMAURO S. Mitochondrial encephalomyopathies--fifty years on: the Robert Wartenberg Lecture[J]. Neurology，2013，81（3）：281-291.

病例 25 走路不稳6年，双上肢不自主运动2年，言语不清1年余

【病例资料】

患者，女性，54岁。因"走路不稳6年，双上肢不自主运动2年，言语不清1年余"于2016年11月17日收入院。

现病史：患者6年前无明显诱因出现走路不稳、摇晃，易向后跌倒，每周约跌倒1次，无明显肢体力弱，睡眠中有肢体不自主活动，无梦中呓语，无言语不清，无认知障碍，无幻觉妄想，无性格行为改变，就诊于当地医院未能明确诊断，未予以治疗。之后走路不稳逐渐加重。2年前情绪激动后出现右上肢舞蹈样不自主运动，数天后出现左上肢不自主运动，症状逐渐加重，影响吃饭、穿衣等日常生活。1年半前就诊于北京某三甲医院，行头颅MRI见双侧侧脑室旁白质脱髓鞘，脑干小脑萎缩；行腰穿检查，脑脊液常规、生化均正常，放脑脊液30ml后观察走路不稳等症状无好转；MoCA量表评分16分，存在认知障碍。拟诊为脊髓小脑性共济失调，建议行基因检测，患者及其家属未同意。予茴拉西坦、丁苯酞等对症治疗，症状无缓解。1年前患者肢体舞蹈样不自主运动加重，且出现头颈部不自主运动，需在搀扶下才能行走，经常跌倒，且出现言语含糊不清。为进一步诊治，门诊以"不自主运动原因待查"收入院。

无特殊药物服用史，无发热，性格行为较发病前无明显变化；病程中无饮水呛咳，无吞咽困难，无心悸呼吸困难，无大、小便失禁，无肢体抽搐。

既往史：8年前发现血压升高，最高血压180/100mmHg，6年前发现肾上腺肿瘤，行肾上腺瘤切除术后血压恢复正常。

家族史：父母均80余岁时去世，去世前无不自主运动症状。患者有1个姐姐、1个哥哥、1个弟弟均体健，家族中无类似患者。

入院查体：神志清楚，构音不清。定向力尚可，记忆力及计算力均有减退，"100-7=93，93-7=84?"双眼视野无缺损，双侧瞳孔等大，对光反射灵敏，未见K-F环，双侧眼动充分，未见眼震。双侧面纹对称，张口可见口舌不自主运动，双侧软腭活动可，悬雍垂居中，咽反射存在。双侧转颈耸肩有力，伸舌居中。颈软，四肢肌力5级，可见头颈扭转及四肢舞蹈样不自主运动，颈部及四肢肌张力低，双侧腱反射对称活跃，双侧病理征（-）。双侧指鼻及跟膝胫动作欠稳准。双侧反跳试验（-）。行走明显不稳，步基增宽，不能走"一"字步，行走时可见躯干扭转及双上肢舞蹈样动作，Romberg征（+）。深、浅感觉正常。

辅助检查：

2015年5月神经电生理检测（外院）：四肢神经传导速度正常，双侧正中、胫后神经F波正常。脑干诱发电位（BAEP）异常，右侧各波图形分化不清，左侧见可疑波V潜伏期延长；体感诱发电位（SEP）异常，双皮质电位P40潜伏期延长，双侧皮质下电位N21图形分化不清。

2015年5月头颅MRI（外院）显示：双侧侧脑室旁多发脱髓鞘改变，脑干小脑萎缩。

【入院诊断】

不自主运动原因待查

　　亨廷顿病？

【入院后辅助检查】

血、尿、便常规正常。凝血象正常。血生化及糖化血红蛋白正常。2016 年 11 月 18 日血氨 223μmol/L（正常范围：＜80μmol/L）、乳酸正常。11 月 30 日复查血氨 156μmol/L。血清同型半胱氨酸正常。血肿瘤标记物正常。甲状腺功能全套正常。自身抗体：组蛋白弱（+），抗 RNP/Sm 抗体弱（+），抗 Sm 抗体弱（+），余自身抗体阴性。血涂片：红细胞形态大致正常，白细胞数不少，分类大致正常，血小板不少，未见棘红细胞。

2016 年 11 月 18 日头颅 MRI：①双侧脑室周围脑白质脱髓鞘改变；②脑干、小脑萎缩（图 25-1）。

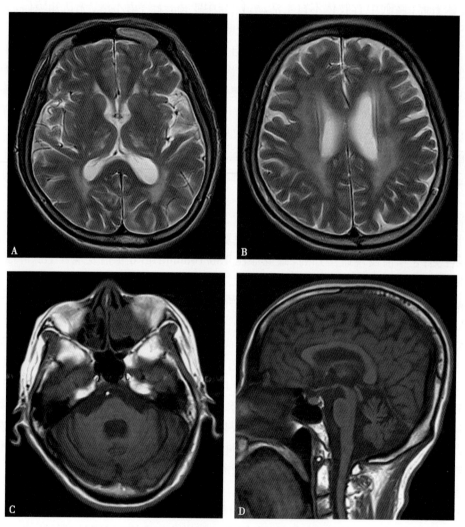

图 25-1   2016 年 11 月 18 日头颅 MRI 表现

T_2WI 像显示双侧丘脑（A）斑片状高信号影，双侧侧脑室周围脑白质（B）对称性高信号影；
T_1WI 轴位（C）及矢状位（D）像显示桥前池增宽，脑桥、小脑萎缩，第四脑室扩大

神经心理量表检测：MMSE 24 分，MoCA 12 分，ADL 47 分。

脑电图：各导联散见高波幅 3.5～5Hz δ 节律及 δ 活动，期间多以短 - 长程暴发形式出现，两侧慢波有时欠对称，前部导联稍著。

SPECT：双侧额叶局灶性血流灌注减低，双侧部分顶叶血流灌注减低；右侧丘脑血流灌注较对侧减低。

眼科检查角膜未见 K-F 环。

【蒋景文教授查房】（2016 年 11 月 25 日）

定位诊断：患者口舌异动，头颈及四肢舞蹈样不自主运动，颈部及四肢肌张力低，定位于锥体外系。双侧指鼻及跟膝胫动作欠稳准，构音欠清，走路明显不稳，Romberg 征（＋），定位于小脑。神经心理检测患者有认知功能减退，头颅 MRI 见双侧侧脑室旁多发性白质病变，脑干、小脑萎缩，定位于双侧大脑半球。

定性及鉴别诊断：①小血管病变，如 CADASIL、Binswanger，患者头 MRI 见双侧侧脑室旁多发白质病变，考虑该病可能，但若考虑 CADASIL 则该患者无家族史，无偏头痛；考虑 Binswanger 但患者梗死灶不多，均不太符合。另外，血管性病变，出现舞蹈样动作，相对少见。②亨廷顿舞蹈病，有舞蹈样不自主运动和认知功能障碍应想到该病，但患者无家族史，发病已 6 年，头颅 MRI 上尾状核头部未见萎缩，不支持。③齿状核红核苍白球路易体萎缩症（dentatorubro pallidoluysian atrophy，DRPLA），临床很少见，可表现为不同程度的痴呆、语言障碍、共济失调、癫痫和不自主运动包括舞蹈样动作、震颤和肌阵挛。该病多有肌阵挛，该患者未观察到肌阵挛现象。④肝豆状核变性，患者发病年龄较大，角膜未见 K-F 环，不支持。

建议：①可查舞蹈症相关的基因帮助诊断及鉴别诊断；②可予以氟哌啶醇 lmg/ 次，每日 2 次对症治疗，观察疗效。

【进一步诊治】

予患者氟哌啶醇 1mg/ 次，每日 2 次口服后，四肢舞蹈样动作较前有减少，共济失调较前明显，有向后倾倒趋势。并予丁苯酞、胞磷胆碱钠等口服药物辅助治疗。

患者完善舞蹈症相关的 35 个基因的检测，检测到 DRPLA 相关基因的 CAG 重复数：其中一个为 7 次，属于正常范围；另一个为 59 次，属于全突变范围。符合 DRPLA 的基因突变特征。

【最终诊断】

齿状核红核苍白球路易体萎缩症（dentatourbral-pallidoluysian atrophy，DRPLA）

【讨论】

齿状核红核苍白球路易体萎缩症（DRPLA）是一种少见的常染色体显性遗传病，其临床特征是由小脑性共济失调、舞蹈手足徐动症、肌阵挛、癫痫、痴呆和精神症状等不同表现的组合而成。Smith 等最早报道的 1 例 DRPLA 是无家族史的散发病例，其病理特征是在中枢神经系统的齿状核红核和苍白球丘脑底核等部位有严重的神经元脱失。而遗传型 DRPLA 是 1972 年由日本学者 Natio 等最先报道的，之后一系列具有相同临床表现的日本家系不断被报道，因此 DRPLA 也就成为一种独立的疾病。尽管 DRPLA 以日本人多见，但在欧洲和北美的其他人种也有病例报道。本病也被称为 Naito-Oyanagi 病，或 Haw River 综合征。

1994 年发现了 DRPLA 的致病基因，位于染色体 12p13.31 区第 5 外显子内的胞嘧啶 - 腺嘌呤 - 鸟嘌呤（cytosine-adenine-guanine，CAG）三核苷酸重复序列，编码多聚谷氨酰胺，正常范围 6～35 次，异常范围 48～93 次。CAG 的不稳定扩增导致编码 atrophin-1（ATN1）蛋白的多聚谷氨酰胺链延长而致病。DRPLA 致病基因具有很高的穿透力，外显率接近 100%。DRPLA 即是脊髓小脑共济失调（spinocerebellar ataxia，SCA）的一种类型，也是多聚谷氨酰胺（polyglutamine，polyQ）病的一种类型。

polyQ 病是一组由基因组特定区域 CAG 三核苷酸重复序列因动态突变而出现病理性扩增,进而引起 polyQ 链延长的遗传性神经退行性疾病。目前已知 polyQ 病主要包括亨廷顿病(Huntington disease,HD)、脊髓延髓肌萎缩症(spinal bulbar muscular atrophy,SBMA,也称 Kennedy 病)、DRPLA,以及 SCA1、SCA2、SCA3(Machado-Joseph 病,MJD)、SCA6、SCA7 和 SCA17 等 9 种疾病。动态突变的 DNA 重复拷贝数在代间传递过程中具有"遗传早现(anticipation)"现象,即下一代 CAG 重复序列更长、发病年龄更早、症状更严重。

主要病理改变为齿状核红核苍白球路易体萎缩,还可检测到大脑白质损害,尸检发现大脑白质弥漫性髓鞘脱失,轴索相对保留,反应性胶质细胞增生,而动脉粥样硬化的表现很轻。其他脑区为轻 - 中度受累,而黑质、蓝斑、脑桥核和脑神经核(除前庭核)无明显受累。DRPLA 患者脑部可检测到神经元核内包涵体,且包涵体内发现突变的 ATN1 蛋白。神经元核内包涵体在中枢神经系统广泛存在,可能解释 DRPLA 临床表型的多样性,如痴呆和癫痫等症状。

发病年龄从 1 岁到 72 岁,平均 31.5 岁。根据发病年龄的不同,临床表现差异很大,主要分为 2 种亚型。①少年型:发病年龄 <20 岁,患者常常表现为进行性肌阵挛性癫痫(progressive myoclonus epilepsy,PME),特征性表现有进行性共济失调、癫痫、肌阵挛及智力发育迟滞等;②成年型,发病年龄≥20 岁,主要症状是共济失调、舞蹈手足徐动症、精神症状和痴呆等。研究发现患者发病年龄与 CAG 重复数呈负相关,CAG 重复数越大,发病年龄越小。癫痫在 20 岁前发病的患者很常见,20~40 岁起病者比较少见,在 40 岁以后起病者很少见,可表现为有各种不同类型的全面性发作,包括强直型、阵挛型、强直阵挛型发作等。20 岁前发病者偶尔也可出现肌阵挛性发作、失神发作、失张力性发作等表现。相比之下,20 岁后发病者更倾向于出现小脑性共济失调、舞蹈手足徐动症、痴呆等症状。有些患者的舞蹈样不自主运动和痴呆症状容易掩盖共济失调的存在。个别患者以精神障碍为首发症状。

典型的 MRI 表现是小脑和脑干萎缩,特别是脑桥被盖部的萎缩。定量分析还发现行 MRI 检查时的年龄及 CAG 扩增的重复数均与脑干小脑萎缩的程度相关。病程较长的成人型患者,MRI T_2 加权像可见大脑半球深部白质弥漫性高信号,年龄是脑白质病变的主要决定因素,脑白质病变的严重程度和发病年龄有一定的相关性。应用 ^{18}F- 氟脱氧葡萄糖 -PET(^{18}F-fluorodeoxyglucose-PET,^{18}F-FDG-PET)技术,在有些少年型 DRPLA 患者可见双侧纹状体糖代谢的降低,而在成年型患者,未发现异常。

目前 DRPLA 没有统一的诊断标准。诊断主要依据不同年龄段的典型临床表现、头颅 MRI 显示的脑干小脑萎缩,以及阳性的家族史。以下两种情况可以确诊:①有 DRPLA 临床表现的先证者和 DRPLA 家族史;②基因检测显示在 ATN1 中存在病理性 CAG 三核苷酸异常扩增的杂合突变。值得注意的是:无阳性家族史不能排除 DRPLA 的诊断。此病在亚洲以外的人种非常少见。

鉴别诊断主要包括 HD 和其他的遗传性 SCA。① HD:当 DRPLA 主要表现为舞蹈样不自主运动和痴呆时,可以掩盖轻 - 中度的共济失调症状,容易被误诊为 HD。评价早期的共济失调症状和 MRI 上小脑脑干(特别是脑桥被盖部)的萎缩有助于鉴别诊断,而尾状核头部的萎缩则支持 HD 的诊断。当临床上患者有原因不明的进行性痴呆和不自主运动症状需要鉴别时,可做基因检测鉴别诊断 HD、DRPLA 和 SCA17。② SCA:有些 CAG 重复序列比较少(49-55)的 DRPLA 患者,可以仅表现为小脑性共济失调,而没有痴呆、舞蹈手足徐动症,或性格改变等表现,导致 DRPLA 的临床诊断很困难,这时主要需要与显性遗传性共济失调如 SCA1、SCA2、Machado-Joseph 病、SCA6、SCA7 和 SCA17 等相鉴别,基因检测能够明确诊断。

目前无特效治疗能阻止 DRPLA 疾病的进展。其治疗原则主要是对症治疗。有癫痫发作的患者予以抗癫痫药治疗。当舞蹈样不自主运动影响患者的日常生活时可以给予氟哌啶醇(haloperidol)。最新的多中心随机双盲对照研究认为利鲁唑(riluzole)可以改善患者的共济失调症状。有报道称组蛋白去乙酰化酶(histone deacetylase,HDAC)抑制剂在体外细胞培养中能减少 DRPLA 所引起的细胞凋亡。还有报道称 HDAC 抑制剂能改善 DRPLA 模型小鼠的运动功能并延长其寿命。基因治疗尚处在研究中。

该例患者发病年龄 >40 岁,无家族史,早期的临床表现以共济失调为主,后期出现舞蹈样不自主运动,认知障碍相对比较轻,病史中无肌阵挛、无癫痫发作,符合 DRPLA 成年型的典型临床表现。头颅 MRI 显示脑干小脑萎缩明显,大脑半球脑白质明显脱髓鞘改变,影像学改变也支持 DRPLA 诊断。在门诊曾怀疑过 HD,但患者有明显的共济失调,且头颅 MRI 双侧尾状核饱满、无萎缩,这些都不支持 HD 的诊断,进行了舞蹈症相关的 35 个基因(其中包括 HD)检测,结果证实为 DRPLA 相关的 CAG 重复数为 59 次,属于全突变范围,最终明确了诊断。

总之,DRPLA 临床非常少见,表现又依赖于发病年龄,症状复杂多样,容易误诊或漏诊,临床怀疑时基因检测能为诊断提供确凿依据。

（刘银红 杜 危）

参 考 文 献

1. VENEZIANO L, FRONTALI M. DRPLA. 1999 Aug 6 [updated 2016 Jun 9]. In: Adam MP, Ardinger HH, Pagon RA, et al. editors. GeneReviews® [Internet]. Seattle(WA): University of Washington, 1993-2020 [2020-1-31]. https://www.ncbi.nlm.nih.gov/books/NBK1116/.

2. TSUJI S. Dentatorubral-pallidoluysian atrophy[J]. Handb Clin Neurol, 2012, 103: 587-594.

3. ROMANO S, COARELLI G, MARCOTULLI C, et al. Riluzole in patients with hereditary cerebellar ataxia: a randomised, double-blind, placebo-controlled trial[J]. Lancet Neurol, 2015, 14(10): 985-991.

4. 张鑫,顾卫红. 齿状核红核苍白球路易体萎缩症研究进展 [J]. 中华神经科杂志,2013,46(5): 339-342.

5. FAN HC, HO LI, CHI CS, et al. Polyglutamine(PolyQ) Diseases: Genetics to Treatments[J]. Cell Transplant, 2014, 23(4-5): 441-458.

6. YING M, XU R, WU X, et al. Sodium butyrate ameliorates histone hypoacetylationand neurodegenerative phenotypes in a mouse model for DRPLA[J]. J BiolChem, 2006, 281(18): 12580-12586.

7. SOONG BW, MORRISON PJ. Spinocerebellar ataxias[J]. Handb Clin Neurol, 2018, 155: 143-174.

8. TUNC S, TADIC V, ZÜHLKE C, et al. Pearls & Oy-sters: Family history of Huntington disease disguised a case of dentatorubral-pallidoluysian atrophy[J]. Neurology, 2018, 90(3): 142-143.

病例 26　双下肢无力、行走困难 5 年余

【病例资料】

患者，男性，21 岁。主因"双下肢无力、行走困难 5 年余"于 2018 年 3 月 15 日收入院。

现病史：患者 5 年前打篮球时腰部受伤，活动受限，休养后好转。4 年前偶有腰部及膝关节无力和酸痛感。3 年前行走时双下肢发软，左侧为重，跑步不受限，双膝以下发冷，双足皮温低，发冷时下肢无力加重。2 年前双下肢无力逐渐加重，跑步无力，尚可独自行走。1 年前双下肢无力症状未再加重。无力感在开始行走时明显，行走一段后逐渐减轻，无晨轻暮重现象，无肌肉萎缩，无尿便障碍，无肢体麻木，无呼吸困难。多次于外院就诊，诊断未明，曾用辅酶 Q10、中草药治疗，症状无明显改善。为进一步诊治，门诊以"痉挛性步态查因"收入院。

既往史：足月顺产，学习成绩中等。预防接种史正常。

个人史：出生于山东潍坊市，久居本地，无化学性物质、放射性物质、有毒物质接触史，无吸毒史。吸烟史 3 年，20 支 /d，未戒烟。

婚育史：未婚。

家族史：否认家族性遗传病史。有 1 弟，8 岁，无双下肢无力症状。

入院查体：神志清楚，言语流利。发育正常，营养中等，心肺腹查体未见异常。认知功能正常。角膜未见 K-F 环，脑神经未见异常。四肢肌肉未见萎缩，双上肢肌力 5 级，肌张力正常。双下肢近端 4 级，远端 5⁻ 级，肌力呈折刀样增高，双上肢腱反射对称（++），双膝、踝反射亢进（++++），双侧踝阵挛（+），双侧 Babinski 征（+）。双手指鼻及双侧跟膝胫动作稳准。深浅感觉正常。颈软，无抵抗，Kernig 征（−）。行走时呈剪刀步态。

【入院诊断】

痉挛性步态查因，痉挛性截瘫？

【入院后辅助检查】

血常规正常。血生化：血糖 7mmol/L（正常范围：<6.1mmol/L），血钠 132.2mmol/L（正常范围：136～145mmol/L），余正常。凝血象正常，D-Dimer 2 690ng/ml（正常范围：<255ng/ml）。

因患者双下肢肌张力折刀样增高，给予巴氯芬 5mg/ 次，每日 2 次口服，改善肌张力。

【蒋景文教授查房】（2018 年 3 月 17 日）

病史特点：青年男性，慢性进行性病程，表现为双下肢无力，行走困难。查体：记忆力及定向力正常。脑神经未见异常。双上肢正常，双下肢肌力 4 级，肌张力呈折刀样增高，腱反射亢进，双侧踝阵挛（+），双侧病理征（+）。颈段 $C_2 \sim C_3$ 水平以下可疑痛觉减退，关节位置觉、振动觉正常。轮替动作左侧幅度稍小，右侧正常，双侧指鼻及跟膝胫试验稳准。痉挛步态，左侧足弓高（追问家族史，患者父亲足弓偏高）。

定位诊断：双下肢力弱，肌张力呈"折刀样"增高，腱反射亢进，双侧踝阵挛（+），双侧病理征（+），定位于双侧锥体束；颈段 $C_2 \sim C_3$ 水平以下可疑痛觉减退，定位于脊髓丘脑束；总之定位于脊髓颈胸段。

定性诊断及鉴别诊断：①遗传性痉挛性截瘫：少年起病，20 岁时可表现为剪刀步态，病情发展很慢，基本不影响寿命。其遗传类型不限于常染色体显性遗传，基因变化多，有多种

变异型。本例患者有双侧锥体束受累，但高颈段可疑存在感觉平面，需要排除其他疾病方可诊断。②Arnold-Chiari 畸形：该病常有后组脑神经症状、小脑症状和颈髓受压症状，可完善头颅 MRI 帮助鉴别诊断。③寰枢椎半脱位：寰枢椎对应锥体束交叉水平，半脱位会出现双侧病理征。上部颈椎侧位 X 线过伸过屈位检查，齿状突和寰椎的距离超过 1mm 即为阳性。

建议：①行头颅和颈部 MRI 及头颅 X 线检查；②完善基因检查。

【进一步诊治】

颈椎正侧双斜+过伸过屈张口位：颈椎轻度退行性改变，C_3 椎体不稳。

头颅 MRI：脑白质少许脱髓鞘改变。颈椎 MRI：颈椎轻度退行性改变，颈髓未见异常。胸椎 MRI：未见明显异常。

基因检查：检测到患者携带染色体 2p22.3 的 SPAST 基因存在一个杂合病理性变异，该基因变异可以引起遗传性痉挛性截瘫 4 型，通常呈常染色体显性的方式遗传。

患者母亲的基因检查未检测到特定的变异。

【最终诊断】

遗传性痉挛性截瘫 4 型（hereditary spastic paraplegia type 4，HSP4）

【讨论】

遗传性痉挛性截瘫（hereditary spastic paraplegia，HSP）的历史可以追溯到 1880 年，Strümpell 首次对可能为常染色体显性遗传痉挛性截瘫的兄弟俩进行报道。1888 年 Lorrain 对 HSP 的临床和解剖进行了更为详尽的描述，因此，HSP 又被称为 Strümpell-Lorrain 病。

HSP 是一组较罕见的具有高度临床和遗传异质性的神经系统遗传性疾病，主要临床表现为进行性加重的痉挛步态、双下肢肌张力增高、腱反射亢进、踝阵挛、病理征阳性、肌无力等，可伴有膀胱直肠功能异常、踝关节振动觉减退、弓形足等。目前已经定位的相关基因多达 70 余组，遗传方式有常染色体显性（autosomal dominant，AD）、常染色体隐性（autosomal recessive，AR）和 X 连锁遗传，或是线粒体母系遗传。约 70% 的 HSP 遗传方式为常染色体显性遗传，这些患者大都表现为单纯型 HSP，常染色体隐性遗传的 HSP 患者大都表现为复杂型 HSP。具有家族史的患者占 66.2%，散发性患者占 33.8%。

HSP 主要病理改变是脊髓中上行的背侧纤维和下行的皮质脊髓束纤维的轴索发生逆行性退行性改变。有研究发现，该病脊髓小脑束以及大脑运动皮质第 V 层的 Betz 细胞也有受累。关于发病机制，较为流行的假说认为是相关基因的改变影响了神经元远端轴索中大分子物质、细胞器和其他物质的运输所致。由于脊髓中这些较长的神经元（长度超过 1m）独特的解剖结构，使它们非常依赖膜运输、微管运输和细胞骨架结构。此外，它们也依赖线粒体结构来实现远端神经末梢间信号、小分子和细胞器的传入和传出。因此，膜运输和轴索运输障碍对于 HSP 的发生有着重要的意义。

HSP 主要依据临床表现、遗传类型和病理生理的遗传生物学机制进行分型。根据临床表现分为单纯型和复杂型 HSP。单纯型以锥体系受累为主，表现为截瘫或四肢瘫，肌张力增高、腱反射亢进和病理反射阳性，可伴有括约肌功能障碍和深感觉消失。复杂型 HSP 除痉挛性截瘫外，还伴有其他神经系统或是非神经系统体征，如小脑功能障碍（共济失调、眼震和震颤），周围神经脱髓鞘或轴索变性（包括自主神经功能障碍和感觉障碍），认知功能障碍（痴呆、精神发育迟滞或是智障），癫痫，肌病（类似于进行性眼外肌麻痹样眼睑下垂和眼外肌麻痹），锥体外系症状（帕金森样症状、舞蹈和肌张力障碍），精神症状，以及高度提示特殊基因类型的脑和脊髓异常 MRI 改变(轻度白质病变、脑白质营养不良、胼胝体变薄、脊髓萎缩、脑铁沉积、脑积水和小脑萎缩等)。复杂型 HSP 的非神经系统症状表现多、差异大,眼部异常包括白内障、视神经病变、视神经萎缩等,多种畸形如小头畸形、巨颅、面部畸形、身材矮小和复杂的畸形综合征等,以及脊柱侧凸、髋脱位和各种足部畸形。

根据遗传特点 HSP 分为: ① ADHSP,主要包括 SPG3A、SPG4、SPG6、SPG8、SPG10、SPG12、SPG13、SPG17 和 SPG31 等; ② ARHSP,主要包括 SPG5、SPG7、SPG11、SPG15、SPG18、SPG20、SPG21、SPG30 和 SPG35 等;③性联遗传 HSP,包括 SPG1,SPG2 和 SPG22 等。临床上最常见为 SPG4,其致病基因 *SPASTIN*,呈常染色体显性遗传;其次是 SPG3A,其致病基因为 *ATLASTIN-1*;第三位是 SPG31,其致病基因 *REEP1*。

诊断要点包括起病年龄、病程特点和症状进展的程度。诊断 HSP 主要依据:①缓慢进展的双下肢痉挛性瘫痪;②神经系统检查发现有肌张力增高、腱反射亢进和病理反射阳性等提示皮质脊髓束受累的体征;③家族史可能有常染色体显性、常染色体隐性或性联遗传以及母系遗传等遗传方式;④进行基因检测或是新一代基因测序方法证实诊断。与多发性硬化或是脊髓病变所导致的截瘫不同,HSP 的截瘫表现为双下肢肌张力明显增高,但是肌力相对保留。对于缺乏家族史的散发型 HSP,需要在排除其他诊断的基础上方考虑 HSP 诊断。

成年起病的患者需要进行鉴别的疾病有颈椎退行性疾病、多发性硬化、运动神经元病、脊髓肿瘤、脊髓炎、硬膜动静脉瘘、小脑扁桃体下疝、肾上腺脑白质营养不良、脊髓小脑共济失调、维生素 B_{12} 和维生素 E 缺乏、多巴反应性肌张力障碍、梅毒、人 T 细胞白血病病毒 1、HIV 感染、铜缺乏症等。头颅 MRI、颈髓及胸髓 MRI 检查在诊断及鉴别诊断非常有价值。腰穿脑脊液检查对于鉴别感染、炎症和脱髓鞘等疾病有很大的帮助。神经心理检查能够帮助判断有无合并认知功能损害,眼底检查以发现亚临床的视神经萎缩。少数情况下需要进行代谢性筛查除外遗传性神经系统代谢性疾病。对于散发型病例要额外进行的检查项目包括极长链脂肪酸,血浆氨基酸、脂蛋白、血清维生素 B_{12} 和维生素 E,同型半胱氨酸、血浆铜和铜蓝蛋白,血浆密螺旋体、人 T 细胞白血病病毒 1 和人免疫缺陷病毒的检查等。

该病目前缺乏特异性治疗,以对症支持治疗为主。常用的疗法有理疗,使用巴氯芬、提托尼定、安定类药物减少痉挛,肉毒杆菌注射和使用矫形器来防止多发挛缩、疼痛和骨折的发生,以及提高生活质量。

本例患者的基因检查结果显示位于 2p22.3 的 *SPAST* 基因杂合突变,诊断为 HSP4(SPG4)型。*SPAST* 是一种编码 Spastin 蛋白的基因。Spastin 蛋白是一种与细胞内多种活动相关的 ATP 酶,生理作用与膜交换和微管动力相关,目前已经发现了 4 种 *SPAST* 的 mRNS。Spastin 是一种微管切割蛋白,包含 2 个主要的结构功能区:与微管间相互作用和运输相关的 N 末端区和与细胞内活动相关的 C 末端区。已经发现的 300 多个点突变(包括部分缺失)均发生在 C 末端,造成功能缺失而致病。*SPAST* 基因是 SPG4 的致病基因。*SPAST* 基因突变导致 40%~45% 的 ADHSP 和约 10% 的散发型 HSP。

SPG4 的发病年龄为 1~63 岁,以 10 岁和 30 岁为中心呈双峰分布,极早或很晚发病的病例报道少见。临床表现有异质性,外显率高,与年龄相关。SPG4 曾被认为是单纯型 HSP,表现为青少年或是成年人发病的单纯型痉挛性截瘫;但是随着研究发现 50% 的患者可伴有感觉异常、括约肌功能障碍和轻度的周围神经病,10% 的患者有手部震颤,个别病例可有癫痫发作。部分患者还可出现上肢痉挛性瘫痪,共济失调,振动觉受损,认知障碍、痴呆或后颅窝病变等表现。女性患者可能出现流产。在一些家族中认知障碍和痴呆可能是该病的主要症状。曾报道 3 个 SPG4 家族的 13 名成员中有 10 名表现为过度社会依赖，2 名有精神运动发育迟滞。

SPG4 的神经影像学表现缺乏特异性，可能见到桥小脑角区的蛛网膜囊肿，全脑皮质萎缩，胼胝体变薄，小脑蚓部的轻度萎缩，轻度的脑白质变性和轻度的脊髓萎缩等。本型较少出现周围神经病，如果伴有周围神经病，就需要与 SPG3A、SPG10 和 SPG31 这三个类型的 HSP 相鉴别。

SPG3A：致病基因基础为 *ATLASTIN-1* 突变。约占 ADHSP 的 10%，是 10 岁之前起病的 HSP 的最常见类型。发病年龄在 4 岁左右，4 岁以后发病者少见。相比晚发型患者，早发型患者更易出现严重的痉挛性步态。单纯型 HSP 最为常见，表现为截瘫、振动觉消失和膀胱尿道兴奋性增高。复杂型 HSP 可以伴有手部小肌肉萎缩（silver syndrome）和周围神经病。

SPG31：位于 2p11.2 的 *REEP1* 基因突变的 ADHSP，表现为单纯型或复杂型 HSP。常常在儿童和成年期发病，复杂型可以出现构音障碍，手部小肌肉萎缩和震颤，等位基因病变可伴有遗传性运动神经病。

SPG10：位于 12q13.3 的 *KIF5A* 基因杂合突变的 ADHSP。临床表现为儿童期或是青少年起病的单纯小腿的痉挛性截瘫。也可以为复杂型，伴有高弓足、脊柱侧凸、帕金森综合征、小脑共济失调、认知减退及轴索型周围神经病。等位基因突变可以出现伴有锥体束征的类似 Charcot-Marie-Tooth 2 型综合征。

本例为青年患者，缺乏明确的家族史，属于散发型单纯型 HSP。散发型病例的诊断需要仔细核实，可能的原因有相关亲属缺乏相应临床表现，突变基因携带者表型不完全，或是有新发的突变等。因此，诊断需要通过完善一系列检查除外其他疾病，同时积极寻找支持该病的证据。

（母艳蕾　李淑华）

参 考 文 献

1. LO GIUDICE T，LOMBARDI F，SANTORELLI FM，et al. Hereditary spastic paraplegia：clinical-genetic characteristics and evolving molecular mechanisms[J]. ExpNeurol，2014，261：518-539.

2. DE SOUZA PVS，DE REZENDE PINTO WBV，DE REZENDEBATISTELLA GN，et al. Hereditary Spastic Paraplegia：Clinical and Genetic Hallmarks[J]. Cerebellum，2017，16（2）：525-551.

3. SALINAS S，PROUKAKIS C，CROSBY A，et al. Hereditary spastic paraplegia：clinical features and pathogenetic mechanisms[J]. Lancet Neurol，2008，7（12）：1127-1138.

4. FABERI，PEREIRA ER，MARTINEZARM，et al. Hereditary spastic paraplegia from 1880 to 2017：an historical review[J]. ArqNeuropsiquiatr，2017，75（11）：813-818.

5. LIU YT，LAURA M，HERSHESON J，et al. Extended phenotypic spectrum of KIF5A mutations：from spastic paraplegia to axonal neuropathy[J]. Neurology，2014，83（7）：612-619.

6. FINK JK. Hereditary spastic paraplegia：clinico-pathologic features and emerging molecular mecanisms[J]. ActaNeuropathol，2013，126（3）：307-328.

7. SOLOWSKA JM，BAAS PW. Hereditary spastic paraplegia SPG4：what is known and not known about the disease[J]. Brain，2015，138（Pt 9）：2471-2484.

8. 林鹏飞，龚瑶琴，焉传祝. 遗传性痉挛性截瘫的分子遗传学进展 [J]. 中华神经科杂志，2015，48（11）：1030-1038.

病例 27 反复发作眩晕1年余,加重1个月

【病例资料】

患者,女性,47岁。主因"反复发作眩晕1年余,加重1个月"于2014年10月11日收入院。

现病史:患者1年余前清晨翻身时突发眩晕,视物旋转,伴恶心,无耳鸣及听力下降,无复视,持续10余秒后缓解。遂到我院神经内科急诊就诊,当时神经系统查体无阳性体征,行头颅CT检查未见出血,予前列地尔静脉滴注改善循环、口服甲磺酸倍他司汀片6mg/次,每日3次。此后症状仍间断出现,每次发作性质同前。曾到神经内科及耳鼻喉科门诊就诊,考虑"良性阵发性位置性眩晕?",行前庭位置试验(-),予以口服甲磺酸倍他司汀片。1个月前患者眩晕发作频繁,每次发作均与头位改变有关,持续10s左右缓解,伴恶心,无复视,无发热,无肢体麻木无力等症状,一日发作10余次。为进一步诊治收入神经内科病房。

既往史:高血压5年,平素服用硝苯地平控释片30mg/d,血压控制可。右侧面肌痉挛4年余,服用卡马西平0.1g/次,每日3次,早期控制可,但后期发作频繁,曾加至每次0.2g/次,每日3～4次,但因头晕不能耐受而减回原剂量,药物疗效不佳。

个人史:无特殊。

月经婚育史:已绝经2年,育有1女,爱人及女儿均体健。

家族史:无特殊。

入院查体:神志清楚,言语流利。双侧瞳孔等大等圆,对光反射灵敏,眼球各向运动充分,无眼震及复视,可见右侧面肌痉挛,额纹对称,双侧鼻唇沟对称,伸舌居中。四肢肌力5级,肌张力正常,腱反射对称(++),双侧Babinski征(-)。深、浅感觉无障碍。指鼻试验和跟膝胫试验稳准。颈软。

辅助检查:

2013年10月头颅CT:未见异常。

2014年3月前庭位置试验:阴性。

【入院诊断】

眩晕性质待查

　　良性阵发性位置性眩晕?

右侧面肌痉挛

【入院后辅助检查】

血常规、生化、免疫、感染三项、肿瘤标志物、同型半胱氨酸、糖化血红蛋白、甲状腺功能均未见异常。

心电图、胸片、腹部B超、颈部血管超声大致正常。动态心电图及动态血压监测均未见明显异常。头颅MRI检查示脑白质轻度脱髓鞘改变;头颅MRA示动脉硬化改变,未见颅内血管管腔明显狭窄。脑电图:正常范围,未见痫样放电。

请耳鼻喉科会诊,行前庭位置试验(-)。前庭功能检查:右侧前庭功能减低。

【蒋景文教授初次查房】(2014年10月16日)

定位诊断:眩晕伴恶心,无耳鸣、听力下降等,锥体束征(-),定位于第Ⅷ对脑神经的前

庭神经。右侧面肌痉挛,定位于右侧第Ⅶ对脑神经。

定性诊断:中年女性,慢性发作性病程。反复出现眩晕发作,伴恶心,无耳鸣及听力下降。每次发作均与头位改变有关,持续时间约10s,一日发作10余次,发作时神经系统查体无阳性体征。多次行位置试验(-),右侧前庭功能低下。根据眩晕发作特点,要考虑前庭阵发症的可能,该病主要病因是前庭蜗神经受到以血管为主的邻近组织压迫而引发的。该患者同时有右侧面肌痉挛病史,即第Ⅶ和第Ⅷ对脑神经同时受累,高度怀疑此诊断。

鉴别诊断:①良性阵发性位置性眩晕(benign paroxysmal positional vertigo,BPPV)。患者首次发病为翻身后突发眩晕,以后每次发作均与头位改变有关,持续时间短暂,很快恢复,无后遗症状,故很容易考虑到BPPV的诊断,Dix-Hallpike试验是诊断BPPV的金标准之一。本例患者多次行位置试验阴性,故基本排除此诊断。②右侧脑桥小脑角区病变。根据患者的临床表现,考虑有第Ⅶ、Ⅷ脑神经同时受累,要考虑右侧脑桥小脑角区占位等病变,头颅MRI扫描已排除此部位病变。

建议完善脑干薄层MRI扫描以明确是否存在邻近血管对右侧第Ⅶ、Ⅷ脑神经的压迫。

【进一步诊治】

患者于2014年10月21日行头颅高分辨率3D-FIESTA扫描,结果示右侧小脑前下动脉交叉压迫右侧第Ⅶ和Ⅷ脑神经。

【蒋景文教授再次查房】(2014年10月23日)

头颅高分辨率3D-FIESTA扫描可见小脑前下动脉压迫右侧第Ⅶ、Ⅷ对脑神经,证实了前庭阵发症的临床诊断。一部分正常人头颅MRI扫描时也发现存在血管神经交互压迫现象,但不一定有相应的症状,要明显压迫或压迫神经根进入的易感区才可能出现临床症状。随着年龄的增长,部分患者会出现相应的症状,可能是由于脑动脉硬化使血管壁越来越僵硬,或是由于脑萎缩使得脑神经更加伸展,致使血管与神经更加靠近。该患者有右侧面肌痉挛和频繁的眩晕发作,考虑临床症状与MRI的所见相关。

该患者曾服用卡马西平治疗面肌痉挛,0.1g/次,每日3次,曾经有效,早期症状控制可。但后期发作频繁,加至0.2g/次,每日3～4次,却因头晕不能耐受而减回原剂量,现阶段药物对改善面肌痉挛及眩晕均效果不佳。当药物治疗效果差,或自身不能耐受药物带来的副作用时,也可以考虑微血管减压术治疗。

【进一步诊治】

向患者交代治疗方案,患者表示因长期服用药物效果不佳,同意行手术治疗。2014年10月31日转入耳鼻喉科病房,并于当日在局部麻醉下经乙状窦后锁孔入路探查神经根血管压迫情况,并进行神经血管减压治疗。术中所见:右侧小脑前下动脉压迫右侧前庭蜗神经及面神经(图27-1)。术中采用显微器械将压迫神经根的责任血管及粘连分开,并在神经与血管间夹放一块自体肌筋膜瓣,将神经与血管隔开。术后1周患者右侧面肌痉挛基本消失,未再出现眩晕发作。

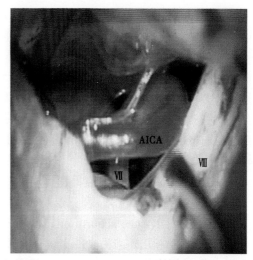

图27-1　术中见右侧小脑前下动脉(AICA)压迫右侧前庭蜗神经(Ⅷ)及面神经(Ⅶ)

患者于 2014 年 11 月 7 日出院。出院后随访半年，患者未再出现面肌痉挛和眩晕发作。

【最终诊断】

前庭阵发症（vestibular paroxysmia，VP）

面肌痉挛（facial spasm）

【讨论】

前庭阵发症（VP）是一种引起眩晕的外周前庭疾病，病因是第Ⅷ对脑神经前庭蜗神经（vestibulocochlear nerve，VN）受到以血管为主的邻近组织压迫。1975 年美国匹兹堡大学医学院 Jannetta 等首先报道了第Ⅷ对脑神经受到血管压迫时会产生眩晕，并于 1986 年采用微血管减压术治疗该病，获得成功。1994 年该疾病被 Brandt 等正式命名为前庭阵发症。VP 病例占头晕和眩晕门诊患者的 3.2%～4.0%，在人群中发病率可能小于 5/10 000，男女之间无显著性差异。

VP 的发病机制可能是由于前庭蜗神经存在神经血管交互压迫（neurovascular cross compression，NVCC）导致局部神经异常放电而引起的。其病理生理机制与三叉神经痛、面肌痉挛或舌咽神经痛发作相类似，被认为是由假性突触放电所引起的，即 VN 轴突受相邻组织刺激，产生阵发性病理性放电，尤其当轴突发生脱髓鞘损害后，更容易产生假性突触放电。前庭蜗神经刚离开脑桥后披覆少突胶质细胞髓鞘的部分，长约 15mm，这部分神经髓鞘非常纤薄，神经缺乏神经内膜、束膜和外膜，导致此区（转换区）神经机械脆弱性增加。当此区受压后易导致神经局灶性轴索损伤和脱髓鞘，引起眩晕症状，因此有学者认为只有血管压迫此区才会出现血管压迫综合征表现，而压迫其他部位则不会出现。

VP 的症状主要与受累神经有关。第Ⅷ对脑神经分为前庭上、前庭下及蜗神经。血管压迫累及前庭神经时，临床表现主要为眩晕发作，多为短暂发作的旋转性或位置性眩晕，持续数秒至数分钟不等，发作频率从每月数次至每天数次，最多可达每天数百次，常伴有姿势或步态的异常。累及耳蜗神经时可引起耳鸣，一般为搏动性耳鸣，听力下降、听觉过敏等。两者均受累时，可同时出现前庭和耳蜗症状。第Ⅶ对脑神经在内听道及脑桥小脑角池段与前庭蜗神经伴行，若面神经受累可伴发同侧面肌抽搐。

VP 缺乏特异性的检查方法。大约 50% 的 VP 患者在发作间期进行前庭功能或听力检查能发现单侧轻到中度的功能下降。仅通过实验室检查一般不能鉴定出受累神经侧别，如果 VP 发作时伴有刻板的单侧听力下降症状，且实验室检查显示有同侧前庭功能及听力障碍，才可能确定出受累神经侧别。耳鼻喉科的检查如纯音听阈测定、前庭双温试验对于 VP 的诊断既不敏感也无特异性。脑干听觉诱发电位（brainstem auditory evoked potential，BAEP）检查是一项听觉传导通路受损较为敏感的客观指标，能反映外周听觉通路及脑干的功能状态。Ⅱ波的神经发生部位源自于前庭蜗神经近中枢处，而 VP 的 NVCC 部分通常为前庭蜗神经的颅内段，因此Ⅱ波潜伏期、Ⅰ～Ⅲ波峰间期及其耳间差的延长对诊断 VP 具有临床意义。

高分辨率磁共振的三维稳态构成干扰序列（Three-dimensional constructive interference in steady-state，3D-CISS）和三维稳态进动快速成像序列（Three-dimensional fast imaging employing steady-state acquisition，3D-FIESTA）能够较好的显示 NVCC 现象，责任血管依次为小脑前下动脉压迫者占 75%，小脑后下动脉压迫者占 5%，椎动脉压迫和静脉压迫者各占 10%。文献报道桥小脑角区 NVCC 现象在正常人群中约占 21.4%，但有临床症状的人却很少。磁共振检查发现在 VN 周围存在 NVCC 的患者中，仅有 25%～35% 表现有相应神经受压的临床症状。一项小样本的研究显示,头颅 MRI 诊断 VP 的敏感性可达 100%,但特异性仅为 65%。

1994 年 Brandt 等首次提出了 VP 的诊断标准,2008 年对 VP 的诊断标准进行了修订。2008 年版诊断标准对于该病的诊疗具有奠基石样作用,但存在不够简洁、临床使用不方便等缺陷。2016 年巴拉尼协会制定了 VP 最新的诊断标准(表 27-1)。

表 27-1　2016 年巴拉尼协会前庭阵发症诊断标准

肯定的 VP (下述每一条件都需要满足)	可能的 VP (下述每一条件都需要满足)
(1) 至少有 10 次自发的旋转或非旋转性眩晕发作	(1) 至少有 5 次旋转或非旋转性眩晕发作
(2) 发作持续时间小于 1min 分钟	(2) 发作持续时间小于 5min 分钟
(3) 症状刻板	(3) 眩晕发作为自发性或由一定的头位诱发
(4) 卡马西平/奥卡西平治疗有效	(4) 症状刻板
(5) 不能用其他诊断更好地解释	(5) 不能用其他诊断更好地解释

VP 具有反复眩晕发作、发作持续时间短暂、发作频繁及卡马西平或奥卡西平治疗有效的独特临床特点。需要与以下几种疾病相鉴别。① BPPV:是临床上最常见的眩晕类型,常由后半规管耳石脱落引起,通常在一定头位下(卧位起身或坐位躺下时常见)才出现眩晕发作,伴有恶心、呕吐,改变体位可减轻眩晕,眩晕常持续数秒至 1 分钟,伴眼震。通常呈自限性,发作间期无症状,行 Dix-Hallpike 等变位试验可诱发发作,Dix-Hallpike 亦是诊断 BPPV 的金标准之一。而 VP 患者的变位试验呈阴性,为两者鉴别点。②梅尼埃病:主要病理表现为膜迷路积水,临床表现为反复眩晕发作,波动性听力下降(多为低中频感音性听力下降),伴患侧耳鸣、耳闷,持续数小时至 24 小时。故可根据该病的时程较长,且有低中频感音性听力损失两点与 VP 相鉴别。③前庭性偏头痛:发作时常伴有眼前闪光、暗点、视野缺损、恐声、畏光、偏侧头痛等,症状持续数分钟至数小时。根据该病发作时间相对长、既往有偏头痛病史和发作时偏头痛症状,可以与 VP 鉴别。此外,VP 还应注意与前庭神经元炎、后循环缺血、具有前庭先兆的癫痫等疾病相鉴别。

VP 的治疗分为药物治疗和手术治疗:

1. 药物治疗　卡马西平(200~800mg/d)或奥卡西平(300~900mg/d)通常有效,服药后发作频率、发作强度和持续时间均可下降,药物治疗有效也支持 VP 诊断。但要注意监测药物副作用,如皮疹、低钠血症、骨髓抑制和共济失调等。对于不能耐受上述药物的患者,可试用其他钠通道阻滞药,如苯妥英钠或丙戊酸钠,但疗效尚需进一步研究证实。

2. 手术治疗　微血管减压术(micro vascular decompression,MVD)是药物治疗失败(治疗效果不佳或药物不耐受甚至有明显禁忌者)的最终治疗手段。但目前仍缺乏大样本实验数据,手术方法、效果及并发症有待进一步探讨。由于手术操作在术中或术后有导致血管痉挛进而引起脑干梗死的风险,选择手术应慎重。

回顾本例患者,病程中反复出现眩晕发作,无耳鸣、听力下降等其他伴随症状,每次发作 10s 可自行缓解,最重时每日发作 10 余次。因既往合并面肌痉挛病史,曾使用卡马西平治疗,早期对面肌痉挛有改善,但后期疗效减退,加量后不能耐受卡马西平的副作用。头颅高分辨率 3D-FIESTA 扫描见到右侧小脑前下动脉压迫右侧面神经及前庭蜗神经,与临床症状相符。因长期服药效果不佳,患者愿意接受微创手术治疗。此例患者的特殊性是同时存在 VP 和面肌痉挛,因此有手术指征。术中直接解除了血管对两条神经的压迫,术后症状消失,随访半年,未再复发。如果临床上仅有 VP 的患者,首选的应该是药物治疗,但连续用药的时间以及对顽固性 VP 的药物治疗方案仍需要深入的研究。

总之,VP 是临床少见的外周眩晕疾病,其病因及发病机制尚未完全明确,发病率低,易与 BPPV、梅尼埃病、前庭性偏头痛等眩晕疾病相混淆,药物治疗多数有效,在临床工作中应提高对该病的认识。

（武冬冬　刘　芳）

参 考 文 献

1. STRUPP M, LOPEZ-ESCAMEZ, JA, KIM J, et al. Vestibular paroxysmia: Diagnostic criteria[J]. J Vestib Res, 2016, 26(5-6): 409-415.

2. JANNETTA PJ. Neurovascular cross-compression in patients with hyperactive dysfunction symptoms of the eighth cranial nerve[J]. Surg Forum, 1975, 26: 467-469.

3. BRANDT T, DIETERICH M. Vestibular paroxysmia: vascular compression of the eighth nerve[J]. Lancet, 1994, 343(8900): 798-799.

4. LOPEZ-ESCAMEZ JA, CAREY J, CHUNG WH, et al. Diagnostic criteria for Meniere's disease[J]. J Vestib Res, 2015, 25(1): 1-7.

5. ROMMER PS, WIEST G, KRONNERWETTER C, et al. 7-Tesla MRI demonstrates absence of structural lesions in patients with vestibular paroxysmia[J]. Front Neuroanat, 2015, 9: 81.

6. 刘芳,魏成忠,许鸾森等. 锁孔入路颅神经血管减压术诊治前庭阵发症的临床观察 [J]. 中国耳鼻咽喉头颈外科, 2015, 11(22): 575-577.

7. SIRIKCI A, BAYAZIT Y, OZER E, el al. Magnetic resonance imaging based classification of anatomic relationship between the cochleovestibular nerve and anterior inferior cerebellar artery in patients with non-specific neurologic symptoms[J]. Surg Radiol Anat, 2005, 27(6): 531-535.

病例 28 | 反复发作视力下降18年，突发剧烈背痛14小时

【病例资料】

患者，女性，75岁。因"反复发作视力下降18年，再发右眼视力下降1天"于2018年5月16日收入院。

现病史： 患者18年前（2000年）突发左眼视力下降，诊断"球后视神经炎"，予激素治疗后症状缓解。此后患者反复发作视力下降7次，双眼交替受累，均经激素治疗后好转。1天前，患者无明显诱因再次出现右眼视力下降，视物不清，无眼球活动疼痛，无头痛、头晕，无肢体无力，无大、小便异常。到我院眼科就诊，考虑"视神经炎"复发，予口服泼尼松60mg/次，每日1次。患者右眼视力下降迅速加重，今日我院眼科复诊，视力检测：右眼无光感，左眼0.025。眼科请神经内科会诊，为进一步诊治收入神经内科病房。

发病以来，患者精神状态良好，食欲及睡眠可。

既往史： 既往经唇腺活检诊断干燥综合征，未予特殊治疗。此外，有慢性阻塞性肺疾病、白细胞数减低、血脂异常、慢性胃炎、反流性食管炎等病史。

个人史： 对磺胺类药物、氯霉素、莫西沙星及阿托品过敏。

婚育史： 适龄结婚，子女体健。

家族史： 否认有遗传病家族史及类似病史。

入院查体： T 35.8℃，P 88次/min，R 20次/min，BP 145/88mmHg。神志清楚，言语流利。定向力、计算力、记忆力正常。瞳孔直径右侧5mm、左侧3mm，右侧瞳孔对光反射消失、左侧灵敏。眼球各向活动充分，无复视及眼震，鼻唇沟对称，悬雍垂居中，咽反射正常，伸舌居中。四肢肌张力、肌力正常。腱反射：肱二头肌反射（++），肱三头肌反射（++），桡骨膜反射（++），膝腱反射（+），跟腱反射（+）。双侧Babinski征（－）。深、浅感觉未见异常。指鼻试验、跟膝胫试验稳准。脑膜刺激征（－）。

【入院诊断】

视神经炎

【入院后辅助检查】

血、尿、便常规正常。血生化、凝血象、心肌梗死三项及BNP、甲状腺功能、红细胞沉降率、肿瘤标志物均未见明显异常。AQP4-IgG 152.833U/ml（正常范围：<3U/ml）。自身抗体谱检测：SSA（+++），AMA-M2（+++），RO-52（++），余自身抗体阴性。

心电图、胸片及腹部超声未见异常。

2018年5月16日胸椎MRI：脊髓未见异常信号（图28-1）。

2018年5月16日头部MRI：双侧球后视神经近段异常信号，考虑炎性病变的可能；脑白质轻度脱髓鞘改变（图28-2）。

2018年6月26日视觉诱发电位（VEP）：右眼P100：潜伏期124ms，波幅6μv；左眼P100：潜伏期120ms，波幅8μv。脑干诱发电位（BAEP）右侧各波潜伏期、波间期延长，左侧大致正常。体感诱发电位（SEP）正常。

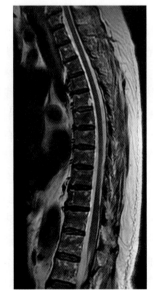

图28-1 2018年5月16日胸椎 MRI示 T_2WI 脊髓未见异常信号

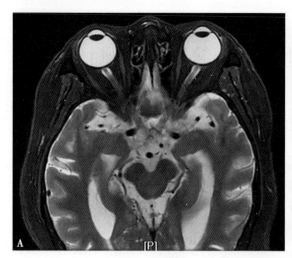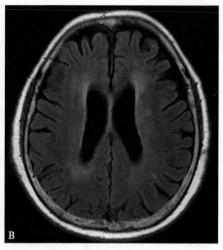

图 28-2　2018 年 5 月 16 日头部 MRI 表现

A. T₂WI 脂肪抑制像显示两侧球后视神经信号不均匀轻度增高,周围蛛网膜下腔明显增宽;

B. FLAIR 显示脑白质轻度脱髓鞘改变

【蒋景文教授初次查房】(2018 年 5 月 17 日)

患者临床表现为多次发作的视力下降,双眼均有受累,激素治疗有效,提示视神经炎反复发作,需要考虑多发性硬化、视神经脊髓炎等疾病。此外,患者有经唇腺活检证实的干燥综合征,后者累及视神经小血管时也可以引起视力下降。患者头部 MRI 未见典型的炎性脱髓鞘改变,影像学检查不支持多发性硬化。患者 AQP4-IgG(+),该抗体特异性较高,支持视神经脊髓炎的诊断,鉴于患者从未有过脊髓受累的症状体征,诊断考虑视神经脊髓炎谱系疾病。

建议腰穿,完善脑脊液常规、生化、寡克隆区带等检查。急性期治疗上可以选择大剂量激素冲击治疗、大剂量免疫球蛋白治疗。与此同时,应尽早加用免疫抑制剂,以减少复发机会。

【进一步诊治】

2018 年 5 月 17 日予大剂量甲泼尼龙(1 000mg/ 次,静脉滴注,每日 1 次)冲击及免疫球蛋白(0.4g/kg,静脉滴注,每日 1 次)治疗,患者视力逐步改善,右侧瞳孔直径逐渐缩小,对光反射灵敏。激素冲击治疗期间,患者血压波动在 140/80mmHg 左右。

2018 年 5 月 22 日(治疗后第 5 天)凌晨 1:00,患者在睡眠中突发背部撕裂样剧烈疼痛,以肩胛下角水平、脊柱中线附近最为明显,伴有大汗、血压升高及心率加快。无胸闷、气短,无头痛、肢体活动障碍、抽搐及大小便失禁。查体:T 36.8℃,P 120 次 /min,R 24 次 /min,左上肢 BP 190/115mmHg,右上肢 BP 180/110mmHg。心、肺、腹及神经系统体格检查未见明确异常。肌内注射吗啡后患者疼痛程度减轻。急查血常规、血生化及心肌梗死三项未见异常,凝血象示 D- 二聚体定量 2 661ng/ml(正常范围:<255ng/ml),纤维蛋白原定量 1.19g/L(正常范围:2.00~4.00g/L),活化部分凝血活酶时间 21.4s(23.3~38.1s)。心电图动态观察未见异常。胸部 CT 平扫未见胸椎或肋骨骨折,未见主动脉增宽及密度改变,未见气胸。主动脉 CTA 检查未见主动脉夹层征象。肺动脉 CTA 检查未见肺栓塞。超声心动图示左室射血分数 65%,主动脉瓣钙化伴轻度关闭不全,未见节段性室壁运动异常。经多学科专家会诊,排除了主动脉夹层、急性冠脉综合征、气胸、肺栓塞等疾病。

2018 年 5 月 22 日下午 3:00,患者背痛向上发展到颈部,头部活动时疼痛加剧,伴有沿脊柱向下的放射性疼痛。同时出现发作性言语不清,每次发作持续数分后自行缓解。神经系统检查：神志清楚，双侧瞳孔等大等圆，直径 3mm，对光反射灵敏，面纹对称，伸舌居中。四肢肌力正常，四肢腱反射对称减低，右侧 Babinski 征（+），左侧（−）。颈项强直，Kernig 征（−），深浅感觉正常。急行头部和脊髓 MRI 检查，脊髓 MRI 平扫＋增强：T_3 水平椎管内髓外异常信号影，增强扫描可见异常强化；椎管内脑脊液信号异常改变，提示脊髓蛛网膜下腔出血（图 28-3）。头部 MRI 示蛛网膜下腔出血，合并双侧枕叶皮质缺血性改变（图 28-4）。头部 MRA 示颅内动脉轻度动脉硬化改变，未见动脉瘤。

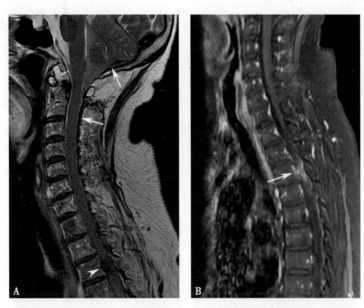

图 28-3　2018 年 5 月 22 日脊髓 MRI 表现

A. T_2WI 像显示脊髓和后颅窝蛛网膜下腔正常脑脊液信号消失，呈低信号改变（箭头）。约 T_3 椎体水平可见类圆形低信号影（短箭头）；B. 增强显示 $T_3 \sim T_4$ 脊髓蛛网膜下腔内条片状异常强化灶（箭头）

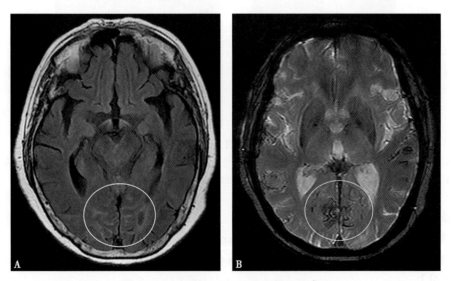

图 28-4　2018 年 5 月 22 日头颅 MRI 表现

A. FLAIR 像显示双侧枕叶沿脑沟分布的高信号影（圆圈）；B. T_2*WI 显示双侧枕叶、颞叶沿脑沟分布的低信号影（圆圈）

【蒋景文教授再次查房】（2018年5月23日）

患者脊髓蛛网膜下腔出血诊断明确，但出血原因目前尚不清楚。患者入院时脊髓MRI平扫未见异常，基本可以排除脊髓肿瘤、脊髓AVM和硬脊膜动静脉瘘等疾病。建议出血吸收后复查脊髓MRI及增强扫描，必要时行脊髓血管DSA检查，以进一步明确出血原因。治疗方面，患者目前没有脊髓受压的症状和体征，以内科保守治疗为主，需绝对卧床休息2周以上，控制血压平稳、预防脑血管痉挛等并发症。

【进一步诊治】

经绝对卧床、尼莫地平预防脑血管痉挛等保守治疗，患者病情稳步好转，背痛缓解。2周后进行康复训练，患者双下肢无力迅速好转，恢复至独立行走。出院时视力：右眼0.5，左眼0.03。

【随访】

患者出院3个月时复查：视力，右眼0.5，左眼0.1。神志清楚，双侧瞳孔等大等圆，直径3mm，对光反射灵敏，面纹对称，伸舌居中。四肢肌力正常，腱反射对称，右侧Babinski征（±）、左侧（−）。深浅感觉正常。颈软，Kernig征（−）。2018年9月11日复查脊髓MRI平扫+增强：T_3水平椎管内髓外异常信号影范围较前缩小，脑脊液信号恢复正常，诊断脊髓海绵状血管瘤可能性大（图28-5）。

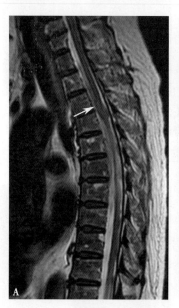
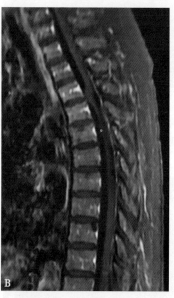

图28-5 2018年9月11日脊髓MRI表现

A. T_2WI像显示T_3水平椎管内髓外异常信号影范围较前缩小（箭头），脑脊液信号恢复正常；

B. 增强显示$T_3\sim T_4$水平蛛网膜下腔内未见异常强化灶

【最终诊断】

自发性脊髓蛛网膜下腔出血（spinal subarachnoid hemorrhage，S-SAH）

视神经炎脊髓炎谱系疾病（neuromyelitis optica spectrum disorder，NMOSD）

【讨论】

传统的观点认为视神经脊髓炎（neuromyelitis optica，NMO）是多发性硬化的一个亚型。2004年AQP4-IgG被发现以后，越来越多的研究证实NMO是不同于多发性硬化的独立疾病实体。随着研究的深入，发现临床上有一组尚不能满足 NMO 诊断标准的局限性脱髓鞘疾病，如单发或复发性视神经炎、单发或复发性长节段横贯性脊髓炎等，它们具有与 NMO 相似的发病机制和临床特征，部分病例最终演变为 NMO。2007 年，Wingerchuk 等把上述疾病统一命名为视神经炎脊髓炎谱系疾病。2015 年国际 NMO 诊断小组取消了 NMO 的单独定义，制定了新的 NMOSD 诊断标准。本例患者临床表现为反复视神经炎发作，血清 AQP4-IgG（+），符合最新的 NMOSD 诊断标准。

自发性脊髓蛛网膜下腔出血（S-SAH）为少见病，占 SAH 不到 1%，在脊髓出血约占 16%。自发性 S-SAH 常见病因有脊髓血管畸形和脊髓肿瘤，前者包括脊髓 AVM、脊髓动脉瘤、硬脊膜动静脉瘘、海绵状血管瘤等。约 10% 的脊髓 AVM 患者以 S-SAH 为首发症状。脊髓动脉瘤发生率低，其脊髓血管造影的检出率<1/3 000，多见于脊髓前动脉，以颈段和胸段更为常见，多为直径较小的梭形动脉瘤。引起自发性 S-SAH 的脊髓肿瘤，以室管膜瘤最为常见，其次为神经纤维瘤、星形细胞瘤、脑膜瘤等。Henson 和 Fody 均认为脊髓血管畸形是自发性 S-SAH 最常见的原因。Kreppel 等总结的 96 例 S-SAH 患者，病因以脊髓肿瘤（34%）最为常见，血管畸形（18%）次之，分组统计后认为病因分布与年龄有关，在年轻患者，血管畸形更为常见，老年患者则以肿瘤居多。另外，其他原因如结缔组织病、血液病等也可引起自发性 S-SAH。

自发性 S-SAH 急性或亚急性起病，临床表现与出血部位、脊髓受累节段等因素有关。突发背部或颈部移行性剧烈疼痛（migrating pain）是自发性 S-SAH 的特征性临床表现，多数患者以此为首发症状。移行性疼痛的发生机制与血液沿蛛网膜下腔扩散有关。Henson 等认为"突发背痛或神经根痛＋脑膜刺激征"二联症对自发性 S-SAH 具有诊断意义。疼痛通常以出血部位最为严重，可以向四肢、肋部或腹部放射。少数患者因明显的腹部症状而误诊为急腹症。自发性 S-SAH 可以伴有或不伴有脊髓功能损害，脊髓受累可以表现为横贯性功能损害，如截瘫或四肢瘫痪，损害平面以下感觉障碍及括约肌功能障碍；也可以出现脊髓部分性功能损害，表现为脊髓前动脉综合征、脊髓后动脉综合征或 Brown-Sequard 综合征等。不伴有脊髓症状的自发性 S-SAH 患者，提示出血部位在髓外，因缺乏脊髓定位体征，进一步增加了诊断难度。Ichiba 等报道了 24 例特发性 S-SAH 患者，其中 60% 不伴有脊髓症状。血液随脑脊液进入颅内后，可引起头部症状，以头痛最为常见，个别患者甚至以头痛为首发症状。其他头部症状有意识改变、恶心呕吐、视盘水肿、癫痫发作、脑血管痉挛、颈项强直等。Kreppel 等的 S-SAH 队列研究中，35.4% 有头部症状。出血部位越接近颅内，脑部症状发生率越高。这提示我们，原因未明的颅内 SAH 患者，尤其是后颅窝 SAH，应考虑脊髓来源可能。

脊髓 MRI 扫描和腰穿脑脊液检查是诊断 S-SAH 的首选检查，具有较高的敏感性和特异性。脊髓 MRI 除了显示出血信号，还有助于寻找 S-SAH 的病因。SAH 信号改变随血液成分演变而动态变化：急性期，T_1WI 呈等信号或低信号，T_2WI 呈低信号；亚急性期，T_1WI、T_2WI 序列可见高信号改变；慢性期，T_2WI 可见明显低信号，提示含铁血黄素沉积。与头部 SAH 时 CT 扫描敏感性高不同，S-SAH 脊髓 CT 扫描敏感性较低。Ichiba 等报道的 24 例特发性 S-SAH 患者，9 例进行了脊髓 CT 扫描，仅 3 例（33%）患者可见 SAH 改变；19 例患者进行了脊髓 MRI 扫描，SAH 检出率为 100%；15 例患者进行了腰穿检查，SAH 检出率亦为 100%。怀疑血管畸形引起的自发性 S-SAH 患者，应进一步完善选择性脊髓血管造影检查。

自发性 S-SAH 的治疗原则为尽快解除脊髓受压、防止再出血及促进脊髓功能恢复。解除脊髓受压是急性期的治疗重点。改良 Neuro-Grade 评分可用于评估脊髓功能和指导治疗：0 级表示无神经功能缺损；1 级为背痛，轻度感觉运动和 / 或括约肌功能障碍；2 级为双下肢或四肢轻瘫；3 级为双下肢或四肢全瘫。改良 Neuro-Grade 评分为 2～3 分的患者，建议尽快手术治疗；0～1 分或症状迅速自行缓解的患者，可以保守治疗，密切观察。防止再出血的途径是积极治疗原发病。

脊髓肿瘤一般选择手术治疗。脊髓血管畸形可根据其类型、部位及大小选择手术切除、血管内栓塞、血管内栓塞联合手术切除或放射治疗。脊髓 AVM 部分切除后，年出血发生率由 4%～10% 下降至 3%，完全切除后未见出血复发。血管内栓塞治疗具有并发症少的优点，常常被作为首选治疗，但其脊髓 AVM 完全闭塞率不如手术治疗。此外，当脊髓 AVM 靠近脊髓前动脉、脊髓后动脉或 Adamkiewicz 动脉时，血管内栓塞治疗有导致脊髓梗死的风险，此时手术切除可能是更好的选择。Ghobrial 等回顾性研究了 30 例进行放射治疗的脊髓 AVM 患者，平均随访 43.5 个月，未见出血复发病例。

本例患者 S-SAH 的首发症状为剧烈胸痛，当时临床曾怀疑过主动脉夹层、急性冠脉综合征、肺栓塞等疾病，但相应的实验室和影像学检查均排除了上述诊断。在发病十几个小时后，患者出现脑膜刺激征，这时进一步行脊髓和头颅 MRI 检查，明确了 S-SAH 的诊断。该患者虽然具有 S-SAH 二联症即背部移行性疼痛和脑膜刺激征，但因二者出现有一段时间差，造成临床诊断难度的增加。

关于本例出血的原因，结合入院时脊髓 MRI 扫描，排除了脊髓 AVM、硬脊膜动静脉瘘和脊髓肿瘤等常见 S-SAH 原因。患者出院三个月时复查脊髓 MRI 和增强扫描，显示 T_3 水平椎管内异常信号影范围较前缩小，脑脊液信号恢复正常，诊断考虑脊髓海绵状血管瘤可能性大。因海绵状血管瘤属于隐匿性血管畸形，故未进一步行脊髓血管造影检查。此外，有文献报道系统性红斑狼疮患者可以出现 S-SAH，考虑与狼疮相关性血管炎有关。本例患者有经唇腺活检证实的干燥综合征，后者也常常合并血管炎，因此，需考虑干燥综合征相关性血管炎引起 S-SAH 的可能。至于 NMOSD 与 S-SAH 合并发生，尚未见相关性报道。

患者改良 Neuro-Grade 评分 1 分，选择保守治疗。经绝对卧床、镇痛、积极控制血压、尼莫地平预防脑血管痉挛等治疗措施后患者恢复良好。S-SAH 为罕见病，正确认识 S-SAH 的临床特点，合理选择辅助检查，有助于提高早期诊断率，避免漏诊和误诊。

（李 伟 文诗广）

参 考 文 献

1. WINGERCHUK DM, BANWELL B, BENNETT JL, et al. International consensus diagnostic criteria for neuromyelitis optica spectrum disorders[J]. Neurology, 2015, 85（2）：177-189.

2. HENSON RA, CROFT PB. Spontaneous spinal subarachnoid haemorrhage[J]. Q J Med, 1956, 25（97）：53-66.

3. FODY EP, NETSKY MG, MRAK RE. Subarachnoid spinal hemorrhage in a case of systemic lupus erythematosus[J]. Arch Neurol, 1980, 37（3）：173-174.

4. KREPPEL D, ANTONIADIS G, SEELING W. Spinal hematoma: a literature survey with meta-analysis of 613 patients[J]. Neurosurg Rev, 2003, 26（1）：1-49.

5. ICHIBA T, HARA M, NISHIKAWA K, et al. Comprehensive Evaluation of Diagnostic and Treatment Strategies for Idiopathic Spinal Subarachnoid Hemorrhage[J]. J Stroke Cerebrovasc Dis, 2017, 26（12）：2840-2848.

6. YAP L, DYDE RA, HODGSON TJ, et al. Spontaneous subarachnoid hemorrhage and negative initial vascular imaging--should further investigation depend upon the pattern of hemorrhage on the presenting CT[J]. Acta Neurochir（Wien），2015，157（9）：1477-1484.

7. KRINGS T, MULL M, GILSBACH JM, et al. Spinal vascular malformations[J]. Eur Radiol, 2005, 15（2）：267-278.

8. DOMENICUCCI M, MANCARELLA C, SANTORO G, et al. Spinal epidural hematomas: personal experience and literature review of more than 1000 cases[J]. J Neurosurg Spine, 2017, 27（2）：198-208.

9. GROSS BA, DU R. Spinal Glomus（Type II）Arteriovenous Malformations A Pooled Analysis of Hemorrhage Risk and Results of Intervention[J]. Neurosurgery, 2012, 72（1）：25-32.

10. MOFTAKHAR P, HETTS SW, KO NU. Vascular myelopathies[J]. Semin Neurol, 2012, 32（2）：146-153.

11. FLORES BC, KLINGER DR, WHITE JA, et al. Spinal vascular malformations: treatment strategies and outcome[J]. Neurosurg Rev, 2017, 40（1）：15-28.

12. GHOBRIAL GM, MAULUCCI CM, DALYAI RT, et al. Radiosurgery for Spinal Intramedullary Arteriovenous Malformations: A Literature Review[J]. J Neurol Surg A Cent Eur Neurosurg, 2015, 76（5）：392-398.

病例29　双下肢麻木、无力伴尿便障碍进行性加重半年

【病例资料】

患者,男性,52 岁。主因"双下肢麻木、无力伴尿便障碍进行性加重半年"于 2018 年 1 月 10 日收入院。

现病史:患者半年前无明显诱因出现左足外侧麻木感,双下肢无力感,未予重视。之后逐渐出现排尿费力,自觉憋尿,但排尿不出,伴尿痛,同时出现便秘、排便费力,排便次数减少。症状逐渐加重,逐渐出现行走变慢,麻木感蔓延至双侧腰部以下,以左足及鞍区为著。2 天前于外院诊治,静脉滴注"甲钴胺、甘露醇、地塞米松"后,次日晨起症状突然加重,表现为双下肢完全不能活动,伴尿潴留。今日症状有所好转,可自行排少量尿,经扶持可行走。为进一步诊治收住入院。

病程中偶有翻身时腰痛、受凉后尿失禁。无发热,无腹泻,无头痛,无呼吸费力及上肢无力。发病以来进食好,体重无变化。

既往史:5 年前有拎重物后腰部扭伤史。无前列腺增生病史,无肿瘤病史。

家族史:否认家族中有类似患者。

神经系统查体:神志清楚,言语流利。脑神经未见异常。四肢肌张力正常,双上肢肌力 5 级,双下肢肌力 5⁻ 级,双上肢腱反射对称,双侧下腹壁反射减弱,左侧膝腱反射正常(++),右侧膝腱反射弱(±),左侧跟腱反射弱(+),右侧跟腱反射正常(++),双侧病理征(−)。双侧腹股沟以下痛觉减退,双侧 $S_2 \sim S_4$ 痛觉减退。左侧髂前上棘及以下振动觉消失,右侧髌骨及以下振动觉消失。双下肢关节位置觉正常。双侧指鼻及跟膝胫动作稳准。颈软,Kernig征(−)。

辅助检查:

2018 年 1 月 8 日腰椎 MRI(外院):$L_3 \sim L_4$、$L_4 \sim L_5$ 椎间盘层面椎管狭窄;$L_2 \sim L_3$ 椎体右后缘条状异常信号,后纵韧带肥厚骨化可能;$L_1 \sim L_2$ 椎体向后滑脱;$T_{12} \sim L_4$ 椎体水平马尾神经增粗迂曲;骶管小囊肿。

【入院诊断】

脊髓病变性质待查

【入院后辅助检查】

血、尿常规正常。ESR、血生化、凝血功能、自身免疫性抗体、感染三项、肿瘤标志物、叶酸、维生素 B_{12} 均在正常范围。心电图、胸片、心脏超声、双肾及输尿管超声均正常。

前列腺超声提示前列腺不大。尿流动力学:储尿期膀胱敏感性偏低,顺应性 68.47ml/cmH₂O;充盈期缓慢灌注 601.7ml。患者坐姿时无法自行排尿,无排尿期结果;本次残余尿 601.7ml。上述结果提示尿潴留。

2018 年 1 月 12 日腰椎 MRI:腰椎退行性改变,L_3 椎体不稳,$L_2 \sim L_4$ 椎间盘向右后方突出可能,$L_{4/5}$、L_5S_1 椎间盘膨出;$T_{11} \sim L_4$ 水平椎管内迂曲流空信号,考虑血管畸形可能。1 月 15 日腰椎增强 MRI:$T_{11} \sim L_4$ 水平硬膜下、硬膜外及椎旁软组织多发异常强化影,考虑血管畸形(图 29-1)。建议行胸椎 MRI 以明确病变范围。

2018 年 1 月 18 日胸椎 MRI:$T_1 \sim T_{12}$ 水平椎管内多发迂曲流空信号影,考虑血管畸形;

T₉椎体下缘以下髓内异常信号，考虑缺血性改变可能（图29-2A）。胸椎增强MRI：T₁～T₁₂水平椎管内多发迂曲强化信号影，考虑血管畸形，脊髓强化欠均匀，T₉椎体以下水平局部脊髓略肿胀，不除外脊髓受累（图29-2B）。

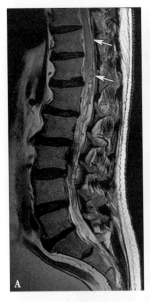
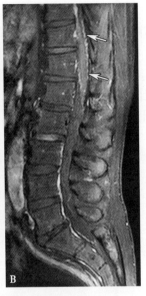

图29-1　2018年1月12日腰椎MRI表现

A. 平扫 T₂WI 矢状位显示 T₁₁～L₄ 水平椎管内迂曲流空信号（箭头）；B. 增强扫描矢状位显示 T₁₁～L₄ 水平硬膜下、硬膜外及椎旁软组织多发异常强化影（箭头），考虑血管畸形

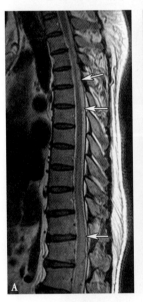
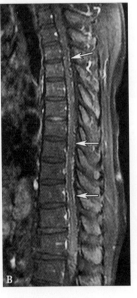

图29-2　2018年1月18日胸椎MRI表现

A. 平扫 T₂WI 显示 T₁～T₁₂ 水平椎管内多发迂曲流空信号影（箭头），T₉ 椎体下缘以下髓内异常信号；B. 增强扫描显示 T₁～T₁₂ 水平椎管内多发迂曲强化信号影（箭头），脊髓强化欠均匀，T₉ 椎体以下水平局部脊髓略肿胀

【蒋景文教授查房】（2018年1月19日）

定位诊断：双下肢麻木、无力伴大小便障碍，查体双侧腹股沟以下痛觉减退，双侧下腹壁反射减弱，下肢腱反射减低，定位于脊髓下胸段及其以下病变。

定性诊断：中年男性，慢性病程，进行性加重，使用激素类药物症状有加重，脊髓MRI可见椎管内脊髓外血管流空影，增强扫描可见强化，考虑脊髓血管畸形、硬脊膜动静脉瘘可能性大。硬脊膜动静脉瘘是由滋养动脉和引流静脉间直接交通，造成了静脉血管压力增高，脊髓水肿，也可出现出血。需要鉴别的疾病包括脊髓肿瘤、脊髓脱髓鞘疾病等。

本例患者在腰椎 MRI $L_2 \sim L_4$ 右侧神经孔可见片状 T_2 低信号，增强后为混杂信号，与典型硬脊膜动静脉瘘表现不同，需除外其他类型血管畸形合并存在的可能。建议请神经外科会诊以明确诊断，协助治疗。

【进一步诊治】

神经外科于 2018 年 1 月 23 日局部麻醉下行高选择性脊髓血管造影，发现：①右 L_2、L_3 腰动脉造影可见椎管内偏右腹侧，$L_{2/3}$，$L_{3/4}$ 椎间孔处硬脊膜外动静脉瘘，在 L_3 水平向脊髓表面背侧逆向向头端引流（图 29-3）。②左 L_2、L_3 腰动脉造影可见椎管内正中腹侧，$L_{2/3}$ 椎体水平硬脊膜外动静脉瘘，在 L_3 水平向脊髓表面背侧逆向向头端引流。诊断为脊椎脊髓血管畸形（脊髓硬脊膜外动静脉瘘，向脊髓表面引流）。

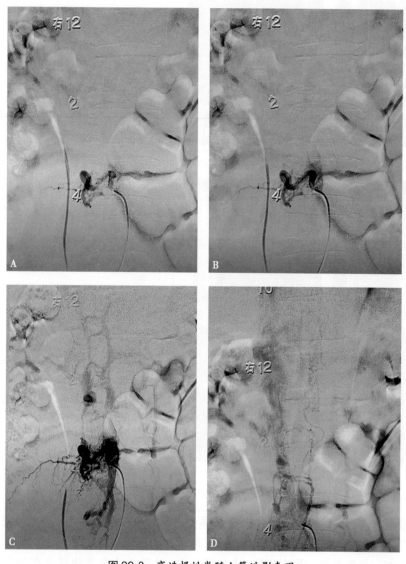

图 29-3　高选择性脊髓血管造影表现

A. 右侧 L_3 腰动脉造影；B. 动脉早期可见静脉显影；C. 动脉早期可见椎管内腹侧静脉丛；D. 延时拍摄可见脊髓背侧逆向引流静脉

脊髓血管造影后，于介入下行脊髓畸形血管部分栓塞术（右 L_2、右 L_3）。治疗后 1 周患者排尿困难症状好转，介入治疗前患者 Aminoff & Logue 评分为 7 分，治疗后 1 周评分 4 分，病情有所改善，患者仍感双下肢无力及麻木。建议随诊，必要时行二期治疗。

【最终诊断】

脊髓硬脊膜外动静脉瘘（ spinal extradural arteriovenous fistula ）

【讨论】

脊髓血管畸形是一种临床少见的脊髓血管病，占脊髓疾病的 3%～4%。男性多于女性，具体比例各个文献报道不一。各年龄段均可发病，发病高峰在 45～64 岁，好发于胸腰段脊髓。目前认为先天血管发育异常是主要病因，也有学者推测脊柱外伤可能引起脊髓动静脉相交通，促进疾病发生。主要机制为脊髓动脉 - 静脉之间直接沟通，脊髓动脉血不经毛细血管网直接分流至静脉血管，引流静脉将来自供血动脉的压力传递至脊髓的冠状静脉丛，导致脊髓静脉压增高，引起脊髓淤血水肿从而出现一系列临床表现。

脊髓血管畸形先后经历数次分类，目前根据畸形部位（位于硬脊膜内或外）以及动静脉连接方式（动静脉瘘、动静脉畸形、动静脉分流）不同，将其分为五大类，分别是硬脊膜动静脉瘘，髓内动静脉球状畸形、髓内动静脉未分化畸形、髓周动静脉畸形、硬膜外动静脉畸形。其中硬脊膜动静脉瘘占脊髓血管畸形的 70%～80%。

脊髓血管畸形早期表现为运动障碍、感觉异常及尿便障碍。67%～75% 的患者呈慢性进展性病程，病程中也可存在缓解和加重，或表现为反复发作。25%～33% 的患者急性起病，多有剧烈活动等诱因，使畸形血管破裂，导致蛛网膜下腔出血或脊髓内出血，也可因静脉高压后脊髓缺血突然起病。45%～70% 患者首发症状为感觉障碍，59%～64% 为运动障碍，4%～36% 为括约肌功能障碍，约 5% 的患者有肌肉束缚感。当诊断明确时，70%～86% 的患者表现有肢体力量下降，约 77% 的患者存在感觉障碍。自发性蛛网膜下腔出血可导致患者急性起病的剧烈疼痛。少数患者可合并身体其他部位血管畸形，如皮肤血管瘤及脑血管畸形。

本例患者存在运动障碍、T_{12} 以下感觉减退及尿便障碍，MRI 提示病灶位于椎管内脊髓硬脊膜内、外，可能伴有脊髓水肿。脊髓血管造影（DSA）提示病灶为动静脉瘘，瘘口位于椎间孔处及椎管正中腹侧，均位于硬脊膜外，故本例患者诊断脊髓硬脊膜外动静脉瘘（向脊髓表面引流）。硬脊膜外动静脉瘘因为存在硬脊膜内外的引流，故其临床表现与硬脊膜动静脉瘘相类似，MRI 上髓内异常信号及髓外异常血管流空信号与硬脊膜动静脉瘘也难以区分。但迂曲扩张的硬脊膜外静脉丛有助于鉴别硬脊膜动静脉瘘及硬脊膜外动静脉瘘。

尽管症状多样，但影响患者生活质量的主要是肢体活动和尿便障碍，因此常采用 Aminoff & Logue 评分（表 29-1）观察硬脊膜外动静脉瘘患者的病情及治疗后的改善情况。本例患者在介入治疗前评分 7 分，治疗后 1 周时评分 4 分，病情有所好转。

表 29-1　Aminoff & Logue 评分

步态情况	小便情况	大便情况
0 分　正常步态及下肢力量	0 分　正常	0 分　正常
1 分　下肢力弱，但行走不受限	1 分　尿急，尿频，尿迟	1 分　轻度便秘，对通便药物反应好
2 分　运动耐力受限	2 分　偶尔失禁或潴留	2 分　偶尔失禁或持续严重便秘
3 分　行走需要一根拐杖或一些支持	3 分　持续失禁或潴留	3 分　持续失禁
4 分　行走时需要双拐		
5 分　不能站立，卧床或需要轮椅		

常用的辅助检查为脊髓 MRI,脊髓表面出现虫蚀状或蚯蚓状血管流空影,T_2 加权像可见高低不等的同心圆信号,中央低信号,增强扫描后可看到点状或迂曲的血管增强,病变节段脊髓可见长 T_2 异常信号。有报道称 MRI 的检出率可达 90% 以上,但在临床实际操作中由于脑脊液流动伪影、血管畸形分型不同等原因都可导致一定的误诊。脊髓 CT 血管造影(CTA)可较为准确地反映血管走行及交通,但空间分辨率较 DSA 低。近期一项研究对比了46 名脊髓血管畸形患者,先后行时间分辨增强磁共振血管成像(TR-MRA)和 DSA 检查,发现 TR-MRA 敏感性为 98%,特异性 63%,阳性预测值为 93%,阴性预测值为 83%,但对于髓周和髓内动静脉畸形成像效果不理想。

目前诊断脊髓血管畸形的金标准仍为脊髓 DSA,典型的 DSA 表现为脊髓周围增粗的异常血管网,呈团状或蔓状分布,可有椎旁静脉向上引流。选择性 DSA 不仅可以明确诊断,还可以寻找瘘口位置,在介入下完成治疗。少部分患者因血管识别错误也可能出现误诊。脊髓血管造影应行选择性或超选择性动脉造影,否则容易遗漏瘘口,三维旋转造影技术对于成像更为清晰。此外,还需在未见血管畸形的节段完善选择性脊髓供血动脉造影。

由于脊髓血管畸形临床表现多样,症状累及多个神经功能系统且不固定,多个症状可同时或先后出现,不同类型脊髓血管畸形症状难以区分,并易与其他疾病相混淆。因此,早期很容易误诊为急性脊髓炎、脊髓肿瘤、脱髓鞘病变、腰椎病或周围神经病,少数慢性病程患者出现肌萎缩,还会误诊为肌病。若同时发病前有上呼吸道感染或腹泻病史,则易与急性脊髓炎或吉兰-巴雷综合征相混淆。反复发作患者,可误诊为多发性硬化。而早期诊断和治疗对于改善患者预后较为关键,因此临床医师需提高对本病的认识。对于慢性进展性脊髓病,应想到脊髓血管畸形的可能,及时行脊髓 MRI 和增强扫描,有所怀疑的患者进一步行 DSA 检查,以明确诊断。

治疗方法分为手术和介入下栓塞治疗,部分患者需要多次治疗。多数患者预后较好,长期治愈和好转者占 80% 以上。国内有研究总结了 103 例脊髓血管畸形患者经手术或介入治疗的短期和长期预后随访,结果表明短期内介入治疗效果好,远期预后二者无明显差异。介入治疗因其创伤小,恢复快,短时间内即可改变畸形血管的血运,因此短期预后效果明显。但介入治疗难以将全部畸形血管清除,无法将脊髓异常血流恢复正常,理论上可能导致脊髓功能恢复不完全,且术后复发风险较手术组高。具体治疗方法主要根据患者的病变情况决定。

(李淑华　宋江曼　陆　军)

参 考 文 献

1. AMAROUCHE M, HART JL, SIDDIQUI A, et al. Time-resolved contrast-enhanced MR angiography of spinal vascular malformations[J]. AJNR Am J Neuroradiol, 2015, 36(2): 417-422.

2. CONDETTE-AULIAC S, BOULIN A, ROCCATAGLIATA L, et al. MRI and MRA of spinal cord arteriovenous shunts[J]. J Magn Reson Imaging, 2014, 40(6): 1253-1266.

3. GIORDAN E, BRINJIKJI W, CICERI E, et al. Arteriovenous fistulae of the filum terminale[J]. J Neurointerv Surg, 2018, 10(2): 191-197.

4. KIYOSUE H, MATSUMARU Y, NIIMI Y, et al. Angiographic and Clinical Characteristics of Thoracolumbar Spinal Epidural and Dural Arteriovenous Fistulas[J]. Stroke, 2017, 48(12): 3215-3222.

5. KRAMER CL. Vascular Disorders of the Spinal Cord[J]. Continuum(Minneap Minn), 2018, 24(2, Spinal

Cord Disorders)：407-426.

6. OZPEYNIRCI Y，SCHMITZ B，SCHICK M，et al. Role of Three-Dimensional Rotational Angiography in the Treatment of Spinal Dural Arteriovenous Fistulas[J]. Cureus，2017，9（12）：e1932.

7. OZPINAR A，WEINER GM，AND DUCRUET AF. Epidemiology，clinical presentation，diagnostic evaluation，and prognosis of spinal arteriovenous malformations[J]. Handb Clin Neurol，2017，143：145-152.

8. TAKAI K. Spinal Arteriovenous Shunts：Angioarchitecture and Historical Changes in Classification[J]. Neurol Med Chir，2017，57（7）：356-365.

9. 何川，凌锋，张鸿祺. 脊髓动静脉畸形治疗方法及疗效研究 [J]. 中国脑血管病杂志，2004，1（12）：537-540.

10. 张沈阳，李敬伟，惠新晨，等. 脊髓血管畸形 12 例及文献复习 733 例临床报告及易误诊原因分析 [J]. 中风与神经疾病杂志，2012，29（11）：982-986.

病例 30　双下肢无力 4 天

【病例资料】

患者,男性,64 岁。因"双下肢无力 4 天"于 2016 年 11 月 23 日收入院。

现病史: 患者 4 天前从沙发上站立时感双下肢无力,当时尚能独自行走,但需扶持周边物体。此后,双下肢无力进行性加重,由扶物行走迅速发展至无法独自行走,最终出现站立困难。与此同时,患者出现便秘和排尿困难。病程中双上肢力量不受影响,不伴有发热、头晕、头痛等不适。到我院门诊就诊,拟诊"急性脊髓炎"收入神经内科病房。

发病以来,精神状态良好,食欲及睡眠可。近半年来,体重减轻约 5kg。

既往史: 2012 年 7 月因"声音嘶哑、饮水呛咳"就诊于我院,头颅 MRI 检查发现"左侧颈静脉球瘤"(图 30-1)。因手术风险大,未行手术治疗。同年 8 月、9 月先后 2 次行脑血管造影及 Onyx 胶肿瘤栓塞术。术后复查脑血管造影显示肿瘤大部分栓塞。

个人史: 吸烟 30 年,平均 10 支 /d,已戒烟 4 年。

婚育史: 适龄结婚,育 1 子,爱人及子女体健。

家族史: 否认有遗传病家族史及类似病史。

入院查体: 神志清楚,言语流利,声音嘶哑。定向力、计算力、记忆力正常。双侧瞳孔等大等圆,直径 3mm,对光反射灵敏。眼球各向活动充分,无复视及眼震。咀嚼有力,张口下颌无偏斜。面纹对称,

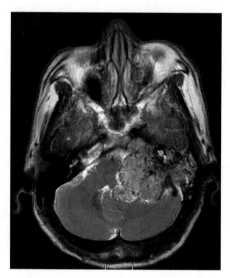

图 30-1　2012 年 7 月头颅 MRI 表现

T_2WI 显示左侧桥小脑角占位,肿瘤呈稍高信号,其间有血管流空所致条索状低信号区(即椒盐征),脑桥及小脑受压

听力粗测正常。悬雍垂右偏,咽反射迟钝。转颈耸肩有力。伸舌左偏,左侧舌肌萎缩伴纤颤。四肢肌张力正常,双上肢肌力 5 级,双下肢肌力 3 级。腱反射:肱二头肌反射(++),肱三头肌反射(++),桡骨膜反射(++),膝腱反射(+++),跟腱反射(+++)。双侧踝阵挛(+),双侧 Babinski 征(+)。左侧 T_4、右侧 T_2 水平以下深、浅感觉减退。指鼻试验稳准。脑膜刺激征(-)。脊柱叩击痛(-)。

【入院诊断】

1. 双下肢无力原因待查

　　急性脊髓炎?

　　急性脊髓压迫症?

2. 左侧颈静脉球瘤栓塞术后

【入院后辅助检查】

血、尿、便常规正常。血生化,凝血象,心肌梗死三项及 BNP,甲状腺功能,感染三项均未见异常。ESR 27mm/h(正常范围: 0～15mm/h)。CRP 2.03mg/dl(正产范围: <0.8mg/dl)。淋巴细胞培养 + 干扰素(A): 0;淋巴细胞培养 + 干扰素(B): 0。24 小时尿 4- 羟基 -3- 甲氧

基苦杏仁酸 47.775mg/24h（正常范围：<13.6mg/24h），自身抗体（-），ANCA（-），ANA 颗粒型 1：40，NSE 46.03ng/ml（正常范围：0～16.3ng/ml），CEA 7.1ng/ml（正常范围：<5.0ng/ml）。

2016 年 11 月 25 日颈椎 MRI：①颈椎退行性改变；②多个颈椎、胸椎椎体及附件骨质破坏，软组织肿块形成，考虑为恶性，转移可能；③C$_4$、T$_2$ 水平脊髓明显受压，椎管狭窄（图 30-2）。

颈部超声：左侧颈部肿大淋巴结，大小约 2.9cm×1.1cm，边界尚清，内回声不均，可见点状强回声。血流丰富，呈现周边型。

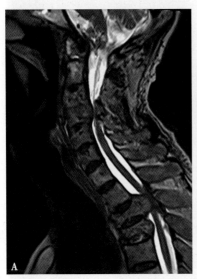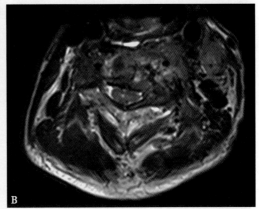

图 30-2　2016 年 11 月 25 日颈椎 MRI 表现

A. T$_2$WI 矢状位显示多个颈椎、胸椎椎体及附件骨质破坏，软组织肿块形成，C$_4$、T$_2$ 水平脊髓明显受压，椎管狭窄；B. T$_2$WI 轴位显示 C$_4$ 水平脊髓明显受压

【蒋景文教授查房】（2016 年 11 月 29 日）

患者以双下肢无力起病，病情快速进展，很快出现站立、行走不能，并发大小便障碍，提示急性脊髓病变，需要考虑急性脊髓炎、急性脊髓压迫症等疾病。脊髓 MRI 检查可见多发椎体骨质破坏和软组织肿块，C$_4$ 及 T$_2$ 水平脊髓明显受压，诊断考虑肿瘤椎体转移引起的急性脊髓压迫症。患者有颈静脉球瘤病史，但该肿瘤一般为良性，很少发生转移。

建议进一步完善胸、腹部 CT 及全身 ^{18}F-FDG PET/CT 扫描，寻找有无其他原发肿瘤。

【进一步检查】

2016 年 11 月 30 日 ^{18}F-FDG PET/CT：左侧颈部多发代谢活性增高淋巴结。多发代谢活性增高骨转移，伴脊髓压迫和 T$_2$、T$_3$ 及肋骨病理性骨折（图 30-3）。

2016 年 12 月 6 日在彩超引导下行左侧颈部淋巴结活检术：穿刺取出红白色组织两条，送组织学检查。

病理诊断：免疫组化结果：CgA（+），S100（-），AE1/AE3（-），Syn（++），Ki67（4%+）。可见极少量异型细胞，结合病史及免疫组化，符合颈静脉球瘤（恶性副神经节瘤）转移（图 30-4）。

将上述检查结果告知患者家属后，家属放弃进一步治疗，自动出院。

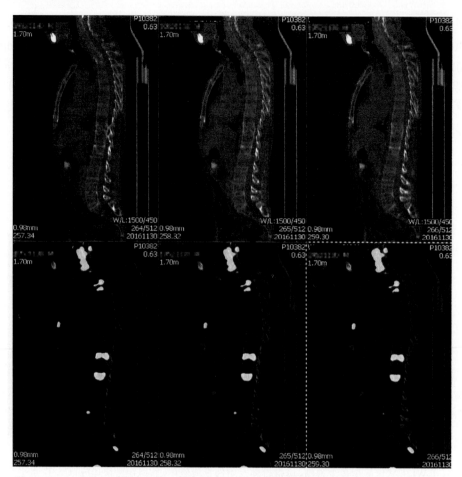

图 30-3 2016 年 11 月 30 日 ^{18}F-FDG PET/CT 显示胸骨、椎体多发骨转移,伴脊髓受压

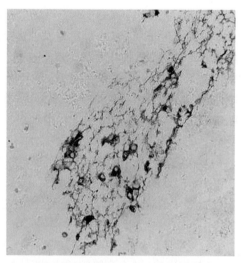

图 30-4 颈部淋巴结穿刺活检表现

免疫组化染色显示肿瘤细胞嗜铬粒蛋白 A(CgA)强阳性表达,
提示神经内分泌肿瘤细胞

【最终诊断】

恶性颈静脉球瘤伴多发椎体转移(malignant glomus jugulare tumor with multiple vertebral metastases)

急性脊髓压迫症(acute compressive myelopathy)

【讨论】

颈静脉球瘤(glomus jugulare tumor,GJT)是颈静脉孔区最常见的肿瘤,临床少见,年发病率约为1/130万,占头颈部肿瘤的0.60%。GJT起源于颈静脉球外膜副神经节细胞,胚胎来源为神经嵴组织的化学感受器细胞。副神经节细胞正常分布于全身自主神经系统及肾上腺,发生于肾上腺的副神经节瘤即嗜铬细胞瘤,肾上腺以外部位副神经节瘤多分布于头颈部,包括颈动脉体瘤、GJT和鼓室副神经节瘤等。

GJT发病年龄多在40~70岁,女性相对多见,男女比例为1:(3~6),以散发性多见,少数为家族性,与琥珀酸脱氢酶(succinate dehydrogenase,SDH)基因突变有关。GJT血供丰富,沿血管、神经缓慢生长,平均生长速度为每年1~2mm,最终压迫周围组织,并可破坏邻近骨质。GJT大部分为良性肿瘤,<5%患者可见多发性副神经节瘤,约4%的患者发生远处转移。

根据生长部位的不同,GJT的临床表现可以是以下症状的不同组合。①后组脑神经麻痹:主要表现为颈静脉孔综合征,即患侧第Ⅸ~Ⅺ对脑神经麻痹,表现为吞咽困难、饮水呛咳、声音嘶哑、斜方肌和胸锁乳突肌无力等,肿瘤体积较大者还可见舌下神经麻痹,后期甚至出现脑干或小脑受压、颅内高压等症状。②耳部症状:主要表现为搏动性耳鸣、听力下降、耳部胀满感,常常为首发症状,严重者可以出现传导性耳聋。后期可见外耳道肿物或出血,耳镜检查可见鼓膜下方搏动性红色团块。此外,1%~3%的GJT为功能性,分泌以儿茶酚胺为主的多种神经肽类激素,患者可出现阵发性或持续性高血压,血压波动大,并可伴有头痛、多汗、心悸、面色苍白、代谢紊乱等交感神经兴奋表现。尽管功能性GJT很少见,所有GJT患者均应完善血、尿儿茶酚胺及其代谢产物检查,避免手术患者出现术中危象。

影像学检查是诊断GJT的重要手段。① CT检查:特征性表现是颈静脉孔扩大,边缘骨质呈虫蚀样改变。颈静脉孔或中耳内可见软组织影,增强扫描呈明显均匀强化。CT检查对判断骨质破坏优于MRI。② MRI检查:肿瘤组织在T_1WI序列呈等、略低或混杂信号。在T_2WI序列肿瘤呈高、低混杂信号,在相对高信号的肿瘤背景内有血管流空所致条索状低信号区,即"椒盐征",对诊断GJT具有一定特征性。增强扫描可见明显强化。MRI检查具有较高的软组织分辨率,在评价肿瘤对周围组织的侵犯方面优于CT检查。③脑血管造影检查(DSA):动脉期可见颈静脉孔区血管团块影,血管蜿蜒迂曲,供血动脉多为来自颈动脉系统的咽升动脉。实质期可见肿瘤明显染色,呈巢状或分页状。静脉期可见患侧乙状窦、横窦回流受阻,血流缓慢,甚至不显影。目前,脑血管造影已不单纯用于诊断,更多地用来分析肿瘤血管结构及血流动力学特点,用于血管内治疗和制定手术治疗方案。④核医学检查:主要用于判断是否为多发性副神经节瘤和是否发生远处转移,检查手段主要有[18]F-FDOPA PET/CT、[68]Ga-DOTATATE PET/CT和[18]F-FDG PET/CT。

GJT的治疗方法主要包括手术治疗、放射治疗和血管内治疗。①手术治疗:随着颅底显微外科技术的进步,手术切除成为最主要的治疗方法之一。GJT局部解剖关系复杂,紧邻面神经、后组脑神经、颈静脉和颈内动脉,给手术切除带来一定难度。手术治疗分为肿瘤全切和次全切除,方案的选择取决于肿瘤的大小、肿瘤与周围血管神经的关系。一般来说,肿瘤完全切除脑神经损伤并发症发生率相对较高。②放疗治疗：GJT 对放疗不敏感，以往主要用于手术前、手术后残余或局部复发肿瘤辅助治疗以及不能耐受手术患者的治疗。20 世纪90 年代初期，立体定向放射治疗（伽马刀，射波刀）开始用于 GJT，具有肿瘤缓解率高、并发症发生率低等优点，已越来越多的成为 GJT 的首选治疗方式。③血管内治疗：通常用于手术前的辅助治疗，起到减少术中出血、缩短手术时间、增加肿瘤切除机会的作用。此外，随着对 GJT 自然病程认识的深入，发现大部分 GJT 生长缓慢甚至自发停止生长，因此，对于瘤体小、没有临床症状及高龄患者，也可以选择观察和定期复查。

本例患者 4 年前因"声音嘶哑、饮水呛咳"就诊，头颅 MRI 检查发现左侧桥小脑角占位，呈典型"椒盐征"改变，诊断"左侧颈静脉球瘤"。因瘤体巨大，手术风险高，选择血管内栓塞治疗。此次因急性脊髓病变入院，颈椎 MRI 显示脊髓的多发压迫伴骨质破坏，结合患者的既往病史，诊断为恶性颈静脉球瘤多发椎体转移（主要为 C_4 和 T_2）所致的急性脊髓压迫症可能，后经穿刺活检证实上述诊断。本例患者 4 年前如果在血管内治疗的基础上加用立体定向放射治疗，或许能在一定程度上改善预后。

（李　伟　盛爱珍）

参 考 文 献

1. WANNA GB, SWEENEY AD, HAYNES DS, et al. Contemporary Management of Jugular Paragangliomas[J]. OtolaryngolClin North Am, 2015, 48(2): 331-341.

2. TAIEB D, KALISKI A, BOEDEKER CC, et al. Current Approaches and Recent Developments in the Management of Head and Neck Paragangliomas[J]. Endocr Rev, 2014, 35(5): 795-819.

3. FLIEDNER SM, LEHNERT H, PACAK K. Metastatic paraganglioma[J]. SeminOncol, 2010, 37(6): 627-637.

4. LEHMEN JA, BABBEL DM, MIKHITARIAN K, et al. Paraganglioma presenting as metastatic lesion in a cervical vertebra: a case report and review of the literature[J]. Spine, 2010, 35(5): E152-E154.

5. CARLSON ML, SWEENEY AD, WANNA GB, et al. Natural History of Glomus Jugulare: A Review of 16 Tumors Managed with Primary Observation[J]. OtolaryngolHead Neck Surg, 2015, 152(1): 98-105.

6. 连利珊, 刘昌伟, 管珩, 等. 恶性颈动脉体瘤七例诊治分析 [J]. 中华医学杂志, 2014, 94(11): 828-831.

7. GILBO P, MORRIS CG, AMDUR RJ, et al. Radiotherapy for Benign Head and Neck Paragangliomas: A 45-Year Experience[J]. Cancer, 2014, 120(23): 3738-3743.

8. SHARMA M, MEOLA A, BELLAMKONDA S, et al. Long-Term Outcome Following Stereotactic Radiosurgery for Glomus Jugulare Tumors: A Single Institution Experience of 20 Years[J]. Neurosurgery, 2018, 83(5): 1007-1014.

病例 31　反复双下肢无力 1 年，加重 3 个月

【病例资料】

患者，男性，42 岁。主因"反复双下肢无力 1 年，加重 3 个月"于 2017 年 3 月 22 日收入院。

现病史： 患者于 2016 年 3 月无明显诱因出现双下肢麻木，力弱，逐渐加重，6 月份就诊于当地三甲医院，神经系统查体：右下肢肌力 4 级，左下肢肌力 4^- 级，T_6 以下感觉减退，双侧病理征阳性。头颅 MRI 示双侧基底节区少许白质脱髓鞘；脊髓 MRI 示 $C_6 \sim T_7$、$T_{12} \sim L_1$ 水平异常信号。腰穿：压力 190mmH$_2$O，WBC 34/mm^3，单核细胞 94%，蛋白 0.134g/L（正常范围：0.15～0.45g/L），糖及氯化物正常；血及脑脊液 OB（+），血及脑脊液 AQP4Ab（－），未见肿瘤细胞。诊断为视神经脊髓炎谱系疾病可能，予甲泼尼龙 1g 静脉滴注，序贯冲击治疗，并予硫唑嘌呤 50mg/ 次，每日 3 次口服，半个月后双下肢肌力好转出院。出院 3 周后激素减量时再次出现双下肢无力，伴排尿困难，不能行走而再次入院。查体见双下肢肌力 2 级，双侧病理征阳性，再次予以甲泼尼龙 1g 序贯冲击及大剂量丙种球蛋白静脉滴注 5 天治疗，双下肢肌力恢复到 4 级出院。继续口服激素及硫唑嘌呤，但症状进行性加重，以致不能独立行走，排尿困难。2016 年 12 月因低热再次住院，查体：双下肢肌力 3 级，MRI 提示 $C_3 \sim T_{11}$ 异常信号，范围较前扩大。复查腰穿压力不详，WBC 51/mm^3，单核细胞 84%，蛋白 3.17g/L，糖正常，氯化物 114mmol/L（正常范围：120～130mmol/L），ADA（－），细菌、真菌及抗酸杆菌涂片及培养均阴性，再次予激素冲击治疗，症状无改善而出院。为进一步诊治收入我科。

发病以来精神差，倦怠乏力，偶有低热，无肌肉及关节疼痛，无头晕、头痛，双上肢无异常。食欲正常，体重无下降，有便秘。

既往史： 患者以养羊为生，2 年前曾感染布鲁氏菌病，自述已治愈。

入院查体： 内科查体未见异常，体温正常。神清，精神淡漠，高级皮质功能正常，言语流利。双耳听力下降，气导＞骨导，左耳明显，余脑神经未见异常。双上肢肌力 5 级，左下肢肌力 3 级，右下肢 4 级，四肢肌张力正常，未见肌萎缩，双上肢腱反射正常、双下肢腱反射亢进，双侧病理征（+），双侧踝阵挛明显阳性。双下肢深感觉减退，痛觉、温觉正常，无明确感觉平面。双手指鼻稳准，双侧跟膝胫试验欠稳准。颈部无抵抗，双侧 Kernig 征（－）。

辅助检查（外院）：

2016 年 6 月 7 日颈椎 MRI 示：$C_5 \sim C_6$ 椎体水平脊髓偏背侧长 T_1 长 T_2 异常信号。头颅 MRI 示：脑白质轻度脱髓鞘改变。

2016 年 12 月 16 日颈胸椎 MRI 示：$C_3 \sim T_{11}$ 椎体水平髓内长 T_1 长 T_2 异常信号（图 31-1）。与 2016 年 6 月 7 日相比，病变范围明显增大。

2017 年 2 月 28 日胸椎 MRI 增强：$T_1 \sim T_7$ 脊髓异常信号，未见明显强化。

【入院诊断】

脊髓病变性质待查

【入院后辅助检查】

血常规、血生化、自身抗体全套、甲状腺功能全套、肿瘤标志物、CRP、维生素 B$_{12}$ 水平

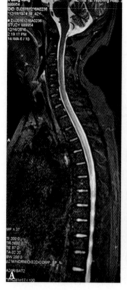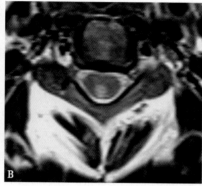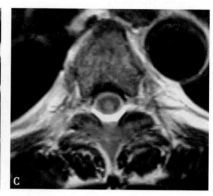

图 31-1　2016 年 12 月 16 日颈胸椎 MRI 表现

矢状位 T_2WI 抑脂像可见颈髓及上胸髓增粗，内见条片状 T_2WI 高信号影，边界模糊（A）；颈段（B）及胸段（C）轴位 T_2WI 可见髓内偏后部斑片状高信号影，边界模糊，占位效应不明显

均正常范围。叶酸 2.99ng/ml（正常范围：3.89～26.8ng/ml）。心电图及胸片未见异常。腹部 B 超示：脂肪肝。

2017 年 3 月 29 日腰穿：脑脊液压力 245mmH$_2$O，WBC 38/mm^3，单核细胞 92%，蛋白 3.275g/L，糖 3.7mmol/L（正常范围：2.5～4.5mmol/L）（同步血糖 5.5mmol/L），氯化物 112mmol/L（正常范围：120～130mmol/L）。

诱发电位：BAEP 正常，VEP 双侧 P100 延长、波幅稍低。

听力检查：双耳高频听力减退，左侧为著。

头颅 MRI：右侧基底节区及右侧额叶皮质下点状白质脱髓鞘，增强扫描示右侧尾状核头旁见短条状强化影。

颈椎 MRI：C_2～C_6 水平长条状长 T_1 长 T_2 异常信号影。

胸椎 MRI：T_5～T_7、T_{12}～L_1 水平可见长条状长 T_1 长 T_2 异常信号影，增强可见 T_5～T_7 水平轻度斑片状强化。

脑电图：前部导联偶见一次短程阵发高波幅尖波活动，额部显著，左颞可见一次尖形活动。

肌电图：双侧腓肠神经、左侧正中神经 MCV 减慢。

【蒋景文教授查房】（2017 年 3 月 31 日）

病史特点：①中年男性，反复双下肢无力 1 年，伴小便障碍。早期呈复发—缓解病程，且对激素敏感，后期进展性，对激素不敏感。并出现间断低热，精神差。发病时当地腰穿，脑脊液压力 190mmH$_2$O，WBC 34/mm^3，单核细胞 94%，蛋白 0.134g/L，糖及氯化物正常；后期腰穿压力不详，WBC 51/mm^3，单核细胞 84%，蛋白 3.17g/L，较前次明显升高，细胞数也较前增多。2 年前诊断过羊种布鲁氏菌病，自述治愈。②查体：神清，淡漠，双耳听力下降，左耳明显，左下肢肌力 3$^-$级，右下肢 3 级，双下肢腱反射亢进，双侧病理征明显阳性，双侧踝阵挛阳性。双下肢深感觉减退,无感觉平面,腹壁反射消失。③脊髓 MRI 提示下颈段、上胸段脊髓内有长节段斑片状异常信号,伴点状强化,脊膜脑膜未见强化。

定位诊断:双侧听力下降,提示双侧听神经受累;双下肢无力伴排尿困难,双侧锥体束征(+),提示双侧锥体束受累;双下肢深感觉减退提示双侧后索受累,感觉平面不明显但腹壁反射消失提示病变位于上胸段,结合头颅及脊髓 MRI,病变较弥散,累及双侧大脑半球白质、颈髓、上胸部脊髓广泛区域。

定性诊断及鉴别诊断:

1. 布鲁氏菌感染相关脑脊髓炎　病程中出现低热、乏力,起病时脑脊液压力偏高,蛋白和细胞数轻度升高,以淋巴细胞为主,后期压力、细胞数及蛋白均进一步升高,尤其蛋白高明显,MRI 提示髓内广泛病变,提示感染可能大。脑脊液糖及氯化物不低,且脑脊液病原学培养阴性,不支持常见的细菌、真菌及结核感染;患者 2 年前有过布鲁菌感染病史,考虑布鲁菌感染所致脑脊髓炎可能大。该病临床少见,多以脑膜炎发病,少数可累及脑和脊髓,临床及影像所见与炎性脱髓性疾病如多发性硬化、视神经脊髓炎相类似,但一般会有全身中毒症状。脑脊液特点早期类似病毒性,后期与结核性脑膜炎类似,也可出现糖及氯化物降低,但不会明显降低。

2. 脊髓炎性脱髓鞘病变　中年男性,反复双下肢无力伴尿困难 1 年,开始复发—缓解病程及对激素有效,脑脊液 OB(+),首先想到炎性脱髓鞘,但患者后期病情逐渐进展,且对免疫治疗无效。腰穿压力高、蛋白升高显著、AQP4Ab(-),脊髓 MRI 病变弥散广泛,且病程中症状好转时,病变仍逐渐扩大等特点均不符合炎性脱髓鞘,故不考虑视神经脊髓炎谱系疾病。

3. 神经莱姆病　患者有脑神经受累,肌电图提示上、下肢周围神经受累,也应想到该病的可能。

建议:①查血清及脑脊液布鲁氏菌抗体;②检测 Lyme 病相关抗体;③激素逐渐减量停用;④若布鲁氏菌抗体阳性可请呼吸科会诊指导药物治疗。

【进一步诊治】

2017 年 4 月 7 日首都医科大学附属北京友谊医院及中国疾病预防控制中心传染病预防控制所化验回报:外周血布鲁氏菌虎红平板凝集试验(RBPT)效价 1:160 阳性,脑脊液布鲁氏菌抗体阴性,血及脑脊液 Lyme 病抗体均阴性,考虑神经布鲁氏菌病可能性大。

请呼吸科会诊,予多西环素 0.1g/ 次,每日 2 次,利福平 0.6g/ 次,每日 1 次口服,左氧氟沙星 0.5g/ 次,每日 1 次口服,头孢曲松注射液 3g/ 次,每日 1 次静脉注射,共四联抗布鲁氏菌治疗。2 周后患者双下肢肌力及精神倦怠明显好转,下肢肌力恢复至 5⁻ 级,踝阵挛明显减轻,可床旁及楼道手扶行走。停头孢曲松,继续其他三联药物。

2017 年 4 月 20 日复查腰穿:脑脊液压力 180mmH$_2$O,WBC 49/mm³,单核细胞 93.8%,蛋白 1.54g/L,糖 3.2mmol/L(同步血糖 9mmol/L),氯化物 112mmol/L。患者于 4 月 21 日出院,嘱继续口服上述三联药物。

【随访】

出院后半年随访,一直服用多西环素、利福平及左氧氟沙星,无明显副作用。患者精神好,每天主动康复锻炼,双下肢肌力明显恢复,可独立行走,偶有走路不稳,生活基本自理,无尿便障碍。2017 年 11 月 11 日复查颈椎及胸椎 MRI 示原有病灶消失,未见新的异常信号(图 31-2)。复查血布鲁菌抗体 1:50,滴度明显下降。

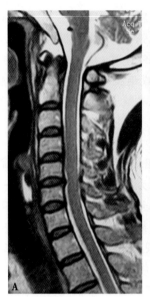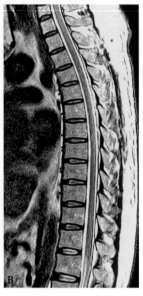

图 31-2 2017 年 11 月 11 日颈椎及胸椎 MRI 表现
颈段（A）及胸段（B）矢状位 T_2WI 可见颈段及胸段脊髓形态、
信号未见明确异常，前片所示 T_2WI 高信号影消失

【最终诊断】
神经布鲁氏菌病（neurobrucellosis，NB）
【讨论】

布鲁氏菌病（brucellosis），俗称布氏杆菌病、波浪热、懒汉病等，是机体被布鲁氏菌（brucella）感染引起的一种慢性肉芽肿性人畜共患传染病。英国军医 Bruce 于 1887 年首次发现布鲁氏菌病原体，并因此而命名。临床以精神倦怠、发热、多汗、关节痛及肝脾大为特征，轻重不一。累及神经系统称为神经布鲁氏菌病（NB），为布鲁氏菌病的严重并发症，占布鲁氏菌病5% 左右。NB 于 1896 年首次报道，其临床表现复杂多样，脑和脊髓均可受累，最常见为多发神经根炎、脑膜炎、脑膜脑炎和脑脊髓膜炎等，其次为脑脓肿、脑梗死、脑出血、吉兰 - 巴雷综合征等。常呈亚急性或慢性起病，可发生于疾病的早期、恢复期，甚至在急性感染几个月或几年后出现。当患者以神经系统表现为首发症状就诊时，因大多数非牧区医生对本病生疏，容易误诊和漏诊。不及时治疗可致残甚至危及生命。本例患者神经系统症状在布鲁氏菌感染恢复 1 年后方出现，当地一直按视神经脊髓炎进行免疫治疗。

布鲁氏菌为革兰阴性的短小球杆菌，包括 6 个种属：羊型、牛型、猪型、犬型、森林鼠型、绵羊副睾型，仅前 4 型对人类致病。我国流行主要为羊型，致病力强，临床症状重，常引起暴发流行。该菌在外界环境中的生活力较强，在干燥的土壤或皮毛中可存活数月，在乳制品中也可存活数周至数月。国内的布鲁氏菌病，病畜为主要传染源，消化道为主要传播途径，其次为皮肤黏膜和呼吸道，人群对该病普遍易感，多因食用病畜未经消毒的乳制品或未煮熟的肉制品而得病。细菌进入人体后，首先被吞噬细胞吞噬并进入淋巴结，在此可存活并生长繁殖形成感染灶，2～3 周可进入血液循环产生菌血症，引起发热。继之在网状内皮系统如肝、脾、骨髓内生长形成新的感染灶，并可多次反复冲破细胞壁进入血液循环引起菌血症，产生波浪状的热型，故称为波浪热。同时，布鲁氏菌内毒素及菌体本身可引起人体的过敏，出现变态反应性病变如骨关节炎，常见大关节受累。细菌亦可随血流直接侵犯或通过内毒素间接累及神经系统引起脑膜脑炎、脑脊膜炎、脑脓肿；也可通过细菌介导的自身免疫反应引起脑脊髓白质脱髓鞘病变或血管炎。本例患者神经系统损害主要为脊髓白质脱髓鞘病变，考虑与细菌引起的免疫反应有关，可能是早期激素治疗有效的原因。

布鲁氏菌病为全球性疾病，多见于中东、中亚、非洲及南美洲等地区。在我国，主要流行于内蒙古、东北，西北等牧区。流行区在发病高峰季节（春末夏初）可呈点状暴发流行。近年来，本病在我国发病率有逐年上升趋势，以成年男性多见。隐袭起病，逐渐加重，主要症状为发热，典型热型为波状热，伴多汗、全身乏力、大关节游走性疼痛，肝、脾和淋巴结肿大常见。累及生殖系统，男性可发生睾丸炎，女性可有卵巢炎、输卵管炎、子宫内膜炎等。

NB 常见有 5 种临床类型：①颅底脑膜炎型，此型最常见；②脑膜脑炎型；③脑血管炎型；④脑、脊髓白质脱髓鞘型；⑤周围神经受累型。以上各型可单一也可多部位先后出现。急性期多见颅底脑膜炎、神经根炎或脑膜脑炎，少数表现脑或脊髓脓肿，患者可出现持续高热、头痛、恶心呕吐，伴或不伴脑膜刺激征，多伴有单或多脑神经受累，最常累及的是听神经，其次是第Ⅲ、Ⅳ、Ⅵ、Ⅶ对脑神经，故急性脑膜炎合并急性多发性神经根神经炎时要想到 NB 的可能，尤其与牛、羊有密切接触的人群。布鲁氏菌可随血液循环进入颅内血管引起脑血管疾病，受累的血管并无大小或位置的特异性。脑血管合并症中以细菌性动脉瘤、缺血性卒中及蛛网膜下腔出血相对常见，而颅内静脉血栓形成和硬膜下血肿少见。慢性期常见慢性多发性周围神经病、脑血管炎或脑与脊髓白质炎性脱髓鞘综合征，发病与细菌导致的自身免疫反应有关。本例患者主要为脊髓炎性脱髓鞘综合征，同时合并听神经受累，VEP 异常，且半球白质也有累及，属多部位受累型。

实验室检查：外周血白细胞计数正常或轻度减少，淋巴细胞增多，可达 60% 左右，有时可见异形淋巴细胞。红细胞沉降率在急性期增高，慢性期基本正常。重症或慢性病例可有贫血。脑脊液：早期类似病毒性脑膜炎表现，蛋白和细胞数轻度升高，以淋巴细胞为主，糖和氯化物正常；后期压力轻 - 中度升高、细胞数中度升高，以淋巴细胞为主，蛋白显著升高，1/3 患者糖降低，类似于结核性脑膜炎所见。多伴 24 小时鞘内 IgG 合成率升高和寡克隆区带（OB）阳性，提示中枢神经系统存在免疫反应，本例患者脑脊液表现有以上特征。

病原学检查：血、骨髓或脑脊液布鲁氏菌培养阳性为确诊依据，急性期未用抗生素前血培养阳性率高可达 80% 以上，骨髓培养阳性率更高，但脑脊液培养阳性率很低。布鲁氏菌生长缓慢，一般需 5～7d，有时需 20～30d，故需培养 4 周，不利于早期诊断。慢性期培养阳性率更低。目前主要通过检测血清抗体进行诊断，血清虎红平板凝集试验（RBPT）效价≥1∶160 为阳性，若效价呈 4 倍或 4 倍以上增长，提示近期感染，急性期阳性率可达 80%～90%。

MRI 和 CT 检查对 NB 缺乏特异性诊断表现，但一些影像表现对该病的诊断具有提示意义，并且是鉴别诊断必不可少的手段。诱发电位如 VEP、BAEP、SEP 均可异常。神经传导检测可有四肢运动和 / 或感觉传导速度减慢等周围神经受累特征。本例无周围神经受累的表现，但神经传导检测有正中神经及胫神经 MCV 减慢，提示存在亚临床周围神经受累。

NB 的诊断需满足以下条件：①疾病的临床特征与已知的神经布鲁氏菌病的症状相符；②典型的脑脊液改变（脑脊液细胞数增多，蛋白含量增加，类似结核性脑膜炎改变）；③血、骨髓、脑脊液培养或恰当的血清学检查结果为阳性反应（比如血清凝集试验效价≥1∶160 或脑脊液中任何阳性滴度）；④抗布鲁氏菌治疗后临床症状改善；⑤除外其他类似疾病。

本例患者中年男性，来自疫区，存在流行病学接触史；临床表现为横贯性脊髓炎伴多脑神经、周围神经受累；脑脊液早期类似病毒性脑膜炎、后期类似结核性脑膜炎特点；血清布鲁氏菌凝集试验效价≥1:160,尽管脑脊液抗体阴性,但抗布鲁氏菌治疗后临床症状明显改善,抗体滴度也显著下降,而且脊髓内病灶消失,NB 的诊断明确。

本病需根据不同的临床类型与相似疾病进行鉴别。首先,脑膜炎型者需与中枢神经系统结核、真菌感染及结节病等相鉴别,尤其与结核性脑膜炎容易混淆。由于相似的脑脊液表现及抗结核药的有效,极易误诊为结核病。但本病前庭蜗神经、周围神经损害相对特异,牧区生活史及布鲁氏菌血清凝集试验阳性有助于鉴别。其次,脑或脊髓炎性脱鞘类型者非常容易误诊为多发性硬化、视神经脊髓炎、急性播散性脑脊髓炎或 Lyme 病等,典型的脑脊液特点(细胞数增多,蛋白明显增高,糖降低)及布鲁氏菌血清凝集试验阳性有助于鉴别。最后,以脑血管病发病者容易误诊为动脉硬化性脑血管病,故对青年人脑卒中应想到布鲁氏菌血管损伤可能,详尽的病史采集及实验室检查有助于早期发现少见的布鲁氏菌性脑血管病。

由于布鲁氏菌寄宿于多种细胞中,单一用药很难完全杀死细菌,推荐至少两种以上抗生素联合治疗。普通布鲁氏菌病 WHO 推荐利福平联合多西环素,疗程为 6 周。对于神经布鲁氏菌病,目前主张 3 种抗生素联合应用,应选用易通过血脑屏障的药物,如利福平、复方磺胺甲噁唑和头孢曲松钠等。目前国内外多以多西环素 100mg/ 次,每日 2 次,利福平 600～900mg/d 为基础用药,联合氨基糖苷类、头孢三嗪和喹诺酮类中的一种,三种抗生素联合治疗,总疗程不小于 8 周,根据临床恢复情况而定。也有学者主张在多西环素和利福平联用的基础上,在环丙沙星、头孢曲松钠、链霉素和复方磺胺甲噁唑中任选一种,难治者需四种药物联合使用。激素可用于严重脑膜炎、脑或脊髓白质脱髓鞘炎患者,治疗时间根据临床及脑脊液反应(3～12 个月不等)而定。经及时恰当治疗,大部分患者的临床症状及影像学检查可明显改善,血清学化验转阴。因该病容易复发或治疗不彻底可转为慢性,故部分病例可根据治疗反应延长治疗周期。

大多数神经布鲁氏菌病患者预后良好,在获得足够治疗的几周到几个月后完全恢复。少数延误治疗者可遗留神经系统后遗症,死亡罕见。

(侯世芳　张　华)

参 考 文 献

1. KÖSE Ş, SERIN SENGER S, AKKOÇLU G, et al. Clinical manifestations, complications, and treatment of brucellosis: evaluation of 72 cases[J]. Turk J Med Sci, 2014, 2(44): 220-223.

2. CERAN N, TURKOGLU R, ERDEM I, et al. Neurobrucellosis: clinical, diagnostic, therapeutic features and outcome. Unusual clinical presentations in an endemic region[J]. Braz J Infect Dis, 2011, 15(1): 52-59.

3. JIAO LD, CHU CB, KUMAR CJ, et al. Clinical and Laboratory Findings of Nonacute Neurobrucellosis[J]. Chin Med J(Engl), 2015, 128(13): 1831-1833.

4. KAYAASLAN B, BASTUG A, AYDIN E, et al. A long-term survey of brucellosis: Is there any marker to predict the complicated cases[J]. Infect Dis(Lond), 2016, 48(3): 215-221.

5. 矫黎东, 宋吻, 陆慧, 等. 神经型布鲁菌病 30 例临床分析 [J]. 中华神经科杂志, 2017, 50(9): 676-680.

6. ALAVI SM, ALAVI L. Treatment of brucellosis: a systematic review of studies in recent twenty years[J]. Caspian J Intern Med, 2013, 4(2): 636-641.

7. ERDEM H, SENBAYRAK S, MERIC K, et al. Cranial imaging findings in neurobrucellosis : results of Istanbul-3 study[J]. Infection, 2016, 44(5): 623-631.

8. DAR W，LATIEF M，DAR I，et al. Meningitis，polyradiculopathy，and optic nerve involvement in neurobrucellosis：A rare clinical presentation[J]. Neurol India，2017，65（5）：1142-1144.

9. DRESHAJ S，SHALA N，DRESHAJ G，et al. Clinical Manifestations in 82 Neurobrucellosis Patients from Kosovo[J]. Mater Sociomed，2016，28（6）：408-411.

10. ROSSI M，TASCINI C，CARANNANTE N. Neurobrucellosis：diagnostic and clinical management of an atypical case[J]. New Microbiol，2018，41（2）：165-167.

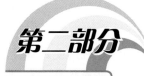

第二部分

周围神经和肌肉疾病

病例 32 **突发右足下垂 2 个月余**

【病例资料】

患者，男性，57 岁。主因"突发右足下垂 2 个月余"于 2014 年 3 月 17 日收入院。

现病史：患者 2014 年 1 月某日清晨睡醒后发现右足下垂、右足及足趾背屈不能，伴轻度麻木，不伴局部疼痛，伸屈膝、伸屈髋未受累，上肢活动不受影响，否认起病前肢体外伤、受压史。就诊于我院门诊。查体：神清语利，脑神经未见异常，右足及趾背屈不能，跖屈正常，余肢体肌力正常，双上肢腱反射对称减低，双下肢腱反射对称活跃，左侧病理征（+），右侧病理征（−），无明显感觉障碍。初步诊断为腓总神经麻痹，予以肌电图检查，结果显示：四肢神经传导速度减慢，感觉神经动作电位波幅减低，多条神经传导阻滞，符合周围神经病变。门诊给予肌内注射腺苷钴胺、口服维生素 B_1 治疗，效果不佳，为进一步诊治收入院。

既往史：无肢体无力麻木发作史。无糖尿病病史，无毒物接触史，无特殊药物摄入史。无酗酒史。

家族史：家族中无类似发病者。

入院查体：神志清楚，言语流利。脑神经未见异常，四肢肌容积正常，右足下垂，右踝关节、右趾关节背屈肌力 0 级，跖屈肌力 5 级，余肢体肌力 5 级，双上肢腱反射对称减低，双下肢腱反射对称活跃，左侧 Babinski 征（+），右侧阴性，右侧小腿外侧及右足背痛觉减退，双侧关节位置觉及振动觉正常，双侧指鼻及跟膝胫动作稳准，行走时右下肢呈跨阈步态。

辅助检查：

2014 年 2 月 21 日肌电图：四肢运动和感觉传导速度轻 - 中度减慢，双侧腓总神经复合肌肉动作电位（CMAP）波幅减低，四肢感觉神经电位波幅（SNAP）减低，右侧腓浅神经感觉电位未测出，多条神经存在传导阻滞，符合周围神经病变。

【入院诊断】

周围神经病查因

【入院后辅助检查】

血、尿、便常规正常，凝血象、红细胞沉降率、类风湿因子及抗"O"均正常。甲状腺功能全套正常，自身抗体全套阴性，叶酸及维生素 B_{12} 浓度正常。血梅毒抗体、HIV 抗体和丙肝抗体均阴性。血生化 TG 2.47mmol/L（正常范围：<1.7mmol/L），HDL-C 0.74mmol/L（正常范围：>1.04mmol/L），余生化指标正常，血肿瘤标志物 CEA 5.5ng/ml（正常范围：<5.0ng/ml），

其余正常。HbAlc 7.0%，OGTT 试验：FBG 5.4mmol/L，2hBG 13.5mmol/L。

胸部 CT：左肺上叶下舌段硬结灶可能，右中叶内侧段少量肺气肿。腹部超声：胆囊结石，脂肪肝。

【蒋景文教授首次查房】（2014 年 3 月 21 日）

病史特点：①中老年男性，急性起病；②睡醒后出现右足下垂，无肢体外伤、受压病史。既往无肢体麻木、无力发作史，无家族史。③查体：右足及足趾背屈不能，跖屈肌力正常，其余肢体肌力 5 级，双上肢腱反射减低，双下肢腱反射活跃，左侧 Babinski 征（＋），右侧 Babinski 征（－）。右小腿外侧及右足背痛觉减退，深感觉正常。④肌电图显示四肢运动和感觉神经传导速度轻 - 中度减慢，累及范围广泛，并非局限于腓总神经。

定位诊断：临床表现为右侧腓总神经麻痹，查体左侧病理征（＋），肌电图显示病变广泛，考虑有周围神经和锥体束受累。

定性诊断：病因不明。需除外免疫介导性、肿瘤性、中毒性、营养缺乏和代谢性、感染性等周围神经病的常见病因；行头部及颈段脊髓 MRI 检查以明确病理征来源。

下一步检查：①腰穿，查脑脊液蛋白，免疫指标及副肿瘤相关的抗体等；②头部及颈段脊髓 MRI；③复查肌电图。

【进一步诊治】

2014 年 3 月 21 日腰穿：脑脊液（CSF）压力 150mmH$_2$O，无色透明，白细胞 3/mm^3，红细胞 0/mm^3，蛋白 0.564g/L（正常范围：0.15～0.45g/L），葡萄糖 4.4mmol/L（正常范围：2.5～4.5mmol/L），氯 120.6mmol/L（正常范围：120～132mmol/L）。脑脊液细胞学可见少量淋巴细胞，未见肿瘤细胞，PAS（－），AB（－）。CSF 寡克隆区带（－），IgG 合成率正常；CSF 副肿瘤综合征相关抗体全套、神经节苷脂抗体谱全套均阴性。血神经节苷脂谱 GM$_1$ IgM 阳性（＋＋）。

头部 MRI 平扫：左侧基底节陈旧小梗死灶，脑白质脱髓鞘改变。颈椎 MRI 平扫：颈椎退行性改变，C$_2$～C$_7$ 椎间盘膨出合并 C$_3$～C$_7$ 椎间盘突出。腰椎 MRI 平扫：腰椎退行性改变，L$_1$～S$_1$ 椎间盘膨出合并 L$_3$～S$_1$ 椎间盘突出。

2014 年 4 月 3 日肌电图：四肢运动和感觉传导速度轻 - 中度减慢，双侧腓总神经 CMAP 及四肢感觉神经 SNAP 波幅减低，下肢有传导阻滞，重复电刺激（RNS）正常，符合周围神经病变。

入院后给予肌内注射腺苷钴胺、口服维生素 B$_1$ 及肌内注射神经生长因子，结合康复及针灸治疗，患者症状有所改善。

【蒋景文教授再次查房】（2014 年 4 月 4 日）

症状局限在右下肢，CSF 蛋白稍高，免疫指标、副肿瘤相关抗体、神经节苷脂抗体均阴性，不支持 CIDP 或免疫介导性周围神经病；肿瘤相关筛查及自身抗体等均阴性，无毒物接触史，未服用特殊药物，可排除副肿瘤、毒物、药物等因素引起的周围神经病。患者无糖尿病病史，尽管化验发现有糖耐量受损，但其周围神经病变的程度稍重，不能完全用糖耐量受损解释。

临床表现为右侧腓总神经麻痹，晨醒后发病，有嵌压性神经病的可能，但是两次肌电图检查均提示四肢神经广泛受累，要考虑遗传性压迫易感性神经病（hereditary neuropathy with liability to pressure palsies，HNPP）的可能。不支持点是患者发病年龄偏晚，既往无反复发作的单神经麻痹史，家族史阴性，建议完善 HNPP 基因检测。另外患者有糖耐量减退，更易出现嵌压性神经病，应积极控制血糖。

【进一步诊治】

2014年4月8日行HNPP基因检测结果回报：应用MLPA方法检测到 *PMP22* 基因的杂合缺失突变，符合HNPP基因突变特征（图32-1）。

住院期间继续给予营养神经、针灸及康复治疗，患者右足及右足趾可轻度背屈，于2014年4月17日出院。

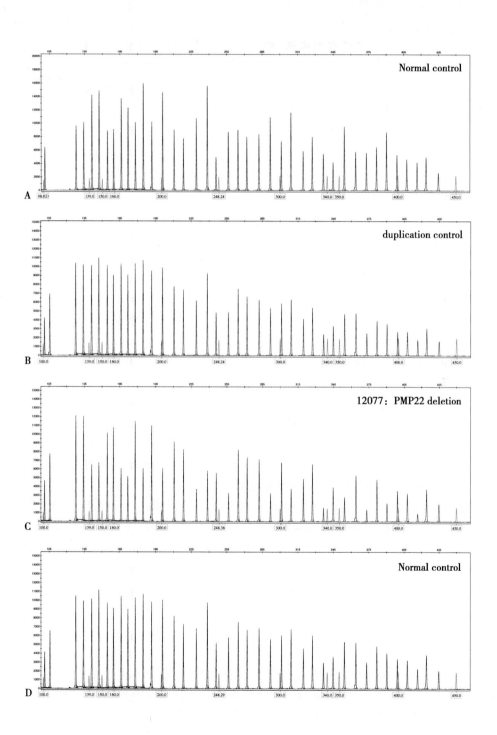

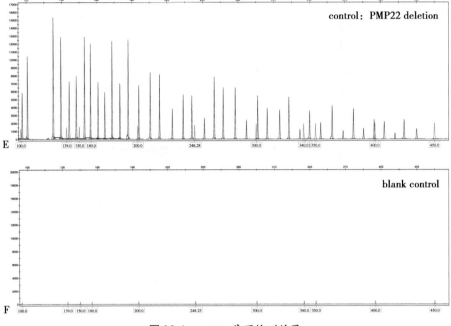

图 32-1　HNPP 基因检测结果

A. 正常对照；B. *PMP22* 基因重复突变样本；C. 患者 *PMP22* 基因杂合缺失突变阳性样本；D. 正常对照；E. *PMP22* 基因杂合缺失突变阳性对照；F. 空白对照。患者 *PMP22* 基因检测（B）显示有杂合缺失突变

【随访】

出院 1 个月后随访，患者右足趾活动基本恢复正常，右足背屈也明显改善。

【最终诊断】

遗传性压迫易感性神经病（hereditary neuropathy with liability to pressure palsies，HNPP）

【讨论】

遗传性压迫易感性神经病（HNPP），又称腊肠样神经病（tomaculous neuropathy），是一种常染色体显性遗传性周围神经病，由 De Jong 1947 年首先报道，其临床特征是反复发作性压迫性神经麻痹而不伴有疼痛，在某一神经或臂丛区域出现局灶性运动和感觉症状。随着遗传学技术的发展，此病通过基因检测可以明确诊断。由于临床医师对 HNPP 认识不足，此病常常未被诊断，因此国内外报告的病例也很少。

HNPP 呈常染色体显性遗传，其病变基因定位于 17 号染色体 p11.2，此特异性位点包含着周围髓鞘蛋白 22（peripheral myelin protein，PMP22）基因。85%～90% 的 HNPP 是由 *PMP22* 基因 1.5Mb 片段的缺失突变所致，少数患者是各种其他突变造成此基因的失活。新生突变的发生率大约为 20%。腓肠神经活检时，HNPP 的 PMP22 mRNA 表达水平降低，而且与疾病的严重程度相关。HNPP 和 Charcot-Marie-Tooth1A（CMT1A）型基因定位相同，不同的是基因的剂量效应（dosage effect）。大多数 CMT1A 型是 *PMP22* 基因片段的重复突变，而 HNPP 则为此基因片段的缺失突变。目前，有研究把 HNPP 和 CMT1A 统称为 PMP22 相关性周围神经病。

Behse 等首次描述了 HNPP 的病理特点，其特征性发现是有 25% 或更少的节间段髓鞘出现香肠样局灶性增厚，神经的脱髓鞘和髓鞘再生。不同厚度髓鞘反复折叠形成的腊肠样（tomacula）或香肠样（sausage）结构被认为是 HNPP 特征性病理改变。有些患者可以不出现腊肠样结构，而是出现广泛的纤维脱失，节间段髓鞘的厚度和长度变异性增大等非特异性改变。应该注意的是腊肠样结构并非 HNPP 的特异性表现，其他疾病如 CMT 病或 Dejerine-Sottas 综合征也会见到同样的改变。

HNPP 典型的临床表现是反复发作性、无痛性单神经病，出现发作性肢体麻木、无力和肌萎缩。多数患者发作前有轻微外伤史或神经受压史，如肢体处于某种体位时间较长，在周围神经易受嵌压的部位如腕部、膝部、肘部及肩部等最常见。临床上最常受累的神经依次是腓总神经、尺神经、臂丛、桡神经和正中神经。患者多数在 20～30 岁首次出现症状，但从新生儿到 70 岁均可发病。男女患病率大致相同，大多数患者有家族史。60%～70% 患者表现为急性、局灶性、单神经病。通常急性起病，肢体无力或麻木可逐渐进展，多数病情在几天或几周内逐渐恢复，只有 50% 的发作能够完全缓解，10%～15% 患者遗留神经麻痹后的慢性运动障碍，通常不太严重，但经常复发，且症状可持续较长时间。脑神经很少受累，文献报道可出现短暂的面神经、三叉神经和舌下神经麻痹的反复发作。一些患者出现非典型临床表现包括慢性尺神经病、腕管综合征、慢性感觉性多发性神经病、慢性感觉运动性多发性神经病及 CMT 样临床表现等。最新的一项研究显示，32 例确诊的 HNPP 病例中 74% 的患者有持续性疼痛的症状。因此，HNPP 患者可以出现疼痛。

查体在受累神经区域内出现肌无力、肌萎缩和 / 或感觉丧失，四肢腱反射常常减低或消失，以跟腱反射消失最为常见。少数可见弓形足和脊柱侧弯。没有周围神经的增粗。最近的研究认为 HNPP 患者可以有中枢神经系统白质的受累，个别也可出现锥体束或小脑等中枢受累的体征。HNPP 的临床表现差异很大，10%～15% 轻的突变携带者可无临床症状，重症患者在神经麻痹后可遗留类似 CMT 的症状。

电生理检查有其特征性改变，所有 HNPP 患者，无论其有无症状，均可显示运动神经远端潜伏期的延长，特别是正中神经和腓肠神经。多数患者在常见神经嵌压部位出现局灶性运动减慢，肘部的尺神经受累比腓骨小头的腓总神经常见。在其他神经节段，MCV 常常是正常的，也可轻度减慢。感觉传导速度常常减慢，感觉神经电位波幅常常减低。因此，尽管 HNPP 的临床功能缺损只局限在一条神经，但电生理检测却在临床受累和未受累的神经都会发现异常，这是本病重要的特征之一。

2000 年，Dubourg 等提出了 HNPP 综合的诊断标准，典型的临床表现是急性、无痛性、反复发作性周围神经麻痹，常常有家族史，考虑到有 20% 的新生突变以及无症状患者的存在，因此家族史并非诊断所必需。电生理检测对 HNPP 的诊断至关重要，其表现为运动传导速度的轻度减慢，远端潜伏期的延长，感觉神经动作电位波幅减低等。当患者有以下特点时，诊断 HNPP 的可能性较大：①有 1 次以上的压迫性神经麻痹的发作；②同时存在难以解释的多发性神经病；③有周围神经病的家族史。另外，当患者临床表现为急性或慢性的单神经病，在行神经传导速度检测时，至少要检测同一肢体上的所有神经，以发现潜在的 HNPP。

当临床怀疑 HNPP 时，首先要进行 *PMP22* 基因缺失的 DNA 检测，85%～90% 的 HNPP 可确诊。如果 *PMP22* 基因检测未发现缺失，再进行 *PMP22* 基因测序，少部分患者可通过此方法确诊。通过腓肠神经活检诊断 HNPP 基本上已经过时。

鉴别诊断主要包括 CMT 这类疾病，因为二者有重叠的临床表现，且 CMT 也可以存在腊肠样结构。而在腓肠神经活检时，CMT1A 和 HNPP 分别表现出 PMP22 mRNA 和蛋白水平的升高和降低。通过基因测序检测 *PMP22* 基因片段的缺失或重复从而确定 HNPP 和 CMT1A 的诊断。

遗传性神经痛性肌萎缩（hereditary neuralgic amyotrophy，HNA）是另外一种常染色体显性遗传疾病，也称为遗传性臂丛神经病，其特点是发作性麻痹、严重疼痛引发的肌无力。一些 HNA 患者表现为反复发作的、痛性臂丛神经麻痹。电生理检查显示受累臂丛神经的轴索损害。本病是由 17 号染色体 q24～q25 的 *SEPT9* 基因突变所致。HNPP 有时会影响臂丛，可以成为其唯一的临床表现，因此二者需要鉴别。

此例 HNPP 的诊断，临床有一个认识的过程。此患者年龄 57 岁，无家族史，无外伤史，首次发病，因此初诊时被认为是一个单纯的腓总神经麻痹。但随后的电生理检查显示四肢神经运动和感觉传导速度减慢、远端潜伏期延长，感觉神经电位波幅减低，多条神经有传导阻滞等，符合周围神经病变特点。此结果提示其周围神经病变的范围广泛，不仅局限于右侧腓总神经，四肢的神经都有受累。而 HNPP 的特点就是临床症状比较局限，而电生理异常发现相对广泛，尽管患者双上肢无麻木无力等症状，也提示有感觉运动性多发性神经病，因此我们推测患者有潜在 HNPP 的可能，从而进行了基因检测，发现了 *PMP22* 基因片段的脱失，最终明确了 HNPP 的诊断。

HNPP 为遗传性疾病，目前无特效治疗。治疗主要是改善临床症状，可给予营养神经药物、B 族维生素、扩张血管药物等，同时配合康复和针灸治疗。治疗后，多数患者的肢体功能可恢复，少数反复发作者可遗留不同程度的神经功能障碍。预防发作是关键，要告知患者避免引起神经压迫及损伤的活动，如长时间跷二郎腿、过度伸屈及反复活动腕关节、长时间靠肘部支撑或肘部受压等，可减少 HNPP 的发作。一些药物或毒物会使原有周围神经病的病情加重，要避免使用。HNPP 时因周围神经易损伤，外科手术如肘管、腕管松解术等疗效不肯定，因此一般不推荐。基因治疗目前尚处于研究中。

（刘银红　何　婧　秦绍森）

参 考 文 献

1. TAIOLI F, CABRINI I, CAVALLARO T, et al. Inherited demyelinating neuropathies with micromutations of peripheral myelin protein 22 gene[J]. Brain, 2011, 134(Pt 2): 608-617.

2. BEALES D, FARY R, LITTLE C, et al. Characterisation of pain in people with hereditary neuropathy with liability to pressure palsy[J]. J Neurol. 2017, 264(12): 2464-2471.

3. DUBOURG O, MOUTON P, BRICE A, et al. Guidelines for diagnosis of hereditary neuropathy with liability to pressure palsy[J]. Neuromuscul Disord, 2000, 10(3): 206-208.

4. CHANSON JB, ECHANIZ-LAGUNA A, BLANC F, et al. Central nervous system abnormalities in patients with PMP22 gene mutations: a prospective study[J]. J NeurolNeurosurg Psychiatry, 2013, 84(4): 392-397.

5. VANPAASSEN BW, VAN DER KOOI AJ, VAN SPAENDONCK-ZWARTS KY, et al. PMP22 related neuropathies: Charcot-Marie-Tooth disease type 1A and Hereditary Neuropathy with liability to Pressure Palsies[J]. Orphanet J Rare Dis, 2014, 9: 38.

6. LUIGETTI M, DEL GRANDE A, CONTE A, et al. Clinical, neurophysiological and pathological findings of HNPP patients with 17p12 deletion: A single-centre experience[J]. J NeurolSci, 2014, 341(1-2): 46-50.

7. TAKAHASHI S, CHUM M, KIMPINSKI K. Electrodiagnostic Characterization of Hereditary Neuropathy With Liability to Pressure Palsies[J]. J Clin Neuromuscul Dis, 2017, 18(3): 119-124.

8. CHEN B, NIU S, WANG X, et al. Clinical, electrophysiological, genetic, and imaging features of six Chinese Han patients with hereditary neuropathy with liability to pressure palsies(HNPP)[J]. J ClinNeurosci, 2018, 48: 133-137.

病例 33 突发左手麻木18天，加重伴四肢麻木、无力，走路不稳11天

【病例资料】

患者，男性，58岁。因"突发左手麻木18天，加重伴四肢麻木、无力，走路不稳11天"于2015年3月13日收入院。

现病史：患者18天前无明显诱因出现左手指指尖麻木，无发热，无意识障碍，无头晕、头痛，无复视及肢体活动障碍，次日就诊于当地医院，查体神清，脑神经未见异常，四肢肌力好，腱反射对称，双侧病理征（-）。行头颅MRI可见脑桥右侧异常信号影，诊断为"急性脑梗死"，予抗凝、改善循环等治疗后指尖麻木感好转。11天前无明显诱因出现两侧足踝疼痛，自觉遇冷加重，次日出现两侧足底、双手及舌尖部麻木，疼痛感逐渐上升至两侧小腿，并出现四肢无力、走路不稳。8天前在当地行肌电图检查示双下肢神经源性损害，予以甲钴胺等药物对症治疗，病情无好转。4天前行腰穿，查脑脊液蛋白0.30g/L（正常范围：0.15～0.45g/L），常规生化均未见异常。2天前出现右侧眼睑下垂，无复视及眼球活动障碍，症状无波动性。发病以来饮食可，睡眠略差，二便正常，体重无变化。门诊以"吉兰-巴雷综合征变异型？"收入院。

既往史：13年前患肺结核病，抗结核治疗3个月后痊愈。高血压病史3年，间断服药，否认冠心病及糖尿病病史。否认病前有感冒、腹泻、疫苗接种史，否认毒物及重金属接触史。吸烟史10年，已戒烟5年；饮酒史25年，白酒6两/d。

家族史：无特殊。

入院查体：T 36.3℃，P 84次/min，R 18次/min，BP 163/93mmHg。神清、语利，双侧瞳孔等大，对光反射灵敏，右侧眼裂较左侧略小，余脑神经未见异常。双上肢肌力及双下肢近端5级，双下肢远端肌力5⁻级，四肢腱反射加强法未引出，双侧病理征（-）。四肢有手套-袜套样痛觉减退，关节位置觉和音叉振动觉正常。双侧指鼻不准，双侧轮替试验较差，双侧跟膝胫试验欠稳准，Romberg征（+），行走时步基宽，步态不稳。

【入院诊断】

吉兰-巴雷综合征变异型？

【入院后辅助检查】

血、尿、便常规正常。血生化：ALT 59U/L（正常范围：5～40U/L），AST 45U/L（正常范围：13～40U/L），γ-谷氨酰转肽酶359U/L（正常范围：11～50U/L），其余正常。血叶酸、维生素B₁₂水平、甲状腺功能全套、自身抗体全套及肿瘤标志物全套均在正常范围。

肺部CT：陈旧性肺结核。腹部B超：脂肪肝。心电图未见异常。

【蒋景文教授初次查房】（2015年3月16日）

病史特点：①老年男性，急性起病，进行性加重，有长期饮酒史。②首发症状为左手指指尖麻木，1周后出现双侧足踝及小腿疼痛感，随后逐渐出现四肢麻木、无力，走路不稳。③查体：双侧瞳孔等大，对光反射灵敏，右侧眼裂较左侧略小，余脑神经未见异常。双下肢远端肌力稍差，四肢腱反射均未引出，双侧病理征阴性。四肢有手套-袜套样痛觉减退。双

侧指鼻和跟膝胫动作欠稳准，Romberg 征(＋)。④外院头颅 MRI 所示脑桥右侧异常信号，腰穿脑脊液蛋白正常。

定位诊断：患者有四肢麻木无力，查体四肢腱反射消失，有手套 - 袜套样痛觉减退，定位在周围神经；右侧眼睑下垂，查体可见右侧眼裂较左侧略小，定位在右侧动眼神经；行走不稳，查体见双侧共济运动差，Romberg 征(＋)，行走时步基宽，步态不稳，考虑定位在前庭小脑系统；头颅 MRI 示脑桥异常信号影，定位在脑干。

定性诊断：①吉兰 - 巴雷综合征(Guillain-Barré syndrome，GBS)变异型，米 - 费综合征(Miller-Fisher syndrome，MFS))可能性大；②慢性酒精中毒性周围神经病待除外。

病情分析：①主要症状为四肢麻木、无力、走路不稳，伴有右侧眼睑下垂，查体双侧腱反射消失，四肢末梢痛觉减退，共济运动差，结合急性病程，诊断考虑 GBS 变异型、MFS 的可能性大，但发病后 2 周，脑脊液蛋白不高，不否定此诊断，MFS 患者脑脊液蛋白高的比例只有 25%。②首发症状是左手麻木，头颅 MRI 示脑桥右侧异常信号影，DWI 为高信号，外院诊断为急性脑梗死，但需要与 Bickerstaff 脑干脑炎(BBE)相鉴别，该患者无发热，无意识障碍，查体病理征(－)，不符合经典的 BBE 表现。③有长期饮酒史，应想到慢性酒精中毒性周围神经病的可能，但急性病程不符合此病特点，观察腱反射的变化，如果随着病情好转，腱反射能引出，说明酒精中毒性周围神经病的可能性不大。

建议：①复查腰穿，查脑脊液蛋白和 GQ1b 抗体；②行肌电图检查；③复查头颅 MRI。治疗上尽早给予丙种球蛋白冲击治疗。

【进一步检查】

2015 年 3 月 16 日 EMG：双侧胫前肌、右侧第一骨间肌均可见自发电位，轻收缩时运动单位电位时限延长、波幅增高，大力收缩时募集电位呈单纯混合相或混合相。NCV：右正中、尺神经 MCV 及远端潜伏期均正常，CMAP 波幅分别为 4.6mV、7.1mV(正常范围：>5mv)；左、右腓神经的 MCV 分别为 44.6m/s 和 43.6m/s(正常范围：>45m/s)，远端潜伏期正常，CMAP 波幅分别为 1.3mV、2.6mV(正常范围：>5mV)；左、右胫神经 MCV 及远端潜伏期均正常，CMAP 波幅分别为 2.9mV 和 4.1mV(正常范围：>5mV)。双侧正中和尺神经 SCV 均正常，SNAP 波幅均轻度减低。左、右腓浅神经 SCV 分别为 38.7m/s 和 37.2m/s(正常范围：>45m/s)，左、右腓肠神经 SCV 分别为 41.7m/s 和 42.1m/s(正常范围：>45m/s)，腓浅和腓肠神经的 SNAP 波幅均轻度减低。右腓神经 F 波出现率为 45%(正常范围：>80%)，传导速度为 40.6m/s(正常范围：>45m/s)。上述结果提示周围神经病变，以感觉神经且以轴索损害为主。

2015 年 3 月 17 日腰穿：脑脊液压力 145mmH$_2$O，WBC 1/mm^3，RBC 0/mm^3，蛋白 0.751g/L(正常范围：0.15~0.45g/L)，糖和氯化物正常。血 GD1b 抗体 IgG 阳性(++)，血 GM1 抗体 IgG 和 IgM 均为弱阳性，其余血和脑脊液神经节苷脂谱抗体、寡克隆区带、副肿瘤综合征相关抗体均阴性。

2015 年 3 月 18 日头颅 MRI：脑桥右侧可见斑片状 T$_1$WI 等信号，T$_2$WI 稍高信号影，未发现其他新发病灶(图 33-1)。

【治疗】

2015 年 3 月 18 日查房时发现患者右侧额纹变浅，右眼闭目力弱，右侧鼻唇沟变浅，提示右侧周围性面瘫。当天给予免疫球蛋白 0.4g/(kg·d)静脉滴注，连续 5 天冲击治疗，治疗后患者四肢麻木、无力及走路不稳较前好转。2015 年 3 月 23 日查体发现双侧肱三头肌腱反射恢复正常，双侧肱二头肌腱反射及双下肢膝反射可引出。

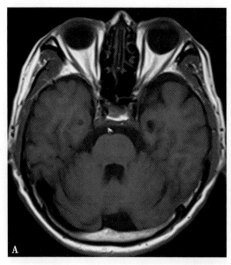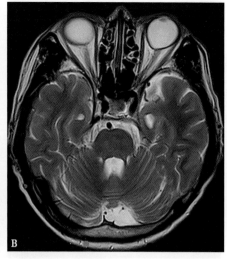

图 33-1　2015 年 3 月 18 日头颅 MRI 表现
脑桥右侧可见斑片状 T_1WI（A）等信号，T_2WI（B）稍高信号影

【蒋景文教授再次查房】（2015 年 3 月 23 日）

复查腰穿，脑脊液蛋白高 0.751g/L，细胞数正常；肌电图提示周围神经病变，以感觉神经且以轴索损害为主，F 波异常说明神经根有受累；血中 GQ1b 抗体阳性；病情好转后四肢腱反射逐渐能引出，这些发现都符合 GBS 变异型、MFS 特点。

2014 年国外最新的疾病分类中，把 GBS、MFS 和 BBE 作为一个谱系疾病，发现这三种疾病的临床表现可以相互重叠，同时各种疾病中均有一些诊断上够不上经典型的病例，诊断为不完全型。此患者有共济失调和腱反射消失，但没有典型的眼外肌麻痹，仅表现为轻微的右眼睑下垂，为 MFS 的不完全型。

【随访】

患者于 2015 年 3 月 27 日病情好转出院，出院时查体：神清、语利，右侧轻度周围性面瘫。四肢肌力 5 级，四肢腱反射除跟腱反射外对称引出，双侧病理征（-）。四肢有"手套 - 袜套样"痛觉减退，双侧指鼻及双侧跟膝胫试验尚稳准，行走时步态稍有不稳。

2015 年 5 月 10 日电话随访，患者四肢麻木、走路不稳症状完全消失，生活工作完全正常，仅遗留四肢怕冷感。2015 年 5 月 13 日复查头颅 MRI 示：脑桥右侧病灶已软化（图 33-2）。

【最终诊断】

Miller-Fisher 综合征不完全型（Miller-Fisher syndrome incomplete form）

【讨论】

吉兰 - 巴雷综合征（Guillain-Barré syndrome，GBS）广义上是指急性自身免疫性神经病相关的一组疾病，尽管 GBS 也被特指是累及四肢的多发性周围神经病，伴或不伴有脑神经的受累。1916 年 Guillain、Barré 和 Strohl 首次报道了 2 例 GBS 患者，表现为急性弛缓性瘫痪、腱反射丧失和脑脊液蛋白 - 细胞分离。1956 年 Miller Fisher 报道了 3 例有眼外肌麻痹、共济失调和腱反射丧失综合征的患者，根据其与 GBS 相似的特点，提出其为急性特发性多神经炎（acute idiopathic polyneuritis）的变异型。1957 年 Bickerstaff 报道了 8 例急性起病的脑干脑炎，其中 7 例有眼外肌麻痹，5 例腱反射丧失，这是与 GBS 具有相似的受累，除此之

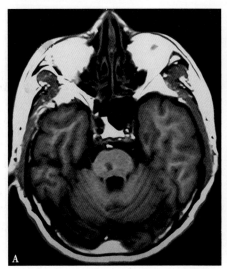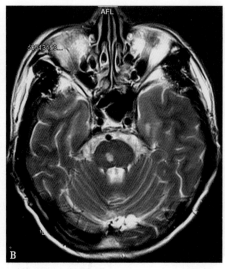

图 33-2　2015 年 5 月 13 日头颅 MRI 表现

T_1WI（A）及 T_2WI（B）显示脑桥右侧病灶已软化

外尚有嗜睡等脑干症状，考虑这些患者为感染后自身免疫反应所致，之后这类脑炎被称为 Bickerstaff 脑干脑炎。

尽管临床表型有差异，GBS 和 MFS 之间有很多临床共同点：存在前驱感染史，单向性病程，腱反射丧失，远端感觉异常，脑脊液蛋白 - 细胞分离和神经传导的异常，因此，目前认为 MFS 是 GBS 的一种少见的亚型（变异型）。MFS 在亚洲多见，占 GBS 病例的 15%～25%，而在西方 MFS 占 GBS 的 1%～7%。有些患者还可以出现 GBS 和 MFS 重叠的临床表现，如 MFS 患者在病程中出现四肢瘫痪。

1956 年报道的 MFS 和 1957 年报道的 BBE 具有的相似临床表现是眼外肌麻痹和共济失调，且两组患者均恢复良好，尽管当时想到这两种综合征的潜在发病机制可能与 GBS 相似，但每种综合征还被认为是各自独立的。1992 年 Chiba 等在 MFS 患者体内首次检测出抗 GQ1b-IgG 神经节苷脂抗体，阐明了 MFS 的病理生理机制，紧接着 1993 年在 BBE 患者体内也检测到同样的抗 GQ1b-IgG 抗体，由此认为 MFS 和 BBE 为同一疾病谱中的两种疾病，不同之处是病变部位的差异，MFS 因为周围神经系统受累而出现腱反射的减低，BBE 因为脑干网状结构受累而出现嗜睡。在此之后，急性眼外肌麻痹、急性共济失调神经病、咽 - 颈 - 上臂无力、MFS 合并 GBS 等患者体内也检测出抗 GQ1b-IgG 抗体，目前这些疾病被统称为抗 GQ1b 抗体综合征。研究认为抗 GQ1b 抗体综合征具有相同的发病机制，都是抗 GQ1b 抗体通过分子模拟学说而致病，因为 GQ1b 抗原在动眼、滑车和展神经的神经肌肉接头和节旁髓鞘高度表达，抗 GQ1b 抗体结合在这些部位时就会导致眼外肌麻痹和眼睑下垂，而共济失调推测可能是由于关节位置觉和肌肉内肌梭的本体感觉受累所致，而非小脑源性的。抗 GQ1b 抗体对 MFS 的诊断敏感性为 80%～90%，也有临床典型的 MFS 病例而其 GQ1b 抗体为阴性，但很少见。因此，抗 GQ1b 抗体的检测在临床上有助于 MFS 和相关疾病的诊断和鉴别诊断。

GBS 和 BBE 也有共同的疾病谱，在一项包括 62 例 BBE 患者（诊断依据严格的诊断标准）的研究中，60% 的患者合并存在四肢弛缓性瘫痪，神经电生理检测提示有周围运动的轴索变性，提示这些 BBE 患者合并了 GBS。该研究发现除肢体无力外，BBE 和 BBE 合并

GBS 的病例之间在临床表现和实验室检查方面无明显差异，进一步支持 GBS 和 BBE 是一连续的谱系疾病。最近的研究也认为 BBE 是 GBS/MFS 的脑干变异型。

基于以上研究，2014 年 GBS 分类专家组（the GBS Classification Group）将 GBS、MFS 和 BBE 归为同一谱系疾病，并按照临床受累部位对此疾病谱中的表型进行了分类，并提出了 GBS 和 MFS 各亚型的诊断标准。以往的 GBS、MFS 及其亚型的诊断标准过多依赖于实验室检查结果，而在病程早期，神经传导检测和脑脊液结果提供的证据往往有限，在根据临床表现怀疑诊断时，过度依赖这些检查结果可能会延误病情的诊断和治疗。

新分类和诊断标准主要依据临床表现和病程，它把 GBS 分为经典型和局灶型，MFS 分为经典型、不完全型和中枢神经系统亚型（Bickerstaff 脑干脑炎）（表 33-1），同时新分类也考虑到一些临床病例是 GBS、MFS 及 BBE 三者部分症状的重叠。GBS 和 MFS 新分类和诊断标准解决了以往一些局灶型 GBS 和不完全型 MFS 病例无法诊断的困境，有利于临床早期诊断，尽早启动免疫治疗，改善患者的预后。

表 33-1　GBS、MFS 及其亚型的临床特点（2014 年）

疾病类别	无力模式	共济失调	嗜睡
GBS			
经典 GBS	四肢	无或轻微	无
咽 - 颈 - 臂无力	球部、颈部和上肢	无	无
急性咽喉麻痹	球部	无	无
截瘫型 GBS	下肢	无	无
双侧面神经麻痹伴感觉异常	面部	无	无
MFS			
经典 MFS	眼外肌	有	无
急性眼外肌麻痹	眼外肌	无	无
急性共济失调性神经病	无	有	无
急性眼睑下垂	眼睑下垂	无	无
急性瞳孔散大	麻痹性瞳孔散大	无	无
BBE	眼外肌	有	有
急性共济失调嗜睡综合征	无	有	有

MFS 经典表现为眼外肌麻痹、共济失调和腱反射丧失三联征，如果出现嗜睡和腱反射亢进，诊断 BBE 更合适一些。眼外肌麻痹是最早出现的症状，表现为复视，眼内肌也可受累，因此可有瞳孔异常的表现。共济失调症状比较严重，患者常常不能独立行走。在三联征中，腱反射丧失最缺乏特异性，文献报道 18% 的 MFS 腱反射可以保留。其他 MFS 和 BBE 常出现的临床表现有眼睑下垂、瞳孔散大、四肢的感觉异常和周围性面瘫等，而且这些临床表现并不是同时都表现出来，有些体征甚至会在病情开始好转后出现。

2014 年 MFS 的诊断标准包括眼外肌麻痹、共济失调和腱反射丧失或减低三大核心临床特征，不伴有肢体无力和嗜睡（若出现肢体无力提示与 GBS 重叠）；缺乏某些体征提示不完全的 MFS，不伴共济失调的为"急性眼外肌麻痹"，不伴眼外肌麻痹的为"急性共济失调性神经病"；出现单一体征也提示不完全 MFS，如急性眼睑下垂和急性瞳孔散大；检测到抗 GQ1b-IgG 类抗体作为诊断该病支持特征。

本例患者有共济失调和腱反射丧失的表现，但没有典型的眼外肌麻痹，仅有轻度的右眼睑下垂，应该诊断为不完全型 MFS，在新分类中应该属于"急性共济失调性神经病"的范畴。脑脊液出现蛋白 - 细胞分离，电生理检测提示神经根和周围神经有损害，血中抗 GQ1b-IgG 类抗体阳性均支持此诊断。值得注意的是此患者在发病第 16 天又出现右侧周围性面瘫的新体征，这种在临床症状已达高峰或改善时出现的周围性面瘫称之为迟发性面瘫，在 MFS 和 GBS 的患者中均有报道，其具体机制尚不清楚。

MFS 为自愈性疾病，绝大多数患者即使不治疗也能完全康复。由于病例少，且总体预后良好，目前没有针对 MFS 治疗的随机对照临床研究。大剂量免疫球蛋白静脉注射和血浆置换是常用的治疗方法，经验认为这两种治疗可以加速病情缓解。

本例患者首发症状是左手指麻木感，当时无嗜睡等意识障碍，无病理征等长束体征，在当地医院做头颅 MRI 示脑桥右侧异常信号影，诊断为"急性脑梗死"，予抗聚、改善循环等治疗后指尖麻木感好转，1 周以后患者才出现四肢麻木，走路不稳，因此在 MFS 的发病前是否合并 BBE 就值得探讨。根据以往 BBE 的诊断标准，要求患者具有眼外肌麻痹、共济失调和意识障碍等临床表现，如果没有意识障碍，也应该有偏身感觉障碍、锥体束征或痉挛性瘫痪等长束体征，而本例患者当时缺乏这些临床表现，因此诊断 BBE 证据不足。脑桥右侧的病灶在 MRI 信号变化也支持此病灶为缺血性改变，而非炎性脱髓鞘改变。

（刘银红　富欣然）

参 考 文 献

1. WAKERLEY BR，UNCINI A，YUKI N，et al. Guillain-Barré and Miller Fisher syndromes-new diagnostic classification[J]. Nat Rev Neurol，2014，10（9）：537-544.

2. SHAHRIZAILA N，YUKI N. Bickerstaff brainstem encephalitis and Fisher syndrome：anti-GQ1b antibody syndrome[J]. J Neurol Neurosurg Psychiatry，2013，84（5）：576-583.

3. KOGA M，KUSUNOKI S，KAIDA K，et al. Nationwide survey of patients in Japan with Bickerstaff brainstem encephalitis：epidemiologicaland clinical characteristics[J]. J Neurol Neurosurg Psychiatry，2012，83（12）：1210-1215.

4. ODAKA M，YUKI N，YAMADA M，et al. Bickerstaff's brainstem encephalitis：clinicalfeatures of 62 cases and a subgroup associated with Guillain-Barré syndrome[J]. Brain，2003，126（Pt 10）：2279-2290.

5. CHIBA A，KUSUNOKI S，SHIMIZU T，et al. Serum IgG antibody to ganglioside GQ1b is a possible marker of Miller Fisher syndrome[J]. Ann Neurol，1992，31：677-679.

6. TEENER JW. Miller Fisher's syndrome[J]. Semin Neurol，2012，32（5）：512-516.

7. TATSUMOTO M，MISAWA S，KOKUBUN N，et al. Delayed facial weakness in Guillain-Barré and Miller Fisher syndromes[J]. Muscle Nerve，2015，51（6）：811-814.

8. HIEW FL，RAMLAN R，VISWANATHAN S，et al. Guillain-Barré Syndrome，variants & forms fruste：Reclassification with new criteria[J]. Clin Neurol Neurosurg，2017，158：114-118.

9. WIJDICKS EF，KLEIN CJ. Guillain-Barré Syndrome[J]. Mayo Clin Proc，2017，92（3）：467-479.

病例 34 发热、寒战、肌肉酸痛 1 个月余，四肢麻木 5 天

【病例资料】

患者，女性，60 岁。因"发热、寒战、肌肉酸痛 1 个月余，四肢麻木 5 天"于 2018 年 5 月 7 日收入院。

现病史： 患者 1 个月前感冒后出现畏寒、发热及头痛，伴全身肌肉酸痛、乏力及张口困难，体温波动在 37.3～37.9℃，自服阿司匹林 1 片，每 6 小时 1 次，持续 2 周、阿奇霉素 5 天，症状未见明显改善。3 周前患者体温升高达 39℃，伴有咳嗽、咽痛，无胸闷、胸痛等症状，就诊于当地医院，血白细胞计数正常、嗜酸性粒细胞 14%，胸片未见异常，予泰诺和布洛芬交替口服，患者仍有持续低热。5 天前患者出现双足麻木及胀痛感，并逐渐向上发展至双侧小腿，双侧足底感觉消失，足趾不能背屈。再次就诊当地医院，查白细胞 11.69×10⁹/L，中性粒细胞 56.6%，嗜酸性粒细胞 28.3%，血红蛋白 88g/L，血小板 373×10⁹/L。血肌酐 124.8μmol/L（正常范围：45～84μmol/L），肌酸激酶 16.3U/L（正常范围：26～140U/L），CRP 105mg/L（正常范围：<0.8mg/L）。类风湿因子 22.3U/ml（正常范围：<20U/ml），降钙素原 0.11ng/ml（正常范围：<0.05ng/ml），肝吸虫 -IgG 抗体（+），髓过氧化物酶 - 抗中性粒细胞胞质抗体（MPO-ANCA）（+）。胸部 CT：右肺中叶及左肺下叶少许感染，双肺少许间质改变。外院予头孢曲松、多西环素抗感染治疗，后因恶心、呕吐的副作用停用多西环素；因患者嗜酸性粒细胞增加，考虑寄生虫感染的可能，3 天前加用吡喹酮治疗，患者症状仍未见改善。2 天前患者出现左手尺侧麻木，伴左手环指和小指无力，为进一步诊治收入院。

发病以来，患者精神可，食欲及睡眠欠佳，二便正常，体重无明显变化。

既往史： 自诉有慢性阻塞性肺疾病，具体不详。30 余年前有"风湿性肉芽肿性关节炎"，自诉已治愈。

个人史： 无食物和药物过敏史。

婚育史： 适龄结婚，子女体健。

家族史： 否认有遗传病家族史及类似病史。

入院查体： T 36.2℃，P 66 次 /min，R 18 次 /min，BP 145/86mmHg。颈部可触及数个黄豆大小淋巴结，表面光滑，质稍硬，无触痛。心、肺、腹查体未见异常。神经系统检查：神志清楚，言语流利。高级皮质功能正常。双侧瞳孔等大，直径 3mm，对光反射灵敏。眼球各向活动充分，无复视及眼震。面纹对称，伸舌居中。四肢肌张力正常，左上肢肌力近端 5 级、远端 4 级，右上肢及双下肢肌力 5 级，腱反射对称引出，双侧病理征（-）。双下肢关节位置觉减退，左上肢尺侧及左手小指、无名指痛觉减退，双足痛觉减退。共济运动正常。脑膜刺激征（-）。

辅助检查（外院）： 淋巴细胞亚群 CD3⁺CD4⁺ 54.86%，CD3⁺CD16⁺CD56⁺ 4.83%，肝吸虫 -IgG 抗体（+），髓过氧化物酶 - 抗中性粒细胞胞质抗体（MPO-ANCA）（+）。肿瘤标志物、巨细胞病毒、呼吸道病原谱、结核杆菌抗体及自身抗体检查均未见明显异常。

胸部 CT： 右肺中叶及左肺下叶少许感染，双肺少许间质改变、散在纤维条索伴部分细支气管扩张，右肺中叶可疑结节，心包腔少量积液。

【入院诊断】

发热待查

　　嗜酸性肉芽肿性多血管炎？

　　真菌感染？

　　血液系统疾病？

【入院后辅助检查】

血常规：白细胞 $11.24×10^9$/L，中性粒细胞 45.6%（正常范围：40%～74%），嗜酸性粒细胞 37.7%（正常范围：0.5%～5%），血红蛋白 86g/L（正常范围：110～150g/L），血小板 $373×10^9$/L［正常范围：（100～300）$×10^9$/L］。尿常规：比重 1.004（正常范围：1.005～1.030），蛋白质微量，镜检红细胞 2～4 个/HP。大便常规正常。凝血象：D- 二聚体定量 1 268ng/ml（正常范围：<255ng/ml），APTT 正常，PT 14.1s（正常范围：8.8～13.4s）。CRP 9.1mg/L，ESR 103mm/h（正常范围：0～20mm/h），类风湿因子 25.1U/ml。血生化：白蛋白 29g/L（正常范围：34～48g/L），肌酐 126μmol/L。G 试验、GM 试验（-）。B 型钠酸肽（NT-proBNP）956.6pg/ml（正常范围：<150pg/ml），ANCA（+）P1:40，PR3-ANCA（-），MPO-ANCA（+）57.44RU/ml（正常范围：<5RU/ml），抗核抗体、抗双链 DNA 抗体等自身抗体检测（-）。血涂片可见嗜酸性粒细胞增多，余未见异常。淋巴细胞培养 + 干扰素测定（A+B）（-），痰浓缩查抗酸杆菌（-）。24 小时尿蛋白定量 1.02g/24h（正常范围：0.028～0.141g/24h），尿量 2 550ml。

心电图：窦性心动过速，左心室高电压。超声心动图：心脏结构及功能未见异常。腹部 B 超：双肾体积稍大，左肾大小约 13.0cm×4.6cm，右肾大小约 12.7cm×4.5cm，结构清晰。

鼻窦 CT：双侧筛窦、上颌窦炎。鼻中隔略向左偏曲，左侧下鼻甲肥厚。左侧鼻腔外侧壁软组织密度影，炎症可能性大。胸部 CT：双肺多发微结节，纵隔未见明显异常。肺功能：通气功能中度减退（用药后 FEV1/FVC = 70.79%，FEV1% 预计值 = 69.9%），小气道功能障碍，残气/肺总量百分比增高，弥散功能障碍，支气管舒张试验（-）。

2018 年 5 月 10 日四肢神经传导检测示双下肢 NCV 减慢，波幅极低，其中右下肢 SCV 未测出。右正中神经 MCV 减慢，左尺神经及正中神经感觉电位波幅低。多条神经可见传导阻滞。符合周围神经病变（表 34-1）。

表 34-1　2018 年 5 月 10 日神经传导速度

运动神经传导速度				感觉神经传导速度		
神经名称	MCV/ $(m·s^{-1})$	远端潜伏期/ ms	波幅/mv	记录肌肉	神经名称/ 神经分段	SCV/ $(m·s^{-1})$	波幅/μv
右腓神经	41.9	3.2	0.2	伸趾短肌	腓浅神经	（-）	
左腓神经	40.4	3.6	0.3	伸趾短肌	腓浅神经	47.7	2.2
右胫神经	36.3	4.2	0.5	屈拇短肌	腓肠神经	（-）	
左胫神经		5.3	0.1	屈拇短肌	腓肠神经	43.6	1.3
右正中神经	47.6	2.7	7.9	拇指对掌肌	示指 - 腕	58.1	27.9
左正中神经	55.4	3.2	6.1	拇指对掌肌	示指 - 腕	53.3	14.2
右尺神经	62.2	2.0	7.4	外展小指肌	小指 - 腕	53.7	21.6
左侧尺神经	60.7	2.0	3.0	外展小指肌	小指 - 腕	56.8	24.4

2018 年 5 月 10 日行超声引导下肾穿刺活检术。肾穿病理回报：16 个肾小球，5 个大细胞性新月体形成，系膜细胞和基质有轻 - 中度增生，内皮细胞肿胀，白细胞和嗜酸性粒细胞浸润，毛细血管袢开放不好。间质可见小血管炎，其周围肉芽肿形成，大量淋巴细胞、浆细胞和嗜酸性粒细胞浸润，肾小管灶性萎缩。免疫组化：2 个肾小球，IgA（−），IgG（−），IgM（+），C3（++），C4（−），C1q（+），Kappa（−），Lambda（−），IgG1（+），IgG2（−），IgG3（+），IgG4（10%+），CD38（浆细胞 ++）。特殊染色：PAS（+），六胺银（+），Masson 三色（+），刚果红（−）。符合 ANCA 相关小血管炎，诊断为嗜酸性肉芽肿性多血管炎（图 34-1）。

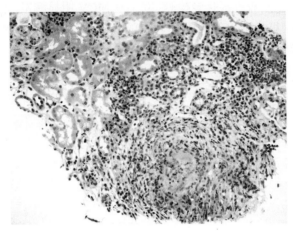

图 34-1 肾穿组织病理可见小血管纤维素坏死，周围有肉芽肿形成（HE×200）

【蒋景文教授初次查房】（2018 年 5 月 16 日）

患者最初表现为发热、寒战、肌肉酸痛等非特异性全身症状，入院前数天出现快速进展的肢体麻木，主要累及双下肢远端及左上肢尺侧，呈不对称性分布，临床符合多发性单神经病的特点。神经传导检测示双下肢 NCV 减慢，波幅极低，其中右下肢 SCV 未测出；右正中神经 MCV 稍减慢，左尺神经及正中神经感觉电位波幅低；多条神经可见传导阻滞。上述结果提示多发性单神经病，以轴索损害为主。

多发性单神经病最常见的病因是血管炎。本例患者的辅助检查有以下特点：①血常规及血涂片嗜酸性粒细胞百分数显著升高；②血 MPO-ANCA（+）；③鼻窦、肺、肾脏及周围神经多系统受累。因此，需高度怀疑嗜酸性肉芽肿性多血管炎（eosinophilic granulomatosis with polyangiitis，EGPA）。肾脏活检可见小血管炎改变，血管周围嗜酸性粒细胞浸润、肉芽肿形成，进一步证实了 EGPA 的诊断。治疗上，建议激素与环磷酰胺联合用药。

【进一步诊治】

2018 年 5 月 11 日予甲泼尼龙（40mg/ 次，静脉滴注，每日 1 次）及环磷酰胺（0.4g/ 次，静脉滴注，每周 1 次）治疗。治疗 4 天后患者症状明显改善，肌肉酸痛、左上肢尺侧疼痛明显减轻，左侧足趾可以背屈，食欲明显改善。患者出院后甲泼尼龙静脉滴注改为泼尼松口服，并定期输注环磷酰胺治疗。

2018 年 10 月初，患者因感双手乏力较前明显、双下肢麻木及疼痛再次加重再次入院。神经系统检查：神志清楚，言语流利。脑神经未见异常。四肢肌张力正常，左上肢近端肌力 5 级、远端 4 级，右上肢近端肌力 5 级、远端 5⁻ 级，双下肢肌力 4 级。左手大小鱼际肌、骨间肌萎缩。四肢腱反射明显亢进，双侧 Babinski 征（+）。双下肢关节位置觉减退，袜套样痛觉减退，左上肢尺侧及左手小指、环指痛觉减退。

入院后完善相关检查：

血常规：白细胞 $8.56×10^9$/L，中性粒细胞百分比 78.8%，嗜酸性粒细胞百分比 0.4%，血红蛋白 129g/L，血小板计数 $194×10^9$/L。尿常规：比重 1.003，蛋白质（−），尿潜血（−）。大便常规正常。D- 二聚体定量 387ng/ml，凝血象正常。CRP、ESR 正常。血生化：白蛋白 39g/L，肌酐 121μmol/L。B 型钠酸肽正常。ANCA（−），PR3-ANCA（−），MPO-ANCA（−），抗核抗体、抗双链 DNA 抗体等自身抗体检测（−）。24 小时尿蛋白定量 0.24g/24h，尿量 2 350ml。

2018 年 11 月 13 日复查神经传导检测：双下肢 MCV 明显减慢，波幅极低，其中左胫神经未测出；双下肢及左尺神经 SCV 未测出。右正中神经、左尺神经 MCV 偏慢；左尺神经运动神经、双正中神经感觉神经电位波幅低（表 34-2）。

表 34-2　2018 年 11 月 13 日神经传导速度

运动神经传导速度					感觉神经传导速度		
神经名称	MCV/ (m•s^{-1})	远端潜伏期 / ms	波幅 /mv	记录肌肉	神经名称 / 神经分段	SCV/ (m•s^{-1})	波幅 /μv
右腓神经	39.1	4.9	0.5	伸趾短肌	腓浅神经	（−）	
左腓神经	34.9	4.5	0.6	伸趾短肌	腓浅神经	（−）	
右胫神经	35.5	5.4	0.1	屈拇短肌	腓肠神经	（−）	
左胫神经	（−）			屈拇短肌	腓肠神经	（−）	
右正中神经	47.2	3.0	5.4	拇指对掌肌	示指 - 腕	51.1	13.3
左正中神经	55.8	2.9	4.9	拇指对掌肌	示指 - 腕	52.3	12.8
右尺神经	56.2	2.0	7.8	外展小指肌	小指 - 腕	51.7	28.5
左侧尺神经	50.0	2.7	1.8	外展小指肌	小指 - 腕	（−）	

腹部 B 超：双肾大小正常，左肾大小约 10.2cm×4.7cm，右肾大小约 10.0cm×3.4cm，结构清晰。

胸部 CT：双肺多发微结节，大致同前。两肺散在多发索条影、磨玻璃影及树芽征，其中右肺上叶、左肺下叶较前增多；右肺下叶树芽征为新出现，原右肺下叶索条影较前减少。

【蒋景文教授再次查房】（2018 年 11 月 15 日）

经激素及环磷酰胺治疗后，患者血嗜酸性粒细胞百分数恢复正常，炎症指标 CRP、红细胞沉降率恢复正常，ANCA 检测转为阴性，尿蛋白减少，尿隐血转为阴性，肾脏体积恢复正常，均提示治疗有效。但是，患者周围神经症状仍有加重，肌电图检查亦证实了这一点；此外，患者新出现四肢腱反射亢进，双侧 Babinski 征（+），提示中枢神经系统有受累，表明病情仍在进展。

建议：①行头颅 MRI＋MRA、颈、胸髓 MRI 检查以明确中枢病变性质；②适当增加激素等免疫抑制剂剂量，避免激素减量过快。

【进一步检查】

头部 MRI：左侧胼胝体压部、左侧脑室旁陈旧梗死灶。脑桥及双侧脑室旁多发脑白质病变（图 34-2）。双侧上颌窦、双侧筛窦及右侧蝶窦炎。

头部 MRA：左侧大脑前动脉 A1、A2 段较对侧纤细，考虑先天发育所致。

颈、胸椎 MRI：颈髓及胸髓未见明显异常。

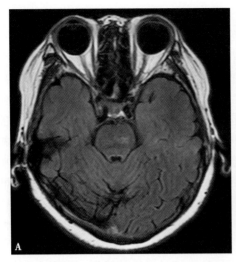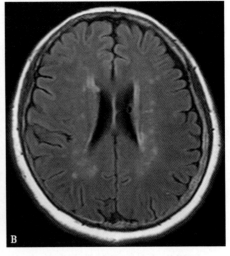

图34-2　头部MRI FLAIR像显示脑桥（A）及双侧脑室旁（B）多发脑白质病变

【最终诊断】

嗜酸性肉芽肿性多血管炎（eosinophilic granulomatosis with polyangiitis，EGPA）合并神经系统损害（impairment of nervous system）

【讨论】

嗜酸性肉芽肿性多血管炎（EGPA）为少见病，年发病率（0.9～2.4）/100万，平均发病年龄50岁，是以外周血及组织嗜酸性粒细胞增多、浸润及中小血管坏死性肉芽肿性炎症为特征的多系统疾病。1951年由Churg和Strauss最先报道，又称为Churg-Strauss综合征或变应性肉芽肿性血管炎，2012年Chapel Hill会议根据其临床和实验室检查特点将其更名为EGPA。

EGPA发病机制尚未明确，认为与遗传因素及免疫失调有关。病理上主要有以下特点：①坏死性中小血管炎，可见血管壁纤维素样坏死，以嗜酸性粒细胞为主的多形细胞浸润；②血管外肉芽肿形成，肉芽肿中央为坏死区，外周是上皮样细胞，该肉芽肿改变对诊断EGPA缺乏特异性，还可见于其他类型血管炎或自身免疫性疾病；③血管壁及周围组织嗜酸性粒细胞浸润。只有不到20%的患者同时出现上述3种病理改变。

疾病早期呼吸道受累是EGPA的临床特征之一，主要表现为哮喘（喘息样发作）和变应性鼻炎（鼻-鼻窦炎症状），随着病情进展，全身多系统均可受累，其他常见受累器官有皮肤、神经系统、心脏、胃肠道及肾脏等。根据其临床特点，EGPA的自然病程可以分为3期。①前驱期：主要表现发热、全身不适等一般症状，90%以上患者出现喘息、咳嗽、呼吸困难等呼吸道症状。哮喘常先于血管炎期8～10年，通常症状较重，并呈激素依赖性。大部分患者有多组鼻窦受累的变应性鼻窦炎。②组织嗜酸性粒细胞浸润期：主要表现为外周血嗜酸性粒细胞增多，肺、胃肠道等器官嗜酸性粒细胞浸润。肺受累可以出现特征性游走性或一过性浸润影。胃肠道受累可见腹痛、腹泻、消化道出血，甚至消化道穿孔、肠梗阻等急腹症。皮肤病变常见，通常表现为肘部、手和腿的伸肌面有压痛性皮下结节。心脏受累可以表现为嗜酸性粒细胞性心内膜炎、嗜酸性粒细胞性心肌炎、扩张型心肌病等，严重者出现充血性心力衰竭，提示患者预后差。③血管炎期：为系统性中小血管炎，常伴有血管及血管外周肉芽肿形成。血管炎期之前可有发热、肌痛、关节痛、体重减轻和疲乏等非特异性全身前驱症状，此后，出现一系列血管炎引起的继发性改变，如咯血、皮肤损害、心功能不全、肾功能不全及神经系统损伤等。

EGPA 患者神经系统受累以周围神经多见，出现率高达 75%，主要表现为多发性单神经病，其机制为血管炎累及周围神经滋养血管，造成周围神经缺血、坏死，以轴索病变更为突出。多发性单神经病指身体不同部位 2 条或 2 条以上周围神经受累，运动神经和感觉神经均可受损。病损初期常呈不对称性、斑片状分布，随着疾病的进展，当多条周围神经受累时，也可以表现为对称性感觉运动障碍。周围神经受累呈一定长度依赖性，即越长的神经越早受累，常见受累神经依次有腓总神经、胫神经、尺神经、桡神经和正中神经等，脑神经受累较少，常见临床表现有"足下垂""腕下垂"等。血管炎相关多发性单神经病引起的感觉障碍，除了感觉减退、感觉异常等，常伴有疼痛症状，伴有疼痛的多发性单神经病对诊断血管炎具有一定特异性。多发性单神经病还可见于其他血管炎性疾病，也可以见于糖尿病、麻风、结节病、淀粉样变性、系统性红斑狼疮、肿瘤直接浸润等。神经活检对于血管炎性周围神经病的诊断和鉴别诊断非常有价值。

此外，EGPA 可引起继发性脑血管炎，从而导致中枢神经系统受累，还可因心脏嗜酸性粒细胞浸润继而引发心源性脑栓塞，但发生率明显低于周围神经，仅约 5%，临床表现缺乏特异性，包括蛛网膜下腔出血、脑出血、脑梗死、癫痫发作、脑神经麻痹和视力丧失等。本例患者周围神经及中枢神经系统同时受累，前者表现为典型的多发性单神经病；后者影像学上表现为腔隙性脑梗死和脑白质病变，符合脑小血管病变的影像学特征。

尽管 ANCA 用于诊断 EGPA 时敏感性和特异性均欠佳，EGPA 分类上仍属于 ANCA 相关性血管炎，其他 ANCA 相关性血管炎有肉芽肿性多血管炎（granulomatosis with polyangiitis，GPA）、显微镜下多血管炎（microscopic polyangiitis，MPA），也可有药物、肿瘤、感染诱发的小血管炎。间接免疫荧光法将 ANCA 分为胞质型（c-ANCA）和核周型（p-ANCA），前者靶抗原为蛋白酶 -3（PR-3），后者主要靶抗原为髓过氧化合物（MPO）。抗体检测结果与临床表型、疾病活动度具有一定相关性。40% 的 EGPA 患者 p-ANCA 阳性和 MPO-ANCA 水平升高，这部分患者更多出现血管炎相关症状如周围神经病、紫癜、肺出血和肾小球肾炎等；而 ANCA 阴性的 EGPA 患者临床上则以嗜酸性粒细胞组织浸润为主，常见部位有肺、心脏等。90% 以上活动期 GPA 患者 c-ANCA 阳性和 PR3-ANCA 水平升高。

目前 EGPA 的诊断标准主要参考美国风湿病学会的分类标准，6 条分类标准包括：①哮喘样症状；②白细胞分类计数中嗜酸性粒细胞占比≥10%；③单神经病（包括多数性）或多发性神经病；④非固定性肺浸润；⑤鼻旁窦异常；⑥活检发现血管外嗜酸性粒细胞浸润。符合 4 条及以上者可诊断 EGPA，该诊断标准的敏感性为 85%，特异性为 99.7%。我国《嗜酸性肉芽肿多血管炎诊治规范多学科专家共识》强调，分类标准中第一条"哮喘样症状"除了哮喘样表现，还包括咳嗽、胸闷及呼吸困难等临床症状。本例患者符合上述①②③⑤⑥共 5 条分类标准，并有 2 个以上（肺、周围神经、肾脏等）脏器受累，因此，符合全身型 EGPA 的诊断。

临床上，EGPA 主要需与 GPA 和 MPA 相鉴别。EGPA、GPA 和 MPA 均为 ANCA 相关血管炎，属于原发性系统性血管炎。三者均可多系统受累，但哮喘和嗜酸性粒细胞显著增多是 EGPA 的典型表现，一般不见于 GPA 和 MPA；与 EGPA 不同，GPA 患者肾脏更容易受累，抗体检测为 c-ANCA 阳性和 PR3-ANCA 水平升高；MPA 患者常常没有呼吸道受累，80% 的 MPA 患者 ANCA 阳性，其中约 60% 是 MPO-ANCA 阳性。病理活检是三者鉴别诊断的金标准。

EGPA 的治疗取决于疾病的严重程度、器官受累情况及病情是否活动等因素。总体治疗方案分为缓解—诱导治疗和维持治疗 2 个阶段。缓解—诱导治疗的治疗方案主要包括激素和 / 或免疫抑制剂（如环磷酰胺），治疗目标为尽快达到临床症状完全缓解。症状完全缓解以后，进入维持治疗阶段，推荐使用的药物有硫唑嘌呤、甲氨蝶呤等，疗程至少 24 个月。小规模队列研究结果支持利妥昔单抗、美泊利单抗、静脉用免疫球蛋白等可用于传统疗法疗效欠佳的患者。

　　在使用激素治疗之前，EGPA 患者 5 年生存率仅 25%；应用激素或免疫抑制剂后，EGPA 患者的预后得到明显改善，5 年生存率为 70%～90%，但仍有较高的复发率。当有周围神经及中枢神经系统受累时，因其常留有后遗症而影响患者的功能预后。

（李　伟　于会艳　王海涛）

参 考 文 献

1. NGUYEN Y, GUILLEVIN L. Eosinophilic Granulomatosis with Polyangiitis (Churg-Strauss)[J]. Semin Respir Crit Care Med, 2018, 39(4): 471-481.

2. ANDRE R, COTTIN V, SARAUX JL, et al. Central nervous system involvement in eosinophilic granulomatosis with polyangiitis (Churg-Strauss): Report of 26 patients and review of the literature[J]. Autoimmun Rev, 2017, 16(9): 963-969.

3. 苏凡, 邱茜, 蔡冬梅, 等. 嗜酸性肉芽肿性血管炎患者的临床特征分析 [J]. 中华医学杂志, 2016, 96(27): 2142-2145.

4. GROH M, PAGNOUX C, BALDINI C, et al. Eosinophilic granulomatosis with polyangiitis (Churg-Strauss) (EGPA) Consensus Task Force recommendations for evaluation and management[J]. Eur J Intern Med, 2015, 26(7): 545-553.

5. GRECO A, RIZZO MI, DE VIRGILIO A, et al. Churg-Strauss syndrome[J]. Autoimmun Rev, 2015, 14(4): 341-348.

6. SAMSON M, PUECHAL X, DEVILLIERS H, et al. Mononeuritis multiplex predicts the need for immuno-suppressive or immunomodulatory drugs for EGPA, PAN and MPA patients without poor-prognosis factors[J]. Autoimmun Rev, 2014, 13(9): 945-953.

7. MAHR A, MOOSIG F, NEUMANN T, et al. Eosinophilic granulomatosis with polyangiitis (Churg-Strauss): evolutions in classification, etiopathogenesis, assessment and management[J]. Curr Opin Rheumatol, 2014, 26(1): 16-23.

8. 嗜酸性肉芽肿性多血管炎诊治规范多学科专家共识编写组. 嗜酸性肉芽肿性多血管炎诊治规范多学科专家共识 [J]. 中华结核和呼吸杂志, 2018, 41(7): 514-521.

9. SOKOLOWSKA BM, SZCZEKLIK WK, WLUDARCZYK AA, et al. ANCA-positive and ANCA-negative phenotypes of eosinophilic granulomatosis with polyangiitis (EGPA): outcome and long-term follow-up of 50 patients from a single Polish center[J]. Clin Exp Rheumatol, 2014, 32(3 Suppl 82): S41-47.

10. LIOU HH, LIU HM, CHIANG IP, et al. Churg-Strauss syndrome presented as multiple intracerebral hemorrhage[J]. Lupus, 1997, 6(3): 279-282.

11. BOSCH X, GUILABERT A, ESPINOSA G, et al. Treatment of antineutrophil cytoplasmic antibody associated vasculitis: a systematic review[J]. JAMA, 2007, 298(6): 655-669.

病例 35　发现肺间质纤维化20年，咳嗽、咳痰3年余，双下肢力弱4个月

【病例资料】

患者，男性，71岁。因"发现肺间质纤维化20年，咳嗽、咳痰3年余，加重1个月"于2013年8月12日收入院。

现病史： 患者于20年前体检时胸片发现肺间质纤维化，当时无不适症状，未予诊治。3年前间断出现咳嗽、咳痰，咳少量黄痰，予抗感染治疗后症状可减轻。1个月前无明显诱因咳嗽、咳痰加重，痰多不易咳出，夜间较重，影响睡眠，外院胸部CT示"双肺间质纤维化，肺气肿，双侧胸膜增厚"，白细胞 $11 \times 10^9/L$，中性粒细胞79.6%，予抗感染治疗，症状缓解不明显，为进一步诊治入我院呼吸科。

患者近1年来有口干不适，近4个月来行走力弱。无鼻窦炎、皮疹、关节肿痛、口腔溃疡等不适。饮食及睡眠较差，大、小便正常，近半个月体重下降约4kg。

既往史： 血糖升高1年，未系统诊治。8年前患"脑梗死"，未遗留明显后遗症。

个人史： 吸烟60余年，约20支/d，近5年来减少至3～5支/d。

家族史： 否认家族性遗传病史。

入院查体： T 36.6℃，P 86次/min，R 22次/min，BP 118/66mmHg。双肺可闻及爆裂音，双下肺明显。心律齐，心脏各瓣膜区未闻及血管杂音。腹软无压痛，肝脾肋下未触及。全身未触及肿大淋巴结，未见皮疹及关节肿大。双下肢肌力减退。余内科查体未见明显异常。

【入院诊断】

肺间质纤维化合并感染

糖尿病

双下肢无力病因待查

【入院后辅助检查】

血常规：白细胞 $9.77 \times 10^9/L$，血红蛋白134g/L，血小板 $337 \times 10^9/L$，中性粒细胞83%。尿常规：红细胞16/HP，白细胞11/HP，蛋白0.5g/L，尿糖2.8mmol/L。24小时尿蛋白定量0.85g/24h（0.028～0.141g/24h），尿蛋白定量293mg/L，尿小分子蛋白 β_2-MG 0.65mg/L（正常范围：<0.2mg/L），α_1-MG 4.13mg/dl（正常范围：<1.2mg/dl），尿轻链KAP 8.62mg/dl（正常范围：<0.6mg/dl），尿轻链LAM 4.22mg/dl（正常范围：<0.3mg/dl）。血生化：血糖7.3mmol/L（正常范围：<6.1mmol/L），肝、肾功能及电解质均正常。甲状腺功能：甲状腺球蛋白抗体362.4U/ml（正常范围：0～70U/ml），甲状腺过氧化物酶抗体>1 300U/ml（正常范围：0～70U/ml），T_3、T_4、TSH均正常。

胸部CT：双肺多发网格、蜂窝影及小叶间隔增厚，考虑肺间质纤维化；两肺尖间隔旁型肺气肿；纵隔肿大淋巴结。腹部CT：胰头与十二指肠间小囊状影，考虑十二指肠憩室或来自胰腺的良性囊性病变。

【入院后病情演变】

入院后先后予哌拉西林舒巴坦5g/次、每8小时1次，联合左氧氟沙星0.5g/次、每日1

次,比阿培南 0.6g/ 次,每日 2 次静脉滴注抗感染,同时予化痰平喘治疗,患者咳嗽、咳痰症状逐渐好转,但双下肢无力无改善。遂于 2013 年 8 月 13 日请神经内科会诊。

追问病史,患者于 4 月前无明显诱因出现双下肢力弱,行走距离较长时(>1 000m)出现无力。后双下肢无力逐渐加重至上下楼梯困难,近 2 个月来平地行走 500m 即觉双下肢力弱。双下肢有麻木感,行走如踩棉花感,无明显疼痛不适。否认双上肢力弱及感觉障碍,无尿便障碍。

神经系统查体:神志清楚,言语流利。脑神经未见异常。双上肢肌力 5 级。右下肢近端肌力 4 级,远端肌力 4^+ 级。左下肢近端肌力 3 级,远端肌力 3^+ 级。双上肢肌张力正常,双下肢肌张力减低。四肢腱反射均未引出,双侧病理征(-)。四肢有手套、袜套样痛觉过敏,双下肢关节位置觉减退。Romberg(-)。颈软,Kernig 征(-)。

神经内科会诊意见:"双下肢无力病因待查;周围神经病?"建议:完善肌电图、神经传导速度(NCV)、神经重复电刺激(RNS)及单纤维肌电图(SFEMG)检查;检查自身免疫抗体、肿瘤标志物;患者口干,需除外干燥综合征。

建议患者行腰穿检查,患者及其家属拒绝。

【进一步检查】

肿瘤标志物:CEA 9.1ng/ml(正常范围:<5ng/ml),CA199 792.6U/ml(正常范围:<37U/ml),AFP 正常。CRP 10.7mg/dl(正常范围:<0.8mg/dl)、ESR 60mm/h(正常范围:0~15mm/h)。ANA 颗粒型 1:320(+),胞质型 1:320(+),ANCA(+),AMA(-),CCP(-),Sm(-),SSA(-),SSB(-),Scl-70(-),Jo-1(-)。

2013 年 8 月 20 日行唇腺活检,唇腺病理:腺体扩张,局灶导管周围可见灶性淋巴细胞和浆细胞浸润(>50 个 /4mm²)。

2013 年 8 月 21 日肌电图检查示:双下肢运动传导速度(MCV)轻度减慢,复合肌肉动作电位(CMAP)波幅明显减低,介于 0.2~0.3mV 之间,远端潜伏期正常或接近正常。双下肢感觉传导速度(SCV)轻度减慢,感觉神经动作电位(SNAP)波幅明显减低,介于 1.1~1.8μV。右上肢 MCV 轻度减慢,远端潜伏期正常,CMAP 明显减低,介于 0.2~0.4mV,右上肢 SCV 正常,SNAP 波幅轻度减低。RNS:右副神经低频刺激波幅衰减 22%,高频刺激波幅递增 708%(图 35-1),右尺神经高频刺激波幅递增 1 761%。右侧伸指总肌 SFEMG:Jttter 值 98μs,明显异常。上述结果提示:①周围神经病变,轴索损害为主;②神经肌肉接头突触前膜病变可能。

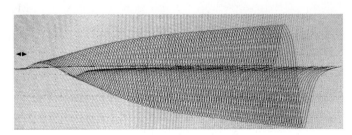

图 35-1 2013-8-21 肌电图示右侧副神经 50Hz 高频电刺激波幅递增 708%

【蒋景文教授初次会诊】(2013 年 8 月 23 日)

病史特点:①老年男性,慢性病程,逐渐加重;②主要表现是双下肢进行性无力,近端重于远端;③查体:双下肢肌力减退,肌张力低,腱反射未引出,四肢有末梢型痛觉过敏,双下肢关节位置觉减退；④辅助检查示血沉、CRP升高，ANA及ANCA阳性；⑤肌电图检查示NCV减慢，CMAP波幅极低。RNS呈现低频刺激波幅递减，高频刺激波幅递增。

定位诊断：双下肢肌力减退，肌张力低，腱反射未引出，结合末梢型痛觉减退和关节位置觉减退，病变定位于周围神经。RNS高频刺激波幅递增，定位于神经肌肉接头突触前膜。

定性诊断：患者老年男性，有间质性肺炎病史，临床表现以双下肢周围神经受累为主，辅助检查发现免疫功能异常，考虑为免疫介导的复杂神经肌肉病变。

病情分析：患者为老年男性，既往有间质性肺炎病史，此次在呼吸科住院期间发现双下肢无力，近端无力为主，伴有末梢型感觉障碍，表现为周围神经受损。此次检查发现红细胞沉降率增快、CRP升高，血ANCA（+）、ANA（+）等免疫异常，唇腺病理提示淋巴细胞浸润等炎性改变。首先考虑免疫介导的神经病变，ANCA相关性血管炎并发的周围神经病变。ANCA相关性血管炎性周围神经病以轴索损害为主，常为多发性神经病。该患者神经传导速度检查结果与此相符，但RNS见高频刺激波幅递增，不除外Lambert-Eaton肌无力综合征（Lambert-Eaton myasthenia syndrome，LEMS）。

进一步需明确免疫系统疾病的诊断。为排除副肿瘤综合征，可行副肿瘤相关抗体检测，或全身PET/CT检查以明确是否存在肿瘤。

【进一步检查】

副肿瘤相关抗体检测：抗-Hu、抗-Ri、抗-Yo、Amphiphysin、CV2、PNMA2（Ma2/Ta）等均为阴性。患者拒绝行全身PET/CT检查。

2013年8月30日肾脏穿刺活检病理报告：46个肾小球，5个全球性硬化，6个小体可见大细胞新月体，毛细血管袢局灶节段性坏死，有纤维素身处和核碎片。小血管可见纤维素坏死，伴肉芽肿反应。周围多量淋巴细胞和浆细胞浸润。免疫：IgA（-），IgG（-），IgM（-），C3（+），CT（-），C1g（-），Fi（-）。符合ANCA相关的小血管炎肾改变，Wegener肉芽肿可能性大（图35-2）。

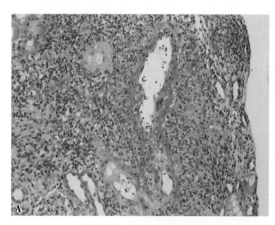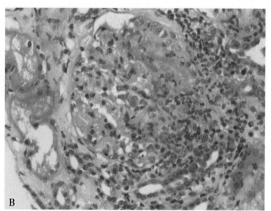

图35-2　肾穿刺活检病理示小血管纤维素坏死，伴多量淋巴细胞和浆细胞浸润

A. HE×200；B. HE×400

【蒋景文教授再次会诊】（2013年8月30日）

患者ANCA（+），肾脏活检病理检查发现小血管纤维素样坏死，伴肉芽肿反应。唇腺病理检查见灶性淋巴细胞和浆细胞浸润。结合患者有间质性肺炎病史，考虑为自身免疫性

疾病,ANCA 相关性血管炎,具体分类为 Wegener 肉芽肿。该病主要侵犯上、下呼吸道和肾脏,中枢神经及周围神经系统均可受累,但以周围神经受累为主要表现,多发性单神经病为其主要病变类型。症状有自肢体远端至近端的无力,伴感觉障碍,NCV 检测以轴索损害为主,感觉和运动神经均受累的特点。

　　该患者 RNS 检查发现高频波幅递增,提示 LEMS,为突触前膜受累,多由于自身抗体影响钙离子通道导致 ACh 释放受阻,但副肿瘤相关抗体检测未发现异常,应用一元论可以用自身免疫性疾病解释。仍需进一步随访观察是否有肿瘤可能。治疗上可按照血管炎所致神经病变治疗,包括使用糖皮质激素及免疫抑制剂。

【治疗及随访】

　　2013 年 8 月 30 日予以甲泼尼龙 250mg/ 次静脉滴注,每日 1 次,共 3 天,序贯剂量为 40mg/ 次静脉滴注,每日 1 次,共 8 天。此后口服 40mg/ 次,每日 1 次,2 个月后减量至 32mg/ 次,每日 1 次。2013 年 9 月 4 日与 4 月 6 日各静脉滴注环磷酰胺 0.2g,此后每周静脉滴注 0.4g/ 次,共 3 次。

　　患者双下肢无力较前好转。2013 年 11 月 21 日查体:右下肢肌力 5⁻ 级,左下肢肌力 4 级,余查体同前。复查 CRP 0.39mg/dl,ANCA(-)。

　　鼻窦 CT:未见明显异常。

　　2013 年 11 月 20 日复查肌电图:双下肢 MCV 轻度减慢,CMAP 波幅较前有所恢复,介于 0.6～1.5mV,远端潜伏期正常或接近正常。SCV 轻度减慢,SNAP 波幅也较前有所恢复,介于 2.1～10.8μV。上述结果提示轴索损害较前有所好转。

　　患者于 2014 年 2 月因呼吸衰竭去世,至去世时未发现肿瘤。

【最终诊断】

肉芽肿性多血管炎性周围神经病(peripheral neuropathy in granulomatosis with poly-angiitis)

Lambert-Eaton 肌无力综合征(Lambert-Eaton myasthenia syndrome, LEMS)

【讨论】

　　血管炎为系统性或局灶性疾病,炎细胞浸润损害血管壁,引起继发性缺血改变,大中小血管均可受累。血管炎分为大血管的血管炎、中等大小血管的血管炎和小血管的血管炎,其中抗中性粒细胞胞质抗体(antineutrophil cytoplasmic antibodies,ANCA)相关性血管炎是小血管的血管炎中的一种,以全身多系统、多脏器损害为主要表现,最常累及肾脏、肺、皮肤和神经系统等部位。ANCA 相关性血管炎包括显微镜下多血管炎(microscopic polyangiitis,MPA)、肉芽肿性多血管炎[granulomatosis with polyangiitis,GPA,原称为韦格纳肉芽肿(Wegener's granulomatosis,WG)],和嗜酸性肉芽肿性多血管炎[eosinophilic granulomatosis with polyangiitis,EGPA,原称为 Churg-Strauss 综合征(Churg-Strauss syndrome,CSS)]。

　　这三类 ANCA 相关性血管炎的全身症状不尽相同。MPA 是以新月体肾小球肾炎和出血性肺毛细血管炎为主要表现,肾脏损害最常见,多数患者有蛋白尿、血尿及肾性高血压,部分患者可出现肾功能不全甚至肾衰竭。50% 的患者出现出血性肺毛细血管炎,患者咳嗽、咯血、贫血,大量的肺出血可导致呼吸困难。此外,皮疹是该病的常见表现,以紫癜及可触及的充血性斑丘疹多见。GPA 是以上、下呼吸道病变和肾脏病变为主。上呼吸道病变为鼻窦炎,常表现为持续性流涕,可伴有鼻黏膜溃疡和结痂,严重者可有鼻中隔穿孔、鼻骨破坏。下呼吸道受累主要指肺部疾病,80% 以上患者会出现肺部病变,胸闷、咳嗽、气短及胸膜炎是常见的症状，但肺泡性出血较少见。肺部影像学可发现肺部阴影，结节、固定浸润性病灶或空洞，也可见间质性肺炎。大部分病例有肾脏病变，出现蛋白尿、血尿、管型尿，严重者伴高血压和肾病综合征，肾小球肾炎是主要肾脏表现。EGPA 的特征是嗜酸性粒细胞增多，以哮喘和肺内游走性阴影为主要表现。患者常有重度哮喘，外周血嗜酸性粒细胞 $> 500 \times 10^9/L$，肺内可见游走性阴影改变，但少见结节及溃疡。

ANCA 相关性血管炎常合并周围神经病变，中枢神经受累者不足 15%。ANCA 相关性周围神经病可呈急性、亚急性或慢性起病，多数病例是在全身脏器受累后出现神经症状，但也有以周围神经病变为首发症状起病者。多发性单神经病或多发性神经病为主要病变类型。临床表现为受累的周围神经支配肢体无力或肌肉萎缩，下肢常重于上肢。肢体常有麻木、疼痛等感觉障碍，也可有位置觉减退、振动觉减退等深感觉障碍，严重者可因深感觉障碍出现感觉性共济失调，可伴有排汗异常、皮肤发红等自主神经功能损害表现。神经电生理检查发现非对称性或非长度依赖性的轴索型神经损害，表现为复合肌肉动作电位波幅的减低，当合并脱髓鞘病变时会出现神经传导速度的减慢，在血管炎早期时因神经不完全华勒变性而出现神经传导阻滞。

ANCA 相关性血管炎的病理表现为炎细胞累及小动脉、小静脉和毛细血管，表现为小血管节段性坏死，血管各层均有淋巴细胞浸润。GPA 还可见中性粒细胞浸润形成的肉芽肿性炎性改变。累及周围神经者，神经活检可见多发性局灶性神经纤维缺失。由于血管炎引起血管狭窄、闭塞，导致神经继发性缺血损伤，有髓神经纤维减少或丧失，无髓神经纤维密度减少，轴索变性重于脱髓鞘改变。运动神经纤维受累较重，感觉神经纤维及自主神经受累较轻。

对 ANCA 相关血管炎性周围神经病的治疗目标是控制炎性反应，维持长程诱导缓解病情。长程诱导治疗期至少维持 18～24 个月。大剂量类固醇皮质激素是首选治疗药物，一般用量是泼尼松 1mg/kg，每日 1 次。病情严重者可采用甲泼尼龙 1 000mg/d，静脉滴注 3～5d，之后改为泼尼松口服。在上述激素治疗 1～2 个月后逐渐减量，减量速度为数周减 5～10mg。对于初始治疗的激素剂量及减药的速度应根据患者的病情严重程度及对药物的反应而定。对中重度的血管炎，尤其是 MPA 和 GPA 合并重要脏器受累时或神经系统病变进行性加重时需要增加免疫抑制剂。环磷酰胺是首选药物，可与糖皮质激素合用或单用，使用方法是环磷酰胺 2mg/kg，每日口服，或以 15mg/kg 每 2～3 周静脉滴注一次。当血管炎病变较轻时或环磷酰胺治疗不能耐受时，也可选用甲氨蝶呤、硫唑嘌呤、吗替麦考酚酯、环孢素、来氟米特等二线治疗药物。在治疗过程中需要监测红细胞沉降率、CRP 等炎性指标，ANCA 水平对判定疾病的转归有重要作用，当 ANCA 水平增高或维持在较高水平时提示疾病复发。经数周至数月的治疗，大多数患者都可获得一定程度的临床改善，但获得最佳临床疗效却需要在启动治疗后 6～24 周。

大多数 ANCA 相关性血管炎患者的周围神经病变经过治疗后，神经功能都能得到明显改善，但即使如此该病 1 年的死亡率也有 12%～20%。死因并非是周围神经病变，而是由于血管炎累及其他重要脏器造成功能衰竭。因此积极治疗 ANCA 相关性血管炎可改善患者的长期预后并提高生活质量。

LEMS 是一种免疫介导的神经肌肉接头病变，亚急性起病，主要临床症状是缓慢进展的、波动性四肢肌肉无力，自主神经损害和腱反射消失。双下肢近端肌肉最先受累，以后逐渐向远端进展，由下肢向上进展至上肢。肌无力有波动性特点，部分患者运动后肌力改善，继而肌力减退。患者常见自主神经功能障碍，如口干、便秘、排尿困难、眼干、出汗异常、直立性低血压等。腱反射减弱或消失，部分患者有运动激活现象，即休息时腱反射减弱或消失，但在短暂活动后腱反射增强。神经重复电刺激检查发现低频（3～5Hz）波幅递减，而在高频（20～50Hz）波幅递增>100%，单纤维肌电图发现 Jitter 显著增宽。

LEMS 的发病机制是体内出现了 P/Q 型电压门控钙离子通道（voltage-gated calcium channel, VGCC）抗体，该抗体与神经肌肉接头的突触前膜上的抗原相结合，阻碍突触前膜乙酰胆碱释放，故在神经重复电刺激时低频波幅降低，但在高频刺激时钙离子浓聚，促使乙酰胆碱释放，而患者突触后膜受体不仅没有减少，反而有所增加，因此波幅明显增高。VGCC 抗体的阳性率约85%，但仍有15%为阴性，少部分患者存在 SOX1 抗体、乙酰胆碱受体 M1 抗体、突触结合蛋白抗体等。LEMS 分为肿瘤性 LEMS（T-LEMS）和非肿瘤性 LEMS（NT-LEMS）。T-LEMS 约占64%，最常合并小细胞肺癌，NT-LEMS 约占33%，与免疫系统疾病相关，如风湿性关节炎、系统性红斑狼疮等结缔组织病。NT-LEMS 与 T-LEMS 在临床表现上无明显区别。

对 LEMS 的治疗包括对症治疗和病因治疗。对症治疗药物是3,4-二氢吡啶，它是一种钾离子通道阻滞剂，通过延长神经末梢的钾离子去极化时间，增加乙酰胆碱的释放，从而改善神经肌肉接头功能，该药可单用或与乙酰胆碱酯酶抑制剂如溴吡斯的明合用。对 T-LEMS 病因治疗是积极寻找肿瘤，如完善 PET/CT 等检查，尽早切除肿瘤。而对 NT-LEMS 则是寻找全身自身免疫疾病，在治疗原发病同时采用免疫治疗 LEMS，一线治疗药物是泼尼松和硫唑嘌呤，病情较重者可采用静脉注射丙种球蛋白或血浆置换，上述治疗均无效时可考虑使用重组人干扰素 β 治疗。

本例患者为 ANCA 相关性血管炎，神经传导速度结果支持以轴索损害为主的周围神经病变，同时伴有低频重复电刺激波幅递减、高频刺激波幅递增的特点，提示 LEMS。该患者经糖皮质激素及免疫抑制剂治疗，神经系统症状有所好转，在死亡前未发现有肿瘤，患者有可能为 NT-LEMS。

（陈玉辉　刘银红）

参 考 文 献

1. GWATHMEY KG, BURNS TM, COLLINS MP, et al. Vasculitic neuropathies[J]. Lancet Neurol, 2014, 13（1）: 67-82.

2. HOLLE JU, GROSS WL. Neurological involvement in Wegener's granulomatosis[J]. Curr Opin Rheumatol, 2011, 23（1）: 7-11.

3. SUPPIAH R, HADDEN RD, BATRA R, et al. Peripheral neuropathy in ANCA-associated vasculitis: outcomes from the European Vasculitis Study Group trials[J]. Rheumatology（Oxford）, 2011, 50（12）: 2214-2222.

4. WOLF J, SCHMITT V, PALM F, et al. Peripheral neuropathy as initial manifestation of primary systemic vasculitides[J]. J Neurol, 2013, 260（4）: 1061-1070.

5. TITULAER MJ, LANG B, VERSCHUUREN JJ. Lambert-Eaton myasthenic syndrome: from clinical characteristics to therapeutic strategies[J]. Lancet Neurol, 2011, 10（12）: 1098-1107.

6. HÜLSBRINK R, HASHEMOLHOSSEINI S. Lambert-Eaton myasthenic syndrome-diagnosis pathogenesis and therapy[J]. Clin Neurophysiol, 2014, 125（12）: 2328-2336.

7. TARR, TB, WIPF P, MERINEY SD. Synaptic pathophysiology and treatment of Lambert-Eaton myasthenic syndrome[J]. Mol Neurobiol, 2015, 52（1）: 456-463.

8. SCHOSER B, EYMARD B, DATT J, et al. Lambert-Eaton myasthenic syndrome (LEMS): a rare autoimmune presynaptic disorder often associated with cancer[J]. J Neurol, 2017, 264(9): 1854-1863.

9. KESNER VG, OH SJ, DIMACHKIE MM, et al. Lambert-Eaton myasthenic syndrome[J]. Neurol Clin, 2018, 36(2): 379-394.

病例 36 四肢肿胀伴无力、疼痛 1 个月，吞咽困难、眼睑下垂 20 天

【病例资料】

患者，女性，41 岁。主因"四肢肿胀伴无力、疼痛 1 个月，吞咽困难、眼睑下垂 20 天"于 2015 年 9 月 15 日收入院。

现病史：患者 1 个月前无明显诱因出现双下肢近端非凹陷性肿胀，后逐渐出现四肢无力，表现为上楼费力，下蹲后站起困难，上肢抬起费力，不能拧衣服，不能伸直，伴有肌肉疼痛。20 天前出现吞咽困难伴饮水呛咳，咀嚼无力，随后出现左眼睑下垂伴有视物成双，而后又出现右眼睑下垂。上述症状疲劳后加重，但无明显晨轻暮重。当地医院胸部 CT 提示胸腺瘤伴胸膜转移，考虑重症肌无力可能，予溴吡斯的明 120mg/ 次，每日 3 次口服治疗后，双眼睑下垂及视物成双略有好转。患病以来无发热，体重减轻 5kg。

既往史：近 1 年反复出现双手双脚背侧荨麻疹。

个人史、婚育史、家族史：无特殊。

入院查体：神清，语利。双侧瞳孔等大等圆，对光反射灵敏。左眼外展露白 2mm，内收露白 3mm，右眼外展露白 2mm，内收不受限，双眼上、下视均受限，复视（+）。双侧咀嚼力差。双眼闭目力弱，埋睫征不全，鼻唇沟对称，鼓腮漏气。双侧软腭抬举差，咽反射存在，伸舌居中。四肢近端肌力 3 级，远端 4 级。四肢肌肉肿胀、僵硬伴压痛，四肢关节强直伴活动受限。腱反射对称减低，双侧病理征（-）。深、浅感觉正常。

辅助检查（外院）：

2015 年 8 月 25 日血肌酸激酶（CK）1 465U/L（正常范围：26～140U/L），ESR 50mm/h（正常范围：0～15mm/h）。

2015 年 8 月 27 日胸部 CT：前中上纵隔内软组织密度影，左侧胸膜结节样病变，考虑胸腺恶性肿瘤并左侧胸膜转移，胸腔少许积液（图 36-1）。

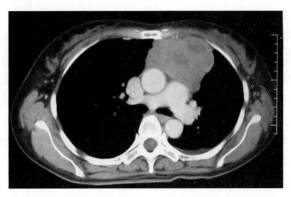

图 36-1 2015 年 8 月 27 日胸部 CT 显示前中上纵隔内巨大胸腺瘤

2015 年 8 月 28 日双下肢肌肉 MRI：双侧大小腿肌肉肿胀，类肌炎样改变。

【入院诊断】

1. 四肢无力原因待查

多发性肌炎可能性大

重症肌无力待除外

2．胸腺瘤

【入院后辅助检查】

血、尿、便常规正常。ESR 35mm/h，CK 631U/L，余血生化正常，CRP 正常。肿瘤标志物：CA125 38.8U/ml（正常范围：<25U/ml），SCC 27.2ng/ml（正常范围：<2.5ng/ml），CYFRA21-1 4.08ng/ml（正常范围：<3.3ng/ml）。自身抗体：PR3（ANCA）弱阳性，抗心肌抗体（+），抗骨骼肌抗体（+），乙酰胆碱受体抗体（AchRAb）（+），抗连接素抗体（Titin-Ab）（+），抗兰尼碱受体抗体（RyR-Ab）（+）。心电图及腹部 B 超未见异常。

体部 PET/CT：前纵隔胸腺区不规则软组织肿块，代谢活性增高，考虑侵袭性胸腺瘤；肿块邻近胸膜及心包膜可疑增厚，代谢活性增高，不除外侵犯可能。

行新斯的明试验，30min 后症状改善率 70%，结果为阳性。

患者入院后病情逐渐加重，呼吸肌无力。为防止病情继续进展，给予甲泼尼龙 500mg 冲击治疗，并序贯减量。治疗后自觉四肢肿胀、酸痛减轻。予以溴吡斯的明 90mg/ 次，每日 3 次口服，眼睑下垂和四肢无力症状均有所改善。

【蒋景文教授查房】（2015 年 9 月 19 日）

病史特点：①中年女性，亚急性起病，病情逐渐加重。主要症状为四肢无力、疼痛伴肿胀，无力以近端为著，逐渐出现饮水呛咳、吞咽困难、眼睑下垂及复视，新斯的明试验阳性，激素治疗有效。既往有反复荨麻疹病史一年。②查体：双侧上睑下垂伴眼球各方向活动受限，有复视。双侧咀嚼力弱，双侧面肌无力，双侧软腭抬举差，伸舌居中。四肢近端肌力 3 级，远端 4 级。四肢肌肉肿胀、压痛、关节强直伴活动受限。腱反射减低，双侧病理征阴性，感觉正常。③辅助检查：ESR 35～50mm/h，CK 631～1 465U/L。胸部 CT 提示巨大胸腺瘤伴胸膜转移。

定位诊断：四肢无力伴肌肉疼痛，查体四肢近端肌力差，肌肉压痛，四肢腱反射低，病理征阴性，无感觉障碍，定位于肌肉；双侧眼睑下垂、眼球活动障碍，瞳孔无异常，定位于眼外肌；双侧面肌无力，咀嚼无力，定位于面部表情肌及咀嚼肌；延髓性麻痹症状，软腭抬举差，定位于咽喉部肌肉。综合定位于全身骨骼肌，CK 升高支持肌肉可能有病变。患者有双眼睑下垂及球部症状，有疲劳现象，新斯的明试验阳性，支持神经 - 肌肉接头病变。

定性诊断：①多发性肌炎。中年女性，亚急性病程，进行性加重，全身骨骼肌无力，伴肌肉疼痛，结合红细胞沉降率增快及 CK 升高，激素治疗有效，支持炎性肌病，多发性肌炎的可能性大。②重症肌无力。球部症状及眼睑下垂有一定易疲劳现象，新斯的明试验（+），支持重症肌无力的诊断。胸部 CT 提示恶性胸腺瘤，应与之有关。③僵人综合征或神经性肌强直。患者有四肢肌肉僵硬，关节强直，可能与肌肉炎症有关，也不能除外僵人综合征或神经性肌强直。这两种疾病大多与肿瘤相关。

建议：①完善针极肌电图及重复电刺激检查，观察安静状态下有无运动单位电位持续活动及肌强直电位；②查谷氨酸脱羧酶（glutamic acid decarboxylase，GAD）抗体及神经性肌强直相关电压门控性钾离子通道（voltage-gated potassium channel，VGKC）抗体；③继续激素冲击治疗；④必要时行肌肉活检。

【进一步诊治】

针极肌电图：右伸指总肌、右胫前肌、右第一骨间肌广泛自发电位，轻收缩时限缩短，强收缩呈病理干扰相,符合肌源性损害。右伸指总肌及胫前肌可见静息状态下运动单位持续发放,无电静息,可见类肌强直样放电。RNS:右侧腋神经、双侧面神经低频刺激波幅明显递减,高频未见波幅递增。SFEMG: Jitter 明显异常。

激素冲击治疗后,患者四肢无力、酸胀好转,CK 明显下降。但激素减量后四肢僵硬逐渐加重,出现四肢关节强直,双上肢双手挛缩屈曲,不能伸直,双下肢伸直位,踝关节无法背屈;夜间睡眠后关节强直有所减轻,但不完全放松。给予丙种球蛋白 0.4g/(kg•d),静脉滴注 5d。2015 年 10 月 9 日开始使用环磷酰胺治疗。

血 GAD 抗体为强阳性,副肿瘤指标 CV2 抗体(+),VGKC 抗体(−),NMDA 脑炎抗体(−)。结合肌电图所见,考虑僵人综合征的可能性大。予以氯硝西泮 2mg/ 次,每日 1 次、2mg/ 次,每晚 1 次,以及巴氯芬 5mg/ 次,每日 3 次治疗,症状稍有改善,但出现延髓性麻痹及咳嗽力弱加重而停用。

2015 年 11 月 17 日行左侧肱二头肌活检,病理结果:①骨骼肌呈灶性分布的肌纤维再生及炎细胞浸润,符合炎性肌肉病的病理改变特点;②电镜下发现骨骼肌神经 - 肌肉接头变小以及许多肌纤维膜补体沉积,提示亦存在神经 - 肌肉接头的免疫性病变。

经皮质类固醇及环磷酰胺治疗后,患者肌无力及关节强直症状逐渐好转,球部及呼吸症状明显改善。因患者胸腺瘤较大,胸外科手术风险较大,经院内多学科会诊,于 2015 年 10 月 20 日开始术前放射治疗 4 周。之后复查胸部 CT 提示胸腺瘤较前明显减小。

2015 年 12 月 7 日患者于胸外科行胸腺及胸腺肿瘤扩大切除 + 左肺上叶部分切除 + 部分心包切除术,术后病理为胸腺瘤 B_2 型。术后顺利拔管,转入神经内科继续环磷酰胺 0.4g/ 次,静脉滴注,每周 2 次治疗,病情逐渐好转,关节挛缩逐渐恢复,可自行下床活动,球部症状及眼睑下垂明显缓解,CK 正常。环磷酰胺输入总量累计 8g,患者于 2016 年 1 月 21 日出院。

【随访】

出院后继续环磷酰胺静脉滴注,0.8g/ 次,每周 1 次。3 个月后随诊,肌无力症状基本控制,生活基本自理。因复查胸部 CT 发现双侧胸膜下多发结节,考虑肿瘤复发,于 2016 年 4 月收入我院肿瘤科行化疗,化疗 11 个疗程后病情稳定出院。

2017 年 6 月因感冒后肌无力症状加重再次收入我科,给予抗感染、对症及环磷酰胺免疫治疗。复查胸部 CT 显示双侧胸膜结节影增多增大,左肺内结节影,双侧胸腔积液,提示胸腺肿瘤复发,多发胸膜及肺转移。住院期间病情逐渐加重,出现肺内感染,呼吸衰竭,曾行气管插管呼吸机辅助呼吸,并加强丙种球蛋白冲击治疗,于 2017 年 8 月顺利脱机拔管,病情好转出院。

2017 年 11 月再次肺内感染、呼吸困难入当地医院,经抢救无效死亡。

【最终诊断】

1. 恶性胸腺瘤(malignant thymoma)

副肿瘤综合征(paraneoplastic syndrome)

重症肌无力(myasthenia gravis, MG)

僵人综合征(stiff-person syndrome, SPS)

2. 多发性肌炎(polymyositis, PM)

【讨论】

多发性肌炎(PM)是一种自身免疫反应介导的弥漫性骨骼肌炎症性疾病,表现为亚急性或慢性对称性四肢近端无力伴肌肉疼痛,CK 明显升高,肌电图示肌源性损害,肌肉活检可见肌纤维变性、坏死，伴炎细胞浸润，如合并特征性皮疹称为皮肌炎（dermatomyositis，DM）。成人型 PM/DM 以 40～60 岁为发病高峰，DM 患者伴发恶性肿瘤概率较高。因此，对 PM/DM 患者应积极进行恶性肿瘤的筛查。

重症肌无力（MG）是一种由乙酰胆碱受体抗体（acetylcholine receptor antibody，AChRAb）介导、细胞免疫依赖、补体参与，累及神经肌肉接头突触后膜，引起神经肌肉接头传递障碍，导致骨骼肌收缩无力、易于疲劳的获得性自身免疫性疾病。胸腺为启动异常免疫反应的靶器官，MG 患者大部分伴有胸腺增生，10%～15% 伴发胸腺瘤。

僵人综合征（SPS）是一种少见的神经系统疾病，以慢性波动性、进展性躯干和肢体近端肌肉强直，伴阵发性痛性痉挛为主要临床特点，常与血或脑脊液中高水平的抗谷氨酸脱羧酶（glutamic acid decarboxylase，GAD）抗体相关，亦属于获得性自身免疫性疾病。典型肌电图表现静息状态下持续出现运动单位不自主放电。部分 SPS 患者可以伴发恶性肿瘤，尤其是小细胞肺癌、淋巴瘤、结肠癌、乳腺癌等，亦有胸腺瘤的报道。

本例患者为上述三种疾病同时共病，临床十分罕见，导致病情更加复杂，诊断难度增加。①本例患者最初以四肢近端无力起病，化验红细胞沉降率增快及 CK 升高，肌电图呈肌源性损害，肌肉活检骨骼肌呈灶性分布的肌纤维再生及炎细胞浸润，符合炎性肌肉病的病理特点，激素治疗有效，多发性肌炎的诊断确定。②病程中出现吞咽困难伴饮水呛咳、咀嚼无力及眼睑下垂，开始认为可能是多发性肌炎所致，但症状有明显疲劳现象，与多发性肌炎不符。外院胸部 CT 发现了恶性胸腺瘤，因而怀疑是否有 MG 的可能，之后行新斯的明试验阳性，肌电图提示右腋神经、双面神经低频波幅明显递减，SFEMG Jitter 明显异常；结合肌肉活检电镜下可见骨骼肌神经 - 肌肉接头变小及许多肌纤维膜补体沉积，证实患者同时罹患 MG。③入院后患者出现四肢肌肉僵硬，关节强直，开始怀疑为多发性肌炎伴随症状，随着四肢僵硬逐渐加重及关节挛缩现象的出现，且睡眠后症状略有缓解，提示有僵人综合征的可能。复查肌电图发现右伸指总肌及胫前肌在静息状态下存在运动单位的持续发放，血清 GAD 抗体强阳性，这些特点均支持僵人综合征的诊断，口服氯硝西泮症状有所减轻，进一步支持上述诊断。

本例三种自身免疫性疾病同时存在，提示患者存在严重而广泛的免疫紊乱，外院已发现巨大胸腺瘤，呈侵袭性生长，这三种自身免疫性疾病可能均与恶性胸腺瘤相关。患者胸腺瘤切除术后临床症状均明显好转，进一步支持 MG 与僵人综合征和胸腺瘤有关，属于胸腺瘤导致的副肿瘤综合征。多发性肌炎也可能与胸腺瘤引发的自身免疫紊乱有关。由于目前尚未发现与多发性肌炎相关的副肿瘤抗体，因此，严格意义上讲多发性肌炎不属于副肿瘤综合征的范畴。在以往临床经验中，MG 与胸腺瘤关系密切，但多发性肌炎及僵人综合征在女性患者多和肺癌、结肠癌、乳腺癌或卵巢癌伴发，伴发胸腺瘤者罕见。本例为侵袭性胸腺瘤同时伴发 MG、僵人综合征和多发性肌炎三种自身免疫性疾病，国内外尚未见报道。

胸腺瘤是一种来源于胸腺上皮细胞的良性或低度恶性肿瘤，是成年人最常见的前纵隔肿瘤，也是伴发自身免疫疾病最多的人类肿瘤。在一项回顾性研究中发现，85 例胸腺瘤患者中 47 例（55%）患有自身免疫疾病，其中包括 MG 33 例（39%），桥本氏甲状腺炎 4 例，僵人综合征 3 例，Morvan 综合征 2 例，单纯红细胞再生障碍性贫血 2 例，系统性红斑狼疮 2 例，扁平苔藓 2 例，再生障碍性贫血 1 例，自身免疫性溶血性贫血 1 例，Good 综合征 1 例，天疱疮 1 例，自身免疫性肝炎 1 例，Graves 病 1 例，边缘叶脑炎 1 例，和炎症肌病 1 例。而这些患者中有 6 例同时患有两种自身免疫性疾病。

　　胸腺瘤容易并发自身免疫性疾病的机制尚未完全清楚,近年来的研究表明胸腺自身免疫耐受机制的破坏可能是胸腺瘤并发包括 MG 在内的多种自身免疫性疾病的重要原因。推测是以下几种因素共同作用的结果:①胸腺瘤使胸腺微环境发生改变,与胸腺增生和正常胸腺相比,胸腺瘤缺乏髓质和生发中心,皮髓质区域分界不清,皮髓质结构紊乱引起 T 细胞分化发育紊乱和功能障碍。②胸腺瘤患者存在 MHC-Ⅱ类分子表达降低,MHC-Ⅱ类分子是 T 细胞阳性选择重要的信号呈递分子,MHC-Ⅱ类分子表达低下导致 T 细胞阳性选择缺陷;同时由于胸腺瘤缺乏髓质成分,导致自身免疫调节因子(autoimmune regulator, AIRE)缺乏;AIRE 是表达在胸腺髓质上皮细胞上的转录因子,能增强胸腺的抗原呈递功能,并影响树突细胞上共刺激分子的表达,对 T 细胞阴性选择和免疫耐受形成具有重要意义。因胸腺瘤中 AIRE 缺乏,使经历了阳性选择的 T 细胞不能充分与树突状细胞和巨噬细胞接触,不能经历有效的阴性选择。以上原因导致不成熟的 T 细胞过量产生,因缺乏正常情况下所需要的自身免疫耐受,这些功能缺陷的 T 细胞流入外周,成为自身反应性 T 细胞,在外周淋巴系统辅助 B 细胞产生多种自身反应性抗体,导致宿主自身免疫疾病的发生。有研究发现 AB、B1、B2 型胸腺瘤易合并 MG 及其他自身免疫病,可能与这些类型胸腺瘤保留了胸腺皮质上皮细胞的部分功能,能够诱导 T 细胞分化发育,产生大量不成熟 T 细胞有关。

　　胸腺瘤伴发多发性肌炎与 MG 已有数篇个案报道,多数情况是先出现 MG,数年后又发生多发性肌炎,提示在 MG 患者若出现肌肉酸痛、疲劳现象消失、眼肌症状弱化等现象,或肌无力症状急速加重时,需考虑是否合并肌肉病变或其他疾病的可能。MG 和多发性肌炎均可出现球部肌肉麻痹及眼外肌麻痹症状,如吞咽困难、构音障碍、眼睑下垂等,但肌炎出现此类症状的比例不足 1/3,而 MG 眼外肌麻痹的发生率可达 90% 以上,故多发性肌炎患者若出现延髓性麻痹、眼睑下垂及复视等表现,且症状有明显疲劳现象时应想到并发 MG 的可能。本例患者为短期内先后出现多发性肌炎和 MG,两种疾病的症状交织在一起,加上叠加僵人综合征,导致临床症状及体征不典型。Kidher ES 等也曾报道过 1 例恶性胸腺瘤患者并发慢性胃肠道假性梗阻、重症肌无力和 Lambert-Eaton 肌无力综合征叠加,以及多发性肌炎等多种副肿瘤综合征并存的情况。

　　多种副肿瘤综合征并存可能与恶性胸腺瘤产生的多种自身抗体有关。本例检出的自身抗体包括 ANCA 阳性,血 AChRAb、Titin-Ab、RyR-Ab、抗骨骼肌抗体、抗心肌抗体、GAD 抗体和 CV2 抗体均阳性。如此众多自身抗体阳性造成患者多部位的免疫损伤,其中除 AchRAb 导致神经肌肉接头受累外,抗骨骼肌抗体、Titin-Ab 和 RyR-Ab 可能与肌肉受累有关,Titin-Ab 和 RyR-Ab 还可以抑制肌质网钙离子的释放,从而扰乱肌肉的兴奋 - 收缩耦联机制,导致肌肉收缩无力。GAD 是脑与脊髓抑制性神经递质 γ- 氨基丁酸(γ-GABA)合成的限速酶,GAD 抗体可引起 γ-GABA 合成减少,导致脊髓 GABA 能中间神经元抑制通路受损,α 运动神经元兴奋性增高,导致骨骼肌异常收缩出现强直。CV2 抗体的存在高度提示神经系统副肿瘤综合征,是与胸腺瘤高度相关的自身抗体。

　　治疗胸腺瘤伴发的副肿瘤综合征,首选胸腺扩大切除术。但术前需要控制自身免疫病的症状,尤其重症肌无力,以防术后出现肌无力危象。本例患者因症状较重,术前应用激素冲击、大剂量丙种球蛋白及环磷酰胺多种免疫药物联合治疗,临床各项症状明显改善后再行放疗及手术治疗,确保了手术的顺利进行。

　　胸腺瘤的预后除与伴发的免疫病相关外,更与肿瘤的恶性程度及是否彻底切除有关。一般侵袭性胸腺瘤无法根治,术后复发机会很高,预后差。本例患者术后虽积极进行了化疗,但一年半后胸腺瘤再次复发,经反复化疗及免疫治疗无效,终因并发肺部感染而死亡。

（侯世芳 刘慧菁）

参 考 文 献

1. PAIK JJ, CORSE AM, MAMMEN AL. The co-existence of myasthenia gravis in patients with myositis: A case series[J]. Semin Arthritis Rheum, 2014, 43(6): 792-796.

2. SHICHIJO K, MITSUI T, KUNISHIGE M, et al. Involvement of mitochondria in myasthenia gravis complicated with dermatomyositis and rheumatoid arthritis: a case report[J]. Acta Neuropathol, 2005, 109(5): 539-542.

3. 操亚云, 桂梦翠, 季苏琼, 等. 重症肌无力合并多发性肌炎两例临床分析并文献复习 [J]. 中国神经免疫学和神经病学杂志, 2017, 24(3): 193-196.

4. SHELLY S, AGMON-LEVIN N, ALTMAN A, et al. Thymoma and autoimmunity[J]. Cell Mol Immunol, 2011, 8(3): 199-202.

5. KIDHER ES, BRICENO N, TAGHI A, et al. An interesting collection of paraneoplastic syndromes in a patient with a malignant thymoma[J]. BMJ Case Rep. 2012, 2012: bcr0220125790.

6. 李强, 昊涛. 罕见僵人综合征伴胸腺瘤一例 [J]. 中华神经科杂志, 2007, 40(8): 529-529.

7. 李海峰, 高翔, 王梓炫, 等. 僵人综合征伴侵袭性胸腺瘤、天疱疮和重症肌无力一例 [J]. 中华神经科杂志, 2010, 43(2): 164-166.

8. AGHAJANZADEH M, ALAVI A, AGHAJANZADEH G. et al. Stiff man syndrome with invasive thymic carcinoma[J]. Arch Iran Med, 2013, 16(3): 195-196.

9. MARTINEZ-HERNANDEZ E, ARIÑO H, MCKEON A, et al. Clinical and Immunologic Investigations in Patients With Stiff-Person Spectrum Disorder[J]. JAMA Neurol, 2016, 73(6): 714-720.

病例 37 双眼睑下垂伴复视、吞咽困难及四肢无力8年，加重伴走路不稳、呼吸困难2周

【病例资料】

患者，女性，27岁。因"双眼睑下垂伴复视、吞咽困难及四肢无力8年，加重伴走路不稳、呼吸困难2周"于2015年7月23日收入院。

现病史：患者8年前（2007年）出现双眼睑下垂，伴视物成双，随后逐渐出现言语不清、咀嚼无力、吞咽困难及四肢无力，症状晨轻暮重。就诊于北京某三甲医院门诊，行新斯的明试验阳性，右侧桡神经、腋神经、面神经低频重复电刺激示波幅递减，SFEMG：Jitter异常，诊断为重症肌无力，给予溴吡斯的明口服后症状改善，之后一直配合中药治疗，症状控制尚可。2周前出差劳累后出现呕吐、头晕，无视物旋转，严重时走路不稳。1周前出现憋气，咳痰无力、呼吸困难，复视，饮水呛咳及构音不清，症状逐渐加重。由我院急诊收住神经内科。发病以来无发热，无意识障碍，二便正常。

既往史：体健，无特殊。

个人史及家族史：无特殊。

入院查体：T 36℃，P 120次/min，R 20次/min，BP 151/101mmHg。神志清楚，构音不清。双侧瞳孔等大，对光反射灵敏，双侧眼睑轻度下垂，左眼外展露白2mm，右眼外展露白3mm，双眼上下视及内收好，双眼侧视可见粗大水平眼震。双眼闭目力弱，埋睫征不全。咀嚼肌力弱，鼻唇沟对称，双侧软腭抬举差，咽反射消失，伸舌居中。四肢肌力5级，肌张力正常，腱反射对称，双侧病理征（-）。颈部稍僵硬。双手指鼻及双侧跟膝胫试验稳准。深浅感觉正常。

【入院诊断】

重症肌无力，肌无力危象？

呕吐、头晕待查

【入院后诊治】

血常规、血生化、甲状腺功能、自身抗体、红细胞沉降率及C反应蛋白均未见异常。心电图及腹部B超未见异常，胸部CT双下肺纹理增多。

入院后患者病情加重，憋气明显，查动脉血气：pH 7.37，PCO_2 53mmHg，PO_2 92mmHg，提示Ⅱ型呼吸衰竭，给予无创呼吸机辅助通气，同时予以丙种球蛋白25g/d，静脉滴注，连用5d，症状缓解不明显，并出现呃逆。2015年7月27日查体：构音不清。双眼睑轻度下垂，双眼疲劳试验（+），双侧眼球不同轴，左眼外展露白，右眼外展不能。右侧额纹浅，右眼闭目力弱，右侧鼻唇沟浅，伸舌右偏。四肢肌力5级，腱反射对称，双侧病理征（+）。

2015年7月28日头颅MRI平扫+增强：脑桥下部背侧至延髓弥漫性异常信号，延髓明显肿胀（图37-1），部分区域轻度强化，考虑炎性脱髓鞘改变。

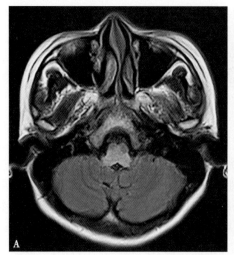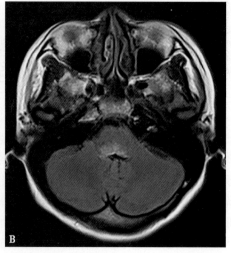

图 37-1　2015 年 7 月 28 日头颅 MRI 平扫表现

FLAIR 显示延髓（A）至脑桥下部背侧（B）弥漫性异常信号，延髓明显肿胀（A）

【蒋景文教授查房】（2015 年 7 月 31 日）

病史特点：①青年女性，原有重症肌无力病史 8 年，病情急性加重 2 周。主要症状为双侧眼睑下垂伴复视、吞咽困难及四肢无力。近 2 周劳累后出现呕吐、头晕，走路不稳。近 1 周出现呼吸困难，饮水呛咳、构音不清。②查体：神清，构音不清。双眼睑轻度下垂，双眼疲劳试验阳性，双侧眼球不同轴，左眼外展露白，右眼外展不能，双眼可见水平性眼震。右侧额纹浅，右眼闭目力弱，右侧鼻唇沟浅，双侧软腭抬举差，咽反射消失，伸舌右偏。四肢肌力 5 级，双侧病理征（+）。③头颅 MRI 显示脑桥下部至延髓弥漫性异常信号，延髓明显肿胀，部分区域轻度强化。

定位诊断：①双眼睑下垂伴复视、吞咽困难及四肢无力，低频重复电刺激有波幅递减，Jitter 异常，定位于神经-肌肉接头。②右侧周围性面瘫，右侧外展神经麻痹，定位于右侧脑桥，双侧软腭抬举差伴咽反射消失，伸舌右偏定位后组脑神经，双侧病理征阳性定位于双侧锥体束，综上病变定位于右侧脑桥及延髓。

定性诊断：①青年女性，有神经肌肉接头受累的表现，症状有晨轻暮重及疲劳现象，新斯的明试验阳性，重症肌无力诊断明确；②头晕、行走不稳 2 周，原有球部症状有加重，无意识障碍。影像学提示脑桥及延髓异常信号，矢状位上可见延髓肿胀明显，增强扫描强化不明显。定性首先考虑脑干炎性脱髓鞘，其次是脑干肿瘤。

鉴别诊断：Bickerstaff 脑干脑炎，为吉兰-巴雷变异型。急性起病，多数患者意识障碍，脑脊液 GQ1b 抗体多阳性。此患者无意识障碍，病变主要累及延髓，丙种球蛋白治疗效果差，为不支持点。

建议：①查颈髓 MRI 及 VEP 寻找空间多发证据。②腰穿，查血和脑脊液寡克隆区带（OB）、GQ1b 和 AQP4 抗体。③试用激素冲击治疗，患者的呼吸困难不能除外肌无力危象，激素冲击可能会导致病情一过性加重，向家属解释病情并做好抢救准备。

【进一步诊治】

2015 年 8 月 3 日开始甲泼尼龙冲击治疗，1g/d 静脉滴注，连用 5d，之后每 3 天序贯减半量。治疗后第 3 天患者病情加重，并出现四肢麻木，延髓性麻痹及眼球活动障碍加重，考虑和激素冲击致重症肌无力加重有关。1周后以上症状逐渐好转,头晕及走路不稳减轻,面瘫部分恢复。2周后眼球活动明显好转,其他症状也明显改善,眼震基本消失。

颈髓 MRI 平扫未见异常。

外周血 AQP4 抗体(+),因患者拒绝腰穿,未行脑脊液化验检查。

2015 年 8 月 23 日复查头颅 MRI:脑桥背侧及延髓异常信号范围较前变化不大,但 T_2WI 信号较前增高,延髓内病灶 T_1WI 信号较前减低,提示存在坏死软化。

9 月 1 日患者头晕及走路不稳缓解。查体:眼球活动无障碍,眼震消失,双侧病理征阴性。仍有轻度延髓性麻痹,但无憋气及呼吸困难,能独立行走。激素已减量至停用,患者病情稳定出院。出院后继续口服溴吡斯的明。

【随访】

出院后患者病情继续好转,1 个月后复查头颅 MRI 示脑桥背部至延髓小片状异常信号,范围较前明显缩小,T_2WI 信号减低。1 年后复查 MRI 病灶基本消失。

2016 年 12 月患者因受凉感冒后出现面部麻木,头晕伴走路不稳,并逐渐出现言语不清及排尿困难,伴有饮水呛咳、吞咽困难及咳痰无力,憋气,症状逐渐加重再次入院。查体:双眼外展露白 2mm,双眼闭目力弱,埋睫征不全,左侧鼻唇沟浅,伸舌右偏。四肢肌力 4 级,腱反射对称,双侧病理征(−),双手指鼻好,左侧跟膝胫试验欠稳准,右侧稳准。深、浅感觉正常。2016 年 12 月 15 日复查头颅 MRI 示双侧大脑脚背侧至延髓左半、四脑室及中脑导水管周围可见片状异常信号,T_1WI 低信号,T_2WI 及 T_2FLAIR 高信号,边界模糊,病变范围较前明显增大(图 37-2)。

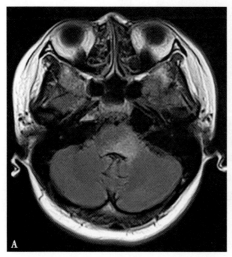 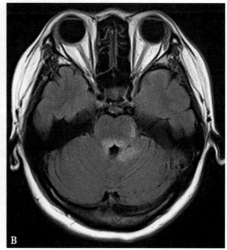

图 37-2 2016 年 12 月 15 日头颅 MRI 平扫表现

FLAIR 显示脑桥(A)、小脑及四脑室周围(B)异常高信号,边界模糊,范围较前增大

考虑患者为病情复发,行腰穿检查:脑脊液压力 156mmH₂O,常规及生化正常,OB 阴性,神经节苷脂抗体谱及副肿瘤抗体指标均阴性。脑脊液及外周血 AQP4 抗体均为强阳性,考虑诊断为视神经脊髓炎谱系疾病(neuromyelitis optica spectrum disorders,NMOSD)。予大剂量激素冲击治疗,并序贯减量,同时予以他克莫司从小剂量开始口服,逐渐加量至 2mg/ 次,每日 2 次,以预防复发。他克莫司的浓度保持在 8~10ng/ml,患者症状及体征明显好转。

1 个月后（2017 年 1 月 10 日）复查头颅 MRI 病变范围较前明显缩小（图 37-3）。激素逐渐减量至停用，他克莫司继续口服。

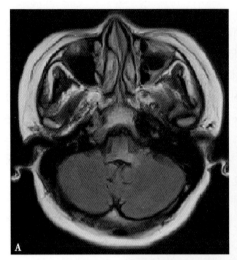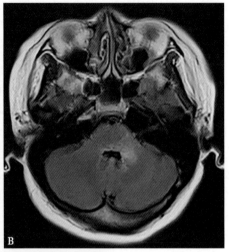

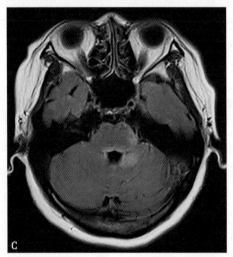

图 37-3　2017 年 1 月 10 日头颅 MRI 平扫表现

FLAIR 显示延髓（A）、脑桥（B，C）病变范围较前明显缩小

2017 年 8 月 4 日门诊随访，重症肌无力及 NMOSD 病情稳定，复查头颅 MRI 显示四脑室周围仅有少量异常信号（图 37-4）。继续他克莫司 2mg/ 次，每日 2 次口服。

【最终诊断】

视神经脊髓炎谱系疾病（neuromyelitis optica spectrum disorders，NMOSD）

重症肌无力（myasthenia gravis，MG）

【讨论】

视神经脊髓炎（neuromyelitis optica，NMO）是一种主要由体液免疫介导的以视神经和脊髓受累为主的中枢神经系统炎性脱髓鞘疾病。NMO 的病因主要与水通道蛋白 4 抗体（AQP4Ab）相关，是不同于多发性硬化的独立疾病实体。常于青壮年起病，非白种人群易感，女性居

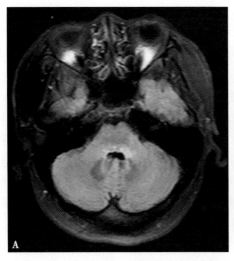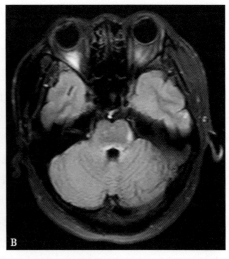

图 37-4　2017 年 8 月 4 日头颅 MRI 表现

FLAIR 显示原脑桥（A）、小脑（B）病变范围较前明显缩小，仅四脑室周围遗留少量异常信号

多，复发率及致残率高。传统概念的 NMO 被认为病变仅局限于视神经和脊髓。近年来研究发现 NMO 的临床特征更为广泛，包括一些非视神经和脊髓的表现，这些病变多分布于室管膜周围 AQP4 高表达区域，如延髓极后区、丘脑、第三和第四脑室周围、脑室旁、胼胝体、大脑半球白质等，根据受累部位的不同分别称为延髓极后区综合征、急性脑干综合征、急性间脑综合征及大脑综合征等。目前临床上将上述综合征统一归属为 NMOSD，其中急性视神经炎和长节段横贯性脊髓炎是 NMOSD 最常见的临床表现，仅 16% 的患者病程中出现急性脑干综合征。

　　MG 是一种由乙酰胆碱受体（AChR）抗体介导、细胞免疫依赖、补体参与，累及神经肌肉接头突触后膜，引起神经肌肉接头传递障碍，导致骨骼肌收缩无力、易于疲劳的获得性自身免疫性疾病。

　　本例患者是在重症肌无力基础上并发了视神经脊髓炎谱系疾病，两种疾病先后共病临床少见，导致病情复杂，诊断困难。首先本例患者不是典型的 NMO 发病部位，首发症状符合临床少见的延髓极后区综合征，以延髓受累为主，临床出现延髓性麻痹和呼吸困难，很容易误诊为原有的重症肌无力加重。其次患者影像学上表现为脑干病变肿胀明显，诊断容易想到恶性肿瘤的可能，因增强扫描病灶强化不明显，认为炎性脱髓鞘不除外，经激素冲击治疗后病情及影像学表现均有明显好转，且外周血和脑脊液 AQP4 抗体强阳性，支持炎性脱髓鞘的诊断。再次复发的病变主要位于中脑导水管及四脑室周围，满足 NMOSD 中的急性脑干综合征的诊断标准。

　　尽管 MG 与 NMO 均是抗体介导的自身免疫性疾病，分别累及神经 - 肌肉接头处和中枢神经系统，同时 MG 和 NMO 患者血清中常常存在其他自身免疫抗体或伴发其他自身免疫性疾病，但 MG 和 NMO 并存临床少见，目前国内外文献报道不足百例。主要累及年轻女性患者（< 90%），几乎所有患者均以 MG 首发，且多数曾行胸腺切除术，数月或数年后出现 NMO。而且所报道病例的 NMO 均是累及视神经和 / 或脊髓的典型部位，临床症状相对典型，诊断容易。本例为仅累及脑干的不典型部位 NMOSD，尚未见文献报道。

　　两种疾病并存的发病机制尚不清楚。既往认为 MG 并发 NMO 是一种偶然和罕见现象，随着报道病例数的增加，目前认为 MG 与 NMO 并存的发生率远高于一般人群，两者可能存在共同的免疫病理机制。推测可能是具有特殊遗传背景的 MG 通过免疫调节异常可以促进 NMO 的发病。对 177 例 NMO 患者研究表明 11% 血 AChR 抗体阳性，2% 并发 MG。而对 630 例 MG 研究发现有 0.5% 的患者随后发展为 NMO，这些患者 AQP4 抗体阳性率为 92%；且 71% 患者合并其他自身免疫性疾病或自身抗体，明显高于单独 MG 和 NMO 患者，表明这些患者存在多发性自身免疫疾病的风险，具备自身免疫性疾病的遗传素质。

MG 合并 NMO 患者，NMO 大多在胸腺切除术后发生，提示胸腺切除术可能和发生 NMO 有关。既往研究表明成年人胸腺中抑制性 T 细胞能监视自身反应性 T 细胞并阻止自身免疫性疾病的发生。胸腺切除后 43% 患者血抗核抗体变为阳性，12.5% 发生自身免疫性疾病，明显高于非胸腺切除的 MG 患者和健康对照组，故推测胸腺切除术后丧失了对自身反应性 T 细胞的控制，加剧了 MG 患者 B 细胞自身免疫失调，可能导致 NMO 的发生。文献报道正常胸腺组织和胸腺瘤也有 AQP4 表达，并且 NMO 患者血清 AQP4 抗体能结合胸腺瘤细胞膜上的 AQP4。也有报道指出 AQP4 可在神经肌肉接头表达，提示部分 MG 患者胸腺组织细胞表达 AQP4，胸腺病变后除了产生 AchRAb 外也可产生 AQP4Ab，从而导致 NMO 的发生。临床也见到伴胸腺瘤的 MG 患者同时伴发 NMO 的病例，提示部分 NMO 也可能是副肿瘤综合征的一种类型，因此对 NMO 患者也应该进行恶性肿瘤筛查。

MG 与 NMO 的发病机制错综复杂，有许多因素和环节均影响着疾病的发生、发展及转归。临床应认识到 MG 合并 NMO 的可能性。对 MG 患者病程中出现视神经或中枢神经系统症状尤其脊髓症状时，应及时进行 MRI 检查以寻找是否存在炎性脱髓鞘病变，并及时进行血清 AQP4 抗体检测以明确 NMOSD 的诊断。同时 NMOSD 患者如病程中出现眼睑下垂伴复视、咀嚼吞咽困难或四肢无力等不能解释的疲劳性肌无力表现时，应想到合并 MG 的可能。

对重症肌无力合并 NMO 的治疗，除了急性期大剂量激素冲击外，更应强调配合免疫抑制剂维持治疗以预防两种疾病的复发。本例患者复发后应用他克莫司治疗，半年多来重症肌无力及 NMOSD 病情一直稳定。

（侯世芳　蒋　云）

参 考 文 献

1. FURUKAWA Y, YOSHIKAWA H, YACHIE A, et al. Neuromyelitis optica associated with myasthenia gravis: characteristic phenotype in Japanese population[J]. Eur J Neurol, 2006, 13 (6): 655-658.

2. KAY CS, SCOLA RH, LORENZONI PJ, et al. NMO-IgG positive neuromyelitis optica in a patient with myasthenia gravis but no thymectomy[J]. J Neurol Sci, 2008, 275 (1-2): 148-150.

3. MCKEON A, LENNON VA, JACOB A, et al. Coexistence of myasthenia gravis and serological markers of neurological autoimmunity in neuromyelitis optica[J]. Muscle Nerve, 2009, 39 (1): 87-90.

4. CHAN KH, KWAN JS, HO PW, et al. Aquaporin-4 water channel expression by thymoma of patients with and without myasthenia gravis[J]. J Neuroimmunol, 2010, 227 (1-2): 178-184.

5. JARIUS S, PAUL F, FRANCIOTTA D, et al. Neuromyelitis optica spectrum disorders in patients with myasthenia gravis: ten new aquaporin-4 antibody positive cases and a review of the literature[J]. Mult Scler, 2012, 18 (8): 1135-1143.

6. SPILLANE J, CHRISTOFI G, SIDLE KC, et al. Myasthenia gravis and neuromyelitis opica: A causal link[J]. Mult Scler and Relat Disord, 2013, 2 (3): 233-237.

7. WANG Z，YAN Y. Immunopathogenesis in Myasthenia gravis and Neuromyelitis Opica[J]. Front Immunol，2017，8：1785.

8. 岳丽，李振新，卢家红. 重症肌无力患者胸腺切除术后合并视神经脊髓炎 1 例（附文献复习）[J]. 中国临床神经科学，2010，18（5）：515-519.

病例 39 | 四肢无力伴肌萎缩 2 年余

【病例资料】

患者,男性,40 岁。因"四肢无力伴肌萎缩 2 年余"于 2014 年 11 月 13 日于我院神经内科门诊就诊。

现病史:患者自 2 年前开始出现四肢无力、肌肉发僵,以双下肢更明显,四肢肌肉逐渐萎缩,患者梳头、蹲起困难,双手握拳后松开费劲,无肌肉疼痛,无肉跳感,无肢体麻木,无咀嚼、吞咽困难,无复视,无呼吸困难,无智能减退,二便正常。曾在当地医院就诊,诊断不明,为进一步诊治来我院门诊。

既往史:既往体健,年轻时曾服兵役 3 年。否认糖尿病、心律失常、白内障、肿瘤等病史。

家族史:母亲 39 岁时去世,当地医院诊断"脑血栓",父亲和姐姐体健,家族中无类似患者。

神经系统查体:神志清楚,言语欠清。高级皮质功能正常。双侧眼球水平运动受限,无复视,双侧面肌无力伴肌萎缩,伸舌稍左偏。四肢肌肉普遍萎缩,以近端为著,四肢肌力 4 级,下蹲后难以站起,四肢腱反射均明显减低,双侧病理征(−),深、浅感觉无异常。鱼际肌叩诊有肌强直表现。

【门诊诊断】

肌萎缩原因待查

　　强直性肌营养不良?

【辅助检查】

血常规、红细胞沉降率、血生化均正常,甲状腺功能全套、肿瘤标志物全套、生长激素水平全套:均正常。头颅 MRI:正常。

肌电图(EMG):右侧伸指总肌、三角肌和胫前肌插入电位均延长、安静状态下可见有纤颤电位、正锐波及大量的肌强直电位,轻收缩时运动单位电位时限缩短,强收缩时呈病理干扰相。神经传导速度(NCV):右侧正中神经、尺神经 NCV 正常;双侧胫神经、腓总神经 MCV 轻度减慢,CMAP 波幅轻度减低;双侧腓肠神经 SCV 轻度减慢,SNAP 波幅稍有减低。结论:肌电图所见符合肌源性病变,肌强直症可能性大;双下肢 NCV 轻度减慢。

【蒋景文教授会诊】(2014 年 12 月 23 日)

病史特点:①中年男性,慢性病程;②无明确家族史;③进行性四肢无力伴肌萎缩 2 年,有肌强直现象;病程中无发热,无肌肉疼痛,无肉跳,无肢体麻木;④查体:神清,言语欠清,高级皮质功能正常。双侧眼球水平运动受限,双侧面肌无力,"斧头脸"表现,面部及四肢肌肉普遍萎缩,四肢肌力 4 级,近端无力明显,四肢腱反射对称减低,双侧病理征(−),深浅感觉无障碍。双手握拳后松开费力,鱼际肌叩诊有肌强直表现。⑤常规肌电图所见有纤颤和正锐波,运动单位电位时限缩短,强收缩呈病理干扰相,有大量肌强直电位。

定位诊断:肌肉。

定性诊断:①强直性肌营养不良。患者有肌无力和肌萎缩,虽然没有明显的肌强直主诉,但查体可见双手握拳后松开费力等肌强直现象,有典型的斧头脸表现,面肌及四肢肌萎缩,肌电图检查可见肌源性损害以及大量的肌强直电位,这些特点都支持强直性肌营养不良的诊断。不支持点是患者为中年,年轻时体健,病史仅有2年,其次是没有家族史。②多发性肌炎。患者表现为肌无力、肌萎缩,以近端受累为主,肌电图符合肌源性病变,因此要想到多发性肌炎的可能,不支持点是患者无肌肉疼痛,查体有肌强直现象,肌酶及红细胞沉降率均正常。

建议:①基因检测,测定DM基因;②检查有无白内障、心脏及内分泌系统的受累等表现。

【进一步检查】

2014年12月23日取外周血行强直性肌营养不良DM1型基因片段分析:检测到DMPK基因的3′UTR区的CTG重复数目,其中一个为13次,属于正常范围,另一个超过50次,属于全突变范围。符合强直性肌营养不良1型的基因突变特征。

【随访】

给予患者苯妥英钠0.1g,每日3次口服,丁苯肽0.2g/次,每日3次口服,患者肌强直症状有些好转。因患者在外地,行动不便,未再来院进一步行心脏和内分泌系统等检查。

【最终诊断】

强直性肌营养不良症1型(myotonic dystrophy type 1, DM1)

【讨论】

萎缩性肌强直(myotonic dystrophies, DM)是一组进行性多系统受累的常染色体显性遗传病,以肌强直、肌萎缩和肌无力为主要临床表现,常伴晶状体混浊、心脏传导阻滞等多系统损害。Steinert等于1909年首次描述了DM,但其发病的分子机制直至1992年才被揭示。该病是由于未翻译的DNA中核苷酸重复序列的不稳定扩增所致,主要有两种类型:DM1为CTG拷贝数重复,DM2为CCTG拷贝数重复。DM1和DM2具有许多相同的临床和遗传学特征。DM1又称Steinert病,是成人最常见的肌萎缩性疾病,具有很高的临床异质性,其临床表现从无症状到严重至危及生命;DM2又称近端肌强直肌病(proximal myotonic myopathy, PROMM),常以四肢近端无力为首发症状,相对于DM1而言,DM2发病年龄较晚,症状较轻,临床比较少见。

DM1的突变位点是19q13.3染色体上编码萎缩性肌强直蛋白激酶(dystrophia myotonica protein kinase, DMPK)的基因,该基因3′端非翻译区(3′untranslated region, URT)存在1个三核苷酸串联重复序列CTG(胞嘧啶-胸腺嘧啶-鸟嘌呤)结构,该CTG序列拷贝数的不稳定扩增是致病的直接原因。正常人CTG拷贝数介于5~37,拷贝数在38~49的患者无临床症状。DM1患者的CTG拷贝数超过50,甚至达数千。CTG重复数越高,患者的发病年龄越早,病情越严重。DM2的突变是发生在3q13.3~q24的细胞核苷酸结合蛋白(cellular nucleic acid-binding protein, CNBP,既往称之为"zinc finger protein 9, ZNF9")基因上,该基因第一个内含子中CCTG四核苷酸重复序列的扩增引起了临床症状。

鉴于DM1型与DM2型的临床表现相似,但DMPK基因与CNBP基因的表达产物在功能上并没有什么联系,提示这两个基因本身表达产物的功能异常很可能与DM的形成没有太大的关系。DM1和DM2的基因突变很相似,都是由于编码RNA转录物的短串联重复序列(short tandem repeat)的扩增所致,该RNA转录物中包含着重复的CUG基序,该基序并不翻译成各自的蛋白产物。目前认为,DM具有一种全新的分子生物学发病机制,属于RNA介导性疾病,突变的RNA是主要致病因素,一些RNA结合蛋白在其中起到了媒介作用,触发多个基因的转录异常,从而引起多系统损害的临床表现。

　　DM1 临床病情差异很大，胎儿期发病常常有致命性的全身无力和精神发育迟滞，而成年后期发病，病情可以很轻，因此将 DM1 分为先天型、儿童型、经典型以及轻微型。先天型 DM1 常在胎儿期发病，影响胎儿发育和出生后的生长，CTG 重复扩增数常常超过 1 000。经典型 DM1 是成年人最常见的类型。经典型 DM1 最常见的临床表现是肢体远端肌肉、面肌和颈肌的肌强直、肌无力和肌萎缩。肌强直表现为肌肉用力收缩后放松延迟，如患者握拳后松开困难，叩击大鱼际肌或肱桡肌肌腹时因肌纤维持续收缩在肌肉上形成"凹陷"（dimple）。握拳性肌强直常常先于其他肌无力症状。面部因为面肌、颞肌的无力和萎缩，双侧眼睑下垂和前额秃顶，呈典型的"斧状脸"。颈肌无力，颈部细长而稍前屈，被称为"鹅颈"。肌强直也可以影响下颌肌、舌肌和咽喉肌。肌强直表现在肌肉反复收缩后会减轻，称为"热身现象"（warm-up phenomenon）。还可以出现膈肌无力和眼球运动受限。上述症状在几年内缓慢进展，多数患者后期才出现近端肌肉无力。

　　DM1 最常并发的眼部症状是白内障和晶状体混浊，早期晶状体在裂隙灯下可见多种颜色的虹彩性浑浊，位于晶状体囊后部，后期发展为星状白色浑浊。虹彩性晶状体浑浊是 DM 患者的特征性表现。

　　心脏受累最常见的表现是传导阻滞和心动过速，其他包括恶性心律失常所致的猝死、左心功能衰竭和缺血性心脏病等表现。相对于心律失常，心肌病相对少见。在一项随访 10 年的研究发现 DM1 平均的死亡年龄是 53 岁，其中 30% 的死亡与心脏并发症相关。

　　呼吸系统受累最常见的表现是呼吸功能减退和呼吸衰竭。由于呼吸肌（特别是膈肌）的无力，患者咳痰无力，肺活量下降，严重影响患者的生活质量。常常在吸入性肺炎的基础上，呼吸衰竭可造成患者的过早死亡。

　　认知功能障碍的表现复杂且缺乏特异性，患者常常有睡眠障碍、认知功能减退、行为紊乱和人格改变等表现，但都比较轻。80% 的患者会出现白天过度嗜睡（excessive daytime sleepiness, EDS）。神经心理检测能发现广泛的额叶、顶叶和颞叶功能受损，其中额叶受损症状最突出。

　　胃肠道受累很常见，最常表现为肠激惹综合征，或者腹泻和便秘交替出现，可以有进食呛咳、吞咽困难、腹痛、呕吐等症状。

　　内分泌功能异常包括甲状腺、胰腺、下丘脑、性腺及甲状旁腺功能障碍。男性因睾丸和输精管萎缩而导致不育，女性常见有习惯性流产和月经不调。糖尿病的发病率稍高于一般人群，也可见高胰岛素血症。男性和女性均可见秃发。

　　和 DM1 一样，DM2 同样是多系统受累，平均发病年龄 48 岁，首发症状是握拳性肌强直或轻度肢带肌无力，肌强直和肌无力多累及近端肌肉，程度较轻。相对于 DM1，DM2 有更明显的肌痛、肌强直和肌疲劳现象，较少累及面部、球部肌肉和呼吸肌。心脏传导阻滞、白内障和胰岛素不敏感很常见。认知功能障碍没有 DM1 严重。

　　DM1 针极肌电图的特征性改变是肌强直放电，低波幅短时限的肌病样运动单位电位，以及早期的募集，常见于肢体远端肌肉。DM2 患者肌强直放电常常检测不到，或者局限于脊旁肌或近端肌肉。注意鉴别的是，仅有电生理上的肌强直放电而不伴有临床肌强直症状可以见于 DM 之外的少数疾病如Ⅱ型糖原贮积病及少数多发性肌炎等。

　　肌肉活检并不是诊断 DM 必须的检测手段，目前已被基因检测所替代。DM 肌肉病理特征是肌纤维的大小不等同时伴有Ⅰ型肌纤维萎缩、肌核数目增多、肌膜核链形成、肌膜下肌浆块和环形纤维等。相对于其他肌病，DM1 主要表现为肌纤维萎缩，而肌纤维坏死和胶原沉积相对少见。DM2 则表现为选择性Ⅱ型肌纤维的萎缩以及部分肌纤维的肥大。

当临床怀疑 DM 时，可以通过基因检测确定诊断。目前重复预处理 PCR（repeat-primed PCR）是廉价的方法以确定是否有扩增的重复序列，但不能确定具体的重复数。很多病例还需要通过 Southern blot 分析以确定 CTG 或 CCTG 的重复数。因为 DM1 和 DM2 的临床表现差异很大，通常先检测临床可能性大的基因突变，当结果为阴性时，再检测另一种类型，而不需要同时检测两种类型。

本例患者中年男性，年轻时体健，病史仅两年，表现为四肢无力伴肌萎缩、肌强直，无力以近端为主，无家族史，这些都不符合经典型 DM1 的临床特点。但基因检测发现该患者 DMPK 基因的 3′UTR 区的 CTG 重复数目，超过 50 次，属于全突变范围，符合 DM1 型的基因突变特征，因此明确诊断为 DM1。

目前，DM 没有治愈的办法，综合性处理措施包括基因咨询、改善肢体功能、延缓残疾时间、预防心肺并发症和针对于肌强直、过度睡眠及疼痛的对症治疗。70% DM1 患者死于心脏、呼吸系统疾病，有证据表明积极的心肺功能监测和及时的干预能够显著地降低发病率和死亡率。多种抗癫痫药物可以缓解肌强直症状，但需注意心脏方面的副作用。随机对照研究显示美西律（mexiletine）200mg/ 次，每日 3 次，可以改善肌强直症状，且耐受性好。观察性研究发现中枢兴奋药物哌甲酯对白天过度嗜睡可能有效。

有关 DM 的基因治疗正在研究中，靶向分子治疗的进展，特别是反向引物寡核苷酸（antisense oligonucleotides，ASOs）治疗，在体外和动物实验中已获得成功，转译这些到人体试验相对滞后，因为用非有毒剂量靶向受累组织还存在困难。在 DM1 转基因鼠模型中，系统性服用 ASOs 可以引起骨骼肌中 CUG-RNA 的快速敲除，能够纠正疾病的生理 / 病理过程和转录特征，即使在治疗停止 1 年以上仍有作用。

（刘银红　苏　闻　何　婧）

参 考 文 献

1. TURNER C, HILTON-JONES D. Myotonic dystrophy: diagnosis, management and new therapies[J]. Curr Opin Neurol, 2014, 27（5）: 599-606.

2. THORNTON CA. Myotonic dystrophy[J]. Neurol Clin. 2014, 32（3）: 705-719.

3. WHEELER TM, LEGER AJ, PANDEY SK, et al. Targeting nuclear RNA for in vivo correction of myotonic dystrophy[J]. Nature, 2012, 488（7409）: 111-115.

4. BOUCHARD JP, COSSETTE L, BASSEZ G, et al. Natural history of skeletal muscle involvement in myotonic dystrophy type 1: a retrospective study in 204 cases[J]. J Neurol, 2015, 262（2）: 285-293.

5. 余志良, 谢惠君, 郑惠民. 核糖核酸对强直性肌营养不良的致病作用 [J]. 中华神经科杂志, 2008, 41（12）: 862-865.

6. ASHIZAWA T, SARKAR PS. Myotonic dystrophy types 1 and 2[J]. Handb Clin Neurol, 2011, 101: 193-237.

7. WENNINGER S, MONTAGNESE F, SCHOSER B. Core Clinical Phenotypes in Myotonic Dystrophies[J]. Front Neurol, 2018, 9: 303.

8. THORNTON CA, WANG E, CARRELL EM. Myotonic dystrophy: approach to therapy[J]. Curr Opin Genet Dev, 2017, 44: 135-140.

病例 39 双下肢无力6个月,抬颈费力1个月余,加重 伴双上肢无力半个月,咀嚼费力1周,憋气3天

【病例资料】

患者,女性,17岁。因"双下肢无力6个月,抬颈费力1个月余,加重伴双上肢无力半个月,咀嚼费力1周,憋气3天"于2016年6月14日收入院。

现病史:患者6个月前无明显诱因出现双下肢无力,伴有酸胀不适感,无明显疼痛,上述症状休息后可缓解,疲劳后加重,无晨轻暮重现象。3个月前就诊当地医院,查血钾6.12mmol/L(正常范围:3.5~5.2mmol/L),肌酸激酶665U/L(正常范围:38~174U/L),谷草转氨酶66U/L(正常范围:5~40U/L),乳酸脱氢酶751U/L(正常范围:109~245U/L)。胸椎MRI:T_{11}-T_{12}椎体楔形变,予以对症治疗后下肢无力明显好转。1周后再次出现双下肢无力,上楼梯费力,就诊于某医院骨科,考虑"肌无力与脊柱病变无关"。之后,症状进行性加重,1个月前出现抬颈费力,半个月前因胃部不适行胃镜检查后腹泻3天,双下肢无力明显加重,抬腿不能,并出现双上肢抬举费力,1周前出现咀嚼费力,3天前夜间出现憋气症状,坐位与卧位无明显差异,就诊于我院门诊,以"肌无力原因待查"收入院。

自发病以来,进食差,体重减轻10kg,大、小便如常,体温正常。

既往史:无特殊药物服用史,无毒物接触史。

家族史:家族中无类似发病者。

入院查体:T 36℃,P 120次/min,R 18次/min,BP 120/80mmHg。神清,语利,定向力、计算力正常。双侧瞳孔等大等圆,直径约3mm,对光反射灵敏,双眼向各方向运动充分,无眼震及复视。面纹对称,伸舌居中。双下肢腓肠肌略有萎缩,左上肢近端肌力5⁻级,右上肢近端肌力4级,双上肢远端肌力5⁻级;双下肢近端肌力2⁻级,远端肌力5⁻级,四肢肌张力对称减低,双侧肱二头肌、肱三头肌腱反射、双侧膝、跟腱反射均未引出,双侧桡骨膜反射对称引出,双侧病理征(−)。双侧指鼻稳准,深、浅感觉正常。

【入院诊断】

肌无力原因待查

窦性心动过速

【入院后辅助检查】

2016年6月14日,血、尿常规正常,血生化(表39-1),血乳酸5.17mmol/L(正常范围:0.6~2.2mmol/L)。血肿瘤标志物:神经元特异性烯醇化酶NSE 19.56ng/ml(正常范围:0.00~16.30ng/ml),余正常。血自身抗体:抗骨骼肌抗体弱阳性,余阴性。甲状腺功能全套(−)。心电图:窦性心动过速,心率129次/min,Ⅱ、Ⅲ、avF、V_4~V_6导联ST段压低0.05mV。腹部B超未见异常。

2016年6月15日行腰穿检查,脑脊液压力、常规和生化均正常,CSF副肿瘤标志物未见异常,IgG鞘内合成率阴性。

2016年6月16日肌电图:①右侧伸指总肌、右侧胫前肌、左侧三角肌插入电位均延长,可见纤颤和正锐波等自发电位,所查肌肉的运动单位动作电位(MUAPs)时限缩短、波幅降

低,大力收缩呈病理干扰相。② RNS、SFEMG 正常。③右侧上下肢运动和感觉传导速度均正常。上述结果提示肌源性损害。

2016 年 6 月 17 日复查血生化结果(表 39-1),ESR 22mm/h(正常范围:0～15mm/h),血乳酸 2.97mmol/L。超声心动图:心脏结构及功能未见异常。

【入院后病情演变】

入院后患者病情持续进展,出现张口咀嚼困难、抬头不能,四肢无力进行性加重,左上肢肌力 5⁻ 级,右上肢近端肌力 4 级,双下肢肌力 2⁻ 级。

初步诊断考虑为肌病,为进一步明确诊断,于 2016 年 6 月 21 日行肌肉活检。

鉴于患者病情进行性加重,CK 及转氨酶持续升高,CK 高达 12 720U/L,提示肌肉细胞破坏严重,遂于 2016 年 6 月 18 日给予甲泼尼龙 64mg/ 次,每日 1 次口服,同时加强保肝治疗。之后患者症状逐渐改善。6 月 21 日复查血生化,CK 及转氨酶较前有所下降(表 39-1)。

【蒋景文教授初次查房】(2016 年 6 月 25 日)

患者抬头和双下肢无力症状较入院时好转,在家人搀扶下可行走 10m。查体:神清,语利。双侧瞳孔等大,对光反射灵敏,双眼向各方向运动充分,张口咀嚼肌力减弱,面纹对称,伸舌居中。颈肌肌力减弱,双下肢腓肠肌略有萎缩,双上肢近端肌力 4⁺ 级,远端 5 级,双下肢近端肌力 2⁺ 级,远端 5 级,四肢肌张力对称减低,四肢腱反射均未引出,双侧病理征(−)。双侧指鼻稳准。深、浅感觉正常。

定位诊断:四肢无力,以近端为主,肌肉酸胀感,肌酶谱明显升高,肌电图提示肌源性损害,定位于肌肉。

定性诊断及鉴别诊断:

1. 多发性肌炎(polymyositis, PM)　发病半年,病程较短,肌酶明显增高,四肢无力以近端为主,同时累及咀嚼肌、颈肌以及呼吸肌等多组肌肉,肌电图提示肌源性损害,可见纤颤等自发电位,皮质激素治疗有所改善,诊断首先考虑为 PM。值得注意的是,PM 是一种骨骼肌炎症性疾病,不仅骨骼肌纤维受损害,同时肌膜、末梢神经也受累,因此在肌电图上常可以看到自发电位。

2. 脂质沉积性肌病(lipid storage myopathy, LSM)　该病为代谢性肌病,肌肉的无力多呈波动性及易疲劳性。该患者早期肌无力有易疲劳性,病情也曾有所好转。入院后 CK 在 3 天内由 5 667U/L 上升到 12 720U/L,可能有横纹肌溶解,应想到 LSM 的可能性。但该患者肌细胞破坏严重,未出现肌红蛋白尿,临床不典型。

建议:①继续目前皮质激素治疗;②待肌活检结果,尽早明确诊断。

【进一步治疗】

患者病情逐渐好转,可正常咀嚼进食,自觉四肢无力较前改善,但查体四肢肌力较前无明显变化。

2016 年 6 月 30 日肌肉活检报告:骨骼肌呈肌病样病理改变(左肱二头肌)。主要病理改变为出现许多空泡肌纤维,其内脂肪滴中重度增多,符合肌病样的病理改变特点,上述病理改变可见于脂质沉积性肌病。出现少量炎细胞浸润及 MHC-Ⅰ阳性肌纤维,提示伴随免疫异常。未见肌营养不良及神经源性改变的典型病理改变特点。

【蒋景文教授再次查房】(2016 年 7 月 1 日)

根据肌肉活检结果,诊断:脂质沉积性肌病(LSM)。根据病因不同,该病分为不同类型,我国最常见的类型为晚发型多酰基辅酶 A 脱氢酶缺乏(MADD),即戊二酸尿症Ⅱ型,这一类型多数患者对核黄素（维生素B_2）有很好的疗效。

建议：①加用维生素B_2，30mg/次口服，每日3次；②肌肉病理结果提示伴随免疫反应，皮质激素可逐渐减量辅助治疗；③行基因检测。

【进一步诊治】

2016年7月1日予以维生素B_2 30mg/次，每日3次口服治疗，同时将甲泼尼龙逐渐减量（每隔2天减4mg）至32mg/次，每日1次，患者症状明显改善，7月25日患者可自行行走，上楼梯无需搀扶，复查CK及转氨酶均正常（表39-1）。

2016年7月7日患者行基因检测，检测到的基因突变：ETFDH（NM_004453.3）Exon3：c.250G＞A；p.（Ala84Thr）；杂合，致病突变，支持MADD的诊断。

患者于2016年7月27日出院。出院时查体：咀嚼肌和颈肌肌力正常，四肢近端肌力5^-级，远端5级，四肢腱反射均未引出。双侧病理征（−）。

表39-1 住院期间血生化动态变化

日期	CK/ ($U\cdot L^{-1}$)	LDH/ ($U\cdot L^{-1}$)	HBDH/ ($U\cdot L^{-1}$)	AST/ ($U\cdot L^{-1}$)	ALT/ ($U\cdot L^{-1}$)	CRE/ ($\mu mol\cdot L^{-1}$)	K^+/ ($\mu mol\cdot L^{-1}$)	Na^+/ ($\mu mol\cdot L^{-1}$)
6月14日	5 667	3 699	2 255	985	235	21	4.9	139.3
6月17日	12 720	5 050	4 600	1 738	297	21	4.1	140.5
6月21日	9 060	7 300	6 820	1 667	356	16	4.3	131.5
6月29日	611	2 296	705	174	123	20	4.5	141.1
7月6日	129	1 683	1 024	52	53	23	4.5	139.4
7月20日	223	572	453	30	20	32	4.5	140.0
7月25日	102	444	348	26	17	31	4.3	141.0

【随访】

2016年8月30日电话随访，病情平稳，行走、上楼梯均正常。

【最终诊断】

脂质沉积性肌病（lipid storage myopathy，LSM）

核黄素反应性多酰基辅酶A脱氢酶缺陷型（riboflavin responsive multiple acyl-CoA dehydrogenase deficiency，RR-MADD）

【讨论】

细胞线粒体内脂肪酸β氧化过程是机体多个器官和组织的重要能量来源，脂肪酸氧化障碍是指脂肪酸β氧化过程中所需酶的功能障碍导致其氧化受阻，出现供能障碍及中间代谢产物蓄积的一组疾病。其中以主要累及骨骼肌的脂质沉积性肌病（LSM）最常见，其病理特点为肌纤维细胞内异常脂滴聚集，临床以四肢近端为主的肌无力、肌萎缩及运动不耐受为特点，临床上易被误诊为重症肌无力、多发性肌炎及肢带型肌营养不良等。

目前已知4种脂肪酸代谢缺陷可导致典型LSM，包括原发性肉毒碱缺乏（primary carnitine deficiency，PCD）、多种酰基辅酶A脱氢酶缺陷（multiple acyl-CoA dehydrogenase deficiency，MADD）、中性脂质贮积病伴鱼鳞病（neutral lipid storage disease with ichthyosis，NLSDI）及中性脂质贮积病伴肌病（neutral lipid storage disease with myopathy，NLSDM）。其中，MADD又

称戊二酸尿症Ⅱ型（glutaric aciduria type Ⅱ，GAⅡ），是一种影响氨基酸、脂肪酸及胆碱代谢的常染色体隐性遗传病，是我国 LSM 的最常见类型。MADD 致病基因包括电子转移黄素蛋白（ETF）A 型基因、ETFB 型基因和电子转移黄素蛋白脱氢酶（electron transfer flavoprotein dehydrogenase，ETFDH）基因三种类型。

MADD 临床表现高度异质，易被延误诊断。根据发病年龄可以分为两大类：新生儿发作型和迟发型。新生儿发作型根据其伴或不伴先天发育异常又被分为Ⅰ型和Ⅱ型，先天发育异常以多囊肾最常见，其他还有心肌病及面部畸形等；迟发型又称Ⅲ型。新生儿发病的 MADD 表型较重，常有低血糖脑病、肌张力低下、呼吸困难、脂肪酸及氨基酸的中间代谢物大量排泄，并有特殊的汗脚气味，多于生后数日因低酮性低血糖、代谢性酸中毒和脑病等死亡，也可出现类似迟发型肌病的表现。迟发型患者在生后数周至成年人均可发病，临床表现多样且无特异性，多隐匿起病，临床表现相对较轻，主要为间歇性肌无力，可累及躯干及四肢近端骨骼肌，也可有胃肠道、心肌、肝脏受累。部分迟发型患者在疲劳或腹泻等应激下可急性发作，除肌无力外还表现为嗜睡、呕吐、低血糖、代谢性酸中毒和肝大等，严重时危及生命。迟发型 MADD 患者尿中戊二酸、乙基丙二酸、异戊酸以及多种二羧酸等代谢物水平在疾病间歇期可正常，这就给诊断带来了困难。因此，对于临床上肌病伴迅速恶化，尤其是应激引发的伴随呕吐及代谢改变的患者，应高度怀疑 MADD。核黄素常常能明显缓解晚发型患者的症状，临床上称为核黄素反应性 MADD（riboflavin responsive-MADD，RR-MADD）。

本例患者肌无力特点为亚急性起病、波动性骨骼肌无力，从双下肢近端开始逐渐向上累及双上肢、颈部、咀嚼肌和呼吸肌，有疲劳现象，但无晨轻暮重。初期曾有过自发缓解，后期进行性加重，伴肌肉酸痛，无发热，查体四肢近端力弱，无感觉障碍，结合肌酶谱进行性升高，肌电图肌源性损害支持肌肉病，考虑多发性肌炎可能大。但患者年龄小，波动性病程及伴有心律失常不支持；通过肌肉活检符合 LSM；基因检测为 ETFDH 杂合突变，给予核黄素口服后病情明显改善，支持 RR-MADD 的诊断，这也符合目前大多数研究报道 MADD 主要致病基因是 ETFDH 突变的观点。

迄今，全世界已有 80 余种 EFTDH 基因突变的报道，但是不同种群的突变位点极少相同，存在其自身规律。近几年来 LSM 的基因研究是热点问题，我国陆续发表了一些关于 RR-MADD 的生化及分子遗传学研究结果，共检测出 ETFDH 基因的 40 多种突变，未发现 ETF 基因突变。从中总结出我国 RR-MADD 的分子遗传学特征：①主要是 ETFDH 基因突变导致的 MADDⅢ型；②突变谱分布不一致，呈现明显区域特征。祖籍北方的患者突变类型多，突变谱分布广，以复合杂合突变为主，祖籍南方的患者突变谱相对集中，以纯合突变为主；③两部分人群均存在突变热点，也呈现区域差异，北方为 c.770A>G 和 c.1227A>C，南方为 c.250G>A，且为高频热点，这种区域性分布可能与奠基者效应有关。

LSM 在应激情况下可以出现急性肌病发作甚至横纹肌溶解，该例起病时有血钾升高，后来 CK 增高明显，最高时升高达 100 倍，提示肌纤维膜的结构和功能受损严重，不除外伴有急性横纹肌溶解，遗憾的是没有进行肌红蛋白尿和尿液有机酸的检测。

此外，本例患者在诊断早期首先考虑为多发性肌炎（polymyositis，PM），由于 RR-MADD 的发病年龄和肌无力症状酷似 PM，两者激素治疗均有效，在未得到明确的病理或者基因诊断前，临床诊断中常常被误诊为 PM。鉴别要点：① RR-MADD 多在青年起病，PM 患者发病相对较晚；②两者临床上均可表现为四肢力弱、颈肌无力、咀嚼困难、吞咽困难、呼吸困难及肌肉疼痛，但是 RR-MADD 的吞咽肌和咀嚼肌受累更常见，特别是后者。③ RR-MADD 和

PM 都存在多系统损害特点，但两者的骨骼肌外损害存在明显差异。RR-MADD 肌肉外症状相对少见，以消化系统症状、心悸、脂肪肝、高脂血症为主，个别患者存在周围神经损害，欧洲晚发型 MADD 患者约 50% 伴有中枢神经系统受累，表现为发作性脑病，中国罕见有中枢神经系统受累的报道。PM 肌肉外症状多见而严重，主要表现为关节、肺、肾、皮肤、性功能受累。④两者 CK 均有升高，PM 患者更明显。RR-MADD 和 PM 不同的发病机制及肌肉病理改变决定了两者临床表现的差异。RR-MADD 是一种主要累及肌肉的脂肪代谢障碍性疾病，一些可能增加能量消耗的生理和病理情况，如劳累、妊娠、感染等均可能会加重肢体的无力，咀嚼肌活动特点决定其在进食过程中短期内消耗能量相对较多，因此易于出现无力。肢体在休息状态能量需求量少，无力症状又得到改善，从而导致该病无力症状的波动性。PM 作为一种自身免疫性疾病，肌纤维坏死比 RR-MADD 更明显，因此 CK 升高明显，导致的肌无力症状持续存在，而且易合并其他系统的自身免疫相关性疾病。⑤脂质沉积性肌病部分表现为发作性病程，未经治疗临床症状可缓解；而多发性肌炎发病后不经过免疫抑制治疗临床症状不会自行缓解。脂质沉积性肌病对激素暂时有效，长期使用激素效果则不明显，甚至无效；而多发性肌炎激素正规治疗大部分有效。此外，大腿肌群的磁共振检查对于鉴别 MADD 及免疫介导的坏死性肌病有一定意义，后者的脂肪浸润及水肿更为显著。

　　本例患者激素治疗也有明显效果。国内外文献均报道类固醇皮质激素对 LSM 有肯定疗效，尤其原发性肉毒碱缺乏患者，机制不清，可能主要与皮质激素激活甘油三酯脂肪酶，加速肌肉中脂肪的分解，使肌肉中脂肪积累减轻有关；其次肌肉中脂肪堆积可导致肌膜通透性增加，严重时出现肌溶解，激素可稳定肌细胞膜，故急性期应用激素效果明显。激素也可刺激肌细胞膜对肉毒碱的摄取，故肉毒碱缺乏的患者效果更好。但 LSM 的激素疗效有限，短期效果好，长期效果欠佳，考虑到激素副作用，一般主张中小剂量应用激素，40～60mg/d，1 个月后随症状改善逐渐减量，至 5～10mg/d 维持数月。我们的经验是一旦激素有效，最好小剂量维持 3 个月，过早停药容易复发。症状复发的患者再次给予泼尼松治疗仍然有效。

　　晚发型 MADD 患者大多数核黄素治疗有较好的治疗反应，因而命名为 RR-MADD。2015 中国脂质沉积性肌病诊治专家共识推荐单用核黄素治疗（30～120mg/d），1～2 周后临床症状开始有改善，4～6 周后肌力明显恢复，1～3 个月后多数患者体力劳动或运动能力完全恢复正常，少数患者仍不耐受高强度的体力活动。本例患者的治疗反应基本符合这一规律。有报道核黄素联合使用大剂量辅酶 Q10 也可取得很好的效果。注意保暖，避免过度劳累，对预防复发非常重要。

（徐　蕾　侯世芳）

参 考 文 献

1. 焉传祝，卢家红. 我国脂质沉积性肌病的病因研究历程 [J]. 中华神经科杂志，2011，44（5）：300-303.

2. WEN B，LI D，LI W，et al. Multiple acyl-CoA dehydrogenation deficiency as decreased acyl-carnitine profile in serum[J]. Neurol Sci，2015，36（6）：853-859.

3. ANGELINI C，TAVIAN D，MISSAGLIA S. Heterogeneous phenotypes in lipid storage myopathy due to ETFDH gene mutations[J]. JIMD Rep，2018，38：33-40.

4. 王韵，赵丹华，洪道俊，等. 核黄素反应性脂质沉积性肌病 20 个家系的电子转移黄素蛋白脱氢酶基因存在热点突变 [J]. 中华神经科杂志，2011，44（5）：309-313.

5. WANG ZQ，CHEN XJ，MURONG SX，et al. Molecular analysis of 51 unrelated pedigrees with late-onset

multiple acyl-CoA dehydrogenation deficiency（MADD）in southern China confirmed the most common ETFDH mutation and high carrier frequency of c.250G＞A[J]. J Mol Med（Berl），2011，89（6）：569-576.

6. ER TK，LIANG WC，CHANG JG，et al. High resolution melting analysis facilitates mutation screening of ETFDH gene：applications in riboflavin-responsive multiple acyl-CoA dehydrogenase deficiency[J]. Clin Chim Acta，2010，411（9-10）：690-699.

7. 王韵，刘潇，王朝霞，等. 核黄素反应性脂质沉积性肌病与多发性肌炎临床特点对比分析 [J]. 中华医学杂志，2014，94（7）：503-506.

8. ZHAO YW，LIU XJ，ZHANG W，et al. Muscle Magnetic Resonance Imaging for the Differentiation of Multiple Acyl-CoA Dehydrogenase Deficiency and Immune-mediated Necrotizing Myopathy[J]. Chin Med J（Engl），2018，131（2）：144-150.

9. 中华医学会神经病学分会　中华医学会神经病学分会神经肌肉病学组　中华医学会神经病学分会肌电图及临床神经生理学组. 中国脂质沉积性肌病诊治专家共识推荐 [J]. 中华神经科杂志，2015，48（11）：941-945.

病例 40 进行性双眼睑下垂6年余，视物成双伴吞咽困难3年余，加重伴言语欠清1年余

【病例资料】

患者，男性，67岁。因"进行性双眼睑下垂6年余，视物成双伴吞咽困难3年余，加重伴言语欠清1年余"于2016年2月29日收入院。

现病史： 6年前患者无明显诱因出现双眼睑下垂，症状逐渐加重，视物遮挡，5年前在外院行手术治疗（具体不详）后，眼睑上抬正常。3年前，无明显诱因再次出现双眼睑下垂，伴视物成双，吞咽困难，1年前上述症状逐渐加重，饮水偶有呛咳，进食时间延长，但不影响食量，伴言语欠清，语速减慢，症状无疲劳现象，无晨轻暮重，不伴四肢力弱，无咀嚼费力和呼吸困难，为求进一步诊治以"眼睑下垂、吞咽困难查因"收入院。

自患病以来，精神睡眠可，大、小便正常，体重未见明显波动。

既往史： 高血压病史1年，服用苯磺酸氨氯地平5mg/次，每日1次，血压控制良好。无糖尿病史。

个人史： 饮酒30余年，白酒25g/d或啤酒1瓶/d。

家族史： 否认家族中有类似患者。

入院查体： 神清，构音稍欠清。双瞳孔等大等圆，对光反射灵敏，双眼视力减退，先天性弱视，双眼睑遮挡角膜8～4点位，双眼球上视稍受限，其余方向运动充分，双眼水平侧视时两侧均有复视。面部痛觉对称存在，咀嚼有力，双眼睑闭合有力，面纹对称，软腭动度差，咽反射减弱，转颈耸肩有力，伸舌居中。四肢肌力5级，肌张力正常，双侧腱反射对称减低，双侧病理征（－）。双侧痛觉、关节位置觉对称存在。双侧指鼻、跟膝胫试验稳准。脑膜刺激征阴性。

辅助检查：

2016年1月8日胸部CT：①双肺多发微结节，建议隔期复查。②右肺上叶尖段及两肺下叶基底段散在小斑片磨玻璃影，少许炎症可能。③右中叶及舌段少许索条影。④前纵隔胸腺区少许条片影，胸腺退化不全可能。

2016年2月23日肌电图检查：①右侧伸指总肌、右侧三角肌可见少量纤颤、正锐波等自发电位，运动单位电位时限缩短、大力收缩呈病理干扰相，提示肌源性损害；右侧胫前肌未见自发电位，运动单位电位时限延长，波幅增高，大力收缩呈单纯相，提示神经源性损害。②神经传导速度显示右侧腕管综合征，右腓神经F波正常。③重复电刺激（RNS）正常。④右侧伸指总肌单纤维肌电图（SFEMG）平均Jitter异常（43μm），且纤维密度偏大。

【入院诊断】

眼睑下垂、吞咽困难查因

  眼咽型肌营养不良？

  重症肌无力待除外

【入院后辅助检查】

血、尿、便常规正常。肝肾功能、感染三项、免疫球蛋白、叶酸、维生素 B_{12} 浓度、甲状腺

功能全套均未见异常。血乳酸正常，CK 334U/L（正常范围：38～174U/L）。肿瘤标记物：游离前列腺特异性抗原 1.85ng/ml（正常范围：<0.934ng/ml），前列腺特异性抗原 4.74ng/ml（正常范围：<4.0ng/ml），PSA 比值 0.39，其余未见异常。自身免疫抗体：ANA 1∶40 胞质型，其余抗核抗体谱及 ANCA 均阴性。

头颅 MRI 显示双侧基底节及放射冠多发腔隙性梗死灶，脑白质脱髓鞘性改变。前列腺 MRI 正常。

给予新斯的明 1.5mg＋阿托品 0.5mg 肌内注射行新斯的明试验，结果阴性。眼科会诊：双眼可疑青光眼，左眼结膜炎，双眼视网膜动脉硬化，双眼高度近视、弱视。

【蒋景文教授查房】（2016 年 3 月 4 日）

定位诊断：双眼睑下垂，双眼上视稍受限，眼球其他方向活动正常，瞳孔正常，定位在双眼外肌。吞咽困难，咽反射减弱，无舌肌萎缩和舌肌纤颤，定位在咽喉肌。

定性诊断：老年男性，慢性起病，逐渐加重，表现为眼睑下垂和吞咽困难，肌电图提示有肌源性损害，血清 CK 轻度升高，定性诊断考虑为眼咽型肌营养不良可能性大，此病肌电图可以出现神经源性损害。需要鉴别的疾病包括重症肌无力（myasthenia gravis，MG）、慢性进行性眼外肌瘫痪（chronic progressive external ophthalmoplegia，CPEO）。患者症状无明显波动性，无晨轻暮重，新斯的明试验阴性，不支持 MG。CPEO 常见于儿童和青年，患者发病年龄不符合。

建议：①上肢肌电图提示有肌源性损害，建议做上肢肌肉活检，如仍不能明确，进一步行基因检测；②食管钡剂透视，观察食管蠕动情况，但眼咽型肌营养不良患者，只有约 50% 出现食管蠕动异常。

【进一步检查】

2016 年 3 月 7 日行食管钡剂检查未见异常。

2016 年 3 月 8 日行右肱二头肌肌肉活检，病理结果显示骨骼肌呈轻微病理改变，病变轻微，不具有诊断特异性。无线粒体肌病的典型病理改变，无肌营养不良、炎性肌肉病、代谢性肌病及神经源性骨骼肌损害的典型病理改变特点。

2016 年 3 月 23 日行基因检测，结果为眼咽型肌营养不良 PABPN1 基因 GCN 重复区测序结果阳性，GCN 重复数，其中一个为 10 次，另一个为 15 次。

【最终诊断】

眼咽型肌营养不良（oculopharyngeal muscular dystrophy，OPMD）

【讨论】

眼咽型肌营养不良（OPMD）是一种以进行性眼睑下垂、吞咽困难和肢体无力为主要表现的晚发性遗传性骨骼肌疾病，其发病与染色体 14q11.2～q13 上多聚腺苷酸结合蛋白核 1（polyadenylation-binding protein nuclear 1，PABPN1）基因第 1 外显子（GCG）异常扩增有关。多在 40 岁以后起病，少数青年期起病，多数有家族史，少数为散发病例。

临床主要表现为眼睑下垂和吞咽困难两大主要症状。眼睑下垂一般为对称性，随病情发展，出现眼球运动障碍，上视受限最为普遍，可出现复视症状，但不常见，完全性眼外肌瘫痪少见，瞳孔括约肌和睫状肌不受影响，因此无瞳孔大小改变，瞳孔对光反射正常。吞咽困难发病晚于眼睑下垂，早期为进食固体食物困难，逐渐进展到进食流食困难，后期完全不能进食，依靠鼻饲喂养。由于咽喉肌的萎缩，患者出现发声困难、鼻音、构音不清。病情进展也可影响到舌肌，出现舌肌萎缩。绝大多数患者肢体受累比较轻，无肌肉疼痛，可以有轻度的上下肢无力，自主活动基本不影响，只有少数患者于疾病后期丧失行走能力而卧床。

OPMD 的血肌酸激酶（CK）可正常或轻度升高，一般不超过 1 000U/L。尽管 OPMD 属于肌病，但其肌电图表现比较特殊。针极肌电图通常仅表现为肌源性损害，可以表现为肌源性损害合并神经源性损害，个别患者也可以只表现为动作电位时限增宽和波幅增高等神经源性损害。有些研究发现 OPMD 患者神经传导检测存在远端对称性多发性神经病，而有些研究认为 OPMD 的周围神经损害并不常见。有关 OPMD 的 SFEMG 表现研究较少，有些结果是正常的，有些研究发现 jitter 是增宽的，类似重症肌无力所见。本例患者针极肌电图结果上肢为肌源性损害，下肢为神经源性损害，神经传导速度检测除了有右侧腕管综合征外，无其他周围神经病的证据，SFEMG 显示平均 jitter 轻度增宽。转基因鼠研究模型也证实了 OPMD 存在周围神经损害。肌肉和周围神经损害可能都与 PABPN1 异常扩增而产生的多聚丙氨酸片段的毒性作用有关。最近的研究甚至认为 OPMD 是一种多系统疾病，它不仅累及横纹肌或平滑肌，而且还累及大脑、周围神经和心脏。

OPMD 患者的骨骼肌 CT 或 MRI 扫描可以发现椎旁肌、腰大肌、背部深部肌萎缩。肌肉病理改变因病程而存在差异，一般临床症状显著的部位，其肌肉病理改变显著，可以出现肌营养不良的典型病理改变。但在临床实践中，常对可疑患者进行肱二头肌或三角肌活检，光镜下较少出现纤维结缔组织的增生等肌营养不良的常见改变，常见肌纤维直径变异加大，小角状肌纤维或氧化酶染色的深染，此外还可见肌核增加、核内移和核固缩。骨骼肌纤维内出现镶边空泡是 OPMD 的特征病理改变之一，镶边空泡常出现在 I 型肌纤维。肌纤维核内管状细丝包涵体是另一个病理改变特点，因此，有人认为 OPMD 也是属于包涵体肌病的范畴，其出现率与疾病的严重程度相关，平均出现率为 4%。

基因检测是 OPMD 的首选确诊手段。目前发现 OPMD 患者 PABPN1 基因第 1 外显子（GCG）存在异常扩增。1998 年 Brais 等通过连锁分析发现 PABPN1 基因第 1 外显子由正常的 $(GCG)_6(GCA)_3(GCG)$ 扩增为 $(GCG)_{8-13}(GCA)_3(GCG)$，该发现成为诊断 OPMD 的新标准。后来 Nakamoto 等在日本人群中发现变异的 $(GCG)_6GCA(GCG)_3$、$(GCA)_3GCG$ 和 $(GCG)_6(GCA)_3(GCG)_2(GCA)_3GCG$，考虑是 $(GCG)GCA$ 和 $(GCG)_2(GCA)_3$ 的复制而不是单纯 GCG 的扩增引起。以后又相继报道了 $(GCA)_2(GCG)_2$，$(GCA)_1(GCG)_1$，$(GCA)_1(GCG)_2$，$(GCA)_1(GCG)_3$，$(GCA)_1(GCG)_4$ 及 $(GCA)_3(GCG)_3$ 等插入突变形式。插入突变并不少见，考虑是由于染色体的不等位交换造成了异常插入。Robinson 等还发现了 PABPN1 基因第 1 外显子上的点突变（35G-C）。因为 4 种组合 GCA、GCT、GCC、GCG 均编码丙氨酸，所以后来用"GCN"代表这四种可能的任意一种，并认定正常等位基因是 $(GCN)_{10}$ 替代了以往的 $(GCG)_6$。根据新的表示方法，常染色体显性（AD）遗传 OPMD 基因为 $(GCN)_{12-17}$，不同基因突变家族的百分率如下：5% $(GCN)_{12}$，40% $(GCN)_{13}$，26% $(GCN)_{14}$，21% $(GCN)_{15}$，7% $(GCN)_{16}$，1% $(GCN)_{17}$。常染色体隐性（AR）遗传基因为 $(GCN)_{11}$，正常人群中 2% 存在 $(GCN)_{11}$，拥有 2 个 $(GCN)_{11}$ 等位基因的纯合子造成 AR 遗传的 OPMD。最新的研究发现 GCN 的扩增数与 OPMD 病情严重程度有一定的相关性，即 GCN 扩增数大的患者一般病情比较严重，确诊时年龄较轻。

目前 OPMD 的诊断标准如下：①中年发病，多在 40 岁以后出现症状；②显性遗传性家族史；③首发症状多为眼睑下垂或吞咽困难，随疾病发展出现眼球运动障碍和肢带肌无力；④ CK 正常或轻度升高，肌电图多为肌源性改变，极少数为神经源性改变；⑤肌肉病理检查发现肌纤维内镶边空泡，电镜检查发现典型核内包涵体；⑥基因检测发现 PABPN1 基因的第 1 外显子存在（GCN）的异常扩增。满足前 4 条可临床确诊该病；第 5 条加前面的任何 2 条可病理确诊该病；第 6 条加前面 5 条的任何 2 条可提出分子确定诊断。对照上述诊断标准，本例患者基因诊断阳性，并符合①③④条，可确诊为 OPMD。

OPMD 的鉴别诊断应考虑以下疾病：①慢性进行性眼外肌瘫痪（CPEO），是线粒体脑肌病的一种类型，多在青年期发病，以眼球运动障碍和眼睑下垂为主，眼外肌瘫痪重，一般也无复视，可以出现四肢无力，但少有吞咽困难，此外，该类患者还可出现心脏受累、周围神经病变、内分泌改变等多系统受累表现。常有血乳酸升高或乳酸运动试验阳性，提示线粒体受累。肌肉活检可见破碎红纤维（ragged red fibers，RRF）。②重症肌无力（MG）：MG 常见眼睑下垂、吞咽困难，但症状呈波动性，有疲劳现象，有吞咽困难的 MG 多数四肢受累也较明显，但四肢的针极肌电图和 CK 检查多正常。重复电刺激（RNS）常有低频递减。新斯的明试验阳性是最有力的证据。③眼咽远端型肌病（oculopharyngodistal myopathy，OPDM）也可以出现类似的临床表现，但 OPDM 患者发病年龄更早，多在 30 岁前发病，遗传方式多样，在病程的早期就出现较为完全的眼外肌瘫痪，同时颞肌、眼轮匝肌等面肌受累的体征也出现较早并且较重，吞咽困难和构音困难也远较 OPMD 明显。肢体远端无力和萎缩较近端明显，尤其是远端小肌肉受累更为突出。骨骼肌病理检查发现 OPDM 患者肌营养不良样改变更为突出，镶边空泡出现率更高，电镜检查可见特定的包涵体均不同于 OPMD 患者，PABPN1 基因检查不存在 GCN 的异常扩增。

OPMD 的发病机制至今仍不清楚，因此治疗也无任何特效的方法，药物治疗仍在探索中。目前主要是对症处理以改善患者生活质量。眼睑下垂可考虑手术整形的方法，通过提上睑肌缩短术或额肌瓣悬吊术改善上睑下垂，但治疗不宜过于积极，避免发生暴露性角膜炎、眼干燥症等并发症。吞咽困难患者当出现明显营养不良，或者反复误吸引起肺炎时应该考虑手术干预。环咽肌切开术可暂时缓解部分患者的症状，近年来开展的环咽部内镜下扩张术更是一种可重复、治疗耐受良好的方法。早期加强肢体锻炼和康复治疗，在一定程度上可延缓病情发展。另外在基因治疗、成肌细胞移植、干细胞移植等治疗的探索上也都取得了一定的成功，但仍未应用于临床。

（于会艳　刘银红）

参 考 文 献

1. 陈彬，袁云. 眼咽型肌营养不良的研究进展 [J]. 中华医学杂志，2011，91（29）：2083-2085.

2. 周雪维，叶娟，张惠娜. 眼咽型肌营养不良与致病基因 PABPN1 研究进展 [J]. 中国实用眼科杂志，2014，32（12）：1406-1409.

3. BRAIS B，BOUCHARD JP，XIE YG，et al. Short GCG expansion in the PABP2 gene cause oculopharyngeal muscular dystrophy[J]. Nat Genet，1998，18（2）：164-167.

4. NAKAMOTO M，NAKANO S，KAWASHIMA S，et al. Unequal crossing-over in unique PABP2 mutations in Japanese patients：a possible cause of oculopharyngeal muscular dystrophy[J]. Arch Neurol，2002，59（3）：474-477.

5. ROBINSON DO，HIHON-JONES D，MANSFIELD D. et al. Two cases of oculopharyngeal muscular dystrophy（OPMD）with the rare PABPN1 c.35G＞C；p.Gly12A1a point mutation[J]. Neuromuscul Disord，2011，21（11）：809-811.

6. LUIGETTI M，LO MONACO M，MIRABELLA M，et al. Oculopharyngeal muscular dystrophy：Clinical and neurophysiological features[J]. Clin Neurophysiol，2015，126（12）：2406-2408.

7. FINSTERER J. Involvement of the peripheral nerves in oculopharyngeal muscular dystrophy[J]. Clin Neurophysiol, 2010, 121 (6): 803-804.

8. RICHARD P, TROLLET C, STOJKOVIC T, et al. Correlation between PABPN1 genotype and disease severity in oculopharyngeal muscular dystrophy[J]. Neurology, 2017, 88 (4): 359-365.

病例 41　双下肢无力 2 年, 加重伴双上肢无力、活动后憋喘 1 个月

【病例资料】

患者, 男性, 45 岁, 公司职员。因"双下肢无力 2 年, 加重伴双上肢无力、活动后憋喘 1 个月"于 2018 年 2 月 11 日收入院。

现病史: 患者于 2 年前无明显诱因出现双下肢力弱, 多于行走数百米后出现, 不影响上楼, 无双上肢无力、活动后憋喘, 无晨轻暮重, 无肌肉萎缩、肌痛、肉跳, 无肢体麻木、眼睑下垂、视物重影、吞咽困难、呼吸困难, 起病前无发热、流涕、腹泻。后双下肢无力逐渐加重, 行走 200m、上三层楼即可出现。1 年前逐渐出现双下肢水肿, 但夜间可平卧入睡。1 月前双下肢无力明显加重, 蹲下站起困难, 上楼梯费劲, 伴活动后憋喘, 同时出现双上肢抬举费力, 上肢近端肌萎缩。就诊于当地医院, 查血常规: WBC 20.0×10^9/L, Hb 156g/L, PLT 270×10^9/L。血生化: GGT 67.9U/L, K^+ 3.8mmol/L, CK 43U/L, UA 440.3μmol/L, TC 7.32mmol/L, TG 2.76mmol/L, LDL-C 5.58mmol/L, 空腹血糖 9.3mmol/L, 餐后 2h 血糖 13.23mmol/L。超声心动图: 左心室肥厚, 左室舒张功能减低, LVFF 正常。为进一步诊治收入我科。

既往史: 发现高血压 5 年, 血压最高 185/120mmHg, 口服氯沙坦氢氯噻嗪 1 片 / 次, 每日 1 次、富马酸比索洛尔 10mg/ 次, 每日 1 次、非洛地平缓释片 5mg/ 次, 每日 1 次降压治疗, 自述平素血压控制在 130/80mmHg 左右。发现高脂血症 5 年余, 未规律监测及治疗。否认糖尿病病史。近 5 年多次于外伤(磕碰)后出现四肢及躯干皮肤脓包, 多次切开引流并应用头孢类抗生素治疗。

有寻常型银屑病病史 3 年, 3 年前开始接受"曲安奈德"肌内注射治疗, 3 个月为 1 个疗程, 每个疗程包括第 1 个月每隔 10 天肌内注射 120mg 曲安奈德(共计 3 次), 第 2 个月、第 3 个月不用药。如此循环, 总共用药近 3 年, 一个半月前停用, 最后一次用药时间为 2017 年 12 月 31 日。8 个月前外伤后出现肋骨骨折, 行骨密度检查示"骨质疏松", 长期口服氨基葡萄糖治疗。近半年出现性功能减退, 曾于当地医院行垂体及肾上腺影像学未见异常。

个人史、家族史: 无特殊。

入院查体: T 36.5℃, P 92 次 /min, R 18 次 / 分, BP 159/105mmHg, BMI 35.5kg/m²。满月脸, 库欣综合征(Cushing syndrome)面容, 面色潮红, 腹部可见宽大紫纹, 全身皮肤可见多发痤疮。躯干、四肢可见多发环状红斑样皮疹, 覆白色鳞屑(图 41-1)。双足、双胫前可见暗红色色素沉着。双肺呼吸音清, 未闻及干、湿啰音, 双下肢、双足凹陷性水肿。神经科查体:神清, 语利, 脑神经未见异常。双侧三角肌萎缩, 双上肢近端肌力 5⁻ 级、远端肌力 5 级, 双下肢近端肌力 4 级、远端肌力 5 级, 四肢肌张力正常, 腱反射对称, 双侧病理征(−)。深、浅感觉未见异常。

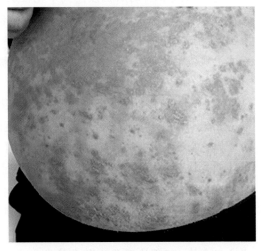

图 41-1　腹部皮肤银屑病及紫纹

【入院诊断】

四肢无力原因待查

【入院后辅助检查】

血常规：白细胞 16.13×10^9/L、血红蛋白 147g/L、血小板 341×10^9/L。尿常规：蛋白质微量。血生化：葡萄糖 6.3mmol/L（正常范围：3.9～6.1mmol/L）、总胆固醇 5.75mmol/L（正常范围：<5.2mmol/L）、甘油三酯 2.68mmol/L（正常范围：<1.7mmol/L）、低密度脂蛋白胆固醇 4.06mmol/L（正常范围：<3.12mmol/L）、高密度脂蛋白胆固醇 1.2mmol/L（正常范围：<1.04mmol/L）、乳酸脱氢酶 253U/L（正常范围：109～245U/L）、肌酸激酶 35U/L（正常范围：38～174U/L）、γ-谷氨酰转肽酶 59U/L（正常范围：11～50U/L）。B 型钠啡肽正常。凝血象：血浆纤维蛋白原定量 4.21g/L（正常范围：2.0～4.0g/L），其余正常。肿瘤标志物：癌胚抗原 6.1ng/ml（正常范围：<5.0ng/ml），余肿瘤标志物均正常。糖化血红蛋白 7.7%。ESR 8mm/h，C 反应蛋白 0.9mg/dl（正常范围：<0.8mg/dl）。抗核抗体谱（-）。甲状腺功能全套正常。

腰穿：脑脊液压力 175mmH$_2$O，常规：无色透明，RBC 1/mm^3，WBC 0/mm^3，Pandy 实验（+）。生化：蛋白 751.1mg/L（正常范围：150～450mg/L），糖和氯化物正常。脑脊液神经节苷脂抗体谱、寡克隆区带均为阴性。

肌电图：左、右胫前肌，右三角肌针极肌电图显示少量插入电位，轻收缩运动单位电位电压稍高，强收缩呈混合相或混合干扰相，电压基本正常。双腓神经、左正中神经 MCV 轻度减慢，双腓神经、右胫神经、左尺神经复合肌肉动作电位波幅轻度下降。提示神经源性改变，周围性的可能性大。

【蒋景文教授查房】（2018 年 2 月 15 日）

病史特点：慢性起病，进行性加重，病程 2 年。症状为四肢无力，下肢较上肢重，近端较远端重，无肌肉疼痛和感觉异常。查体：四肢近端力弱及近端轻度肌肉萎缩。无其他神经系统阳性体征。可见典型 Cushing 面容和腹部皮肤紫纹，全身遍布较严重痤疮。

定位：四肢近端力弱，无长束体征，定位诊断可考虑肌肉、神经肌肉接头及周围神经。因症状无晨轻暮重、无明显疲劳性、不支持神经肌肉接头病变。无感觉减退、无腱反射减弱，无疼痛、麻木等感觉障碍，不支持周围神经病变。故病变以肌肉受累可能性大。

定性：CK 正常的肌病应想到甲亢性肌病和类固醇肌病，患者面色潮红，满月脸，腹部可见宽大紫纹，符合 Cushing 综合征表现，结合既往用药史，长期应用肌内注射曲安奈德 3 年，直至入院前 1 个月，考虑 Cushing 综合征伴类固醇肌病的可能。患者甲状腺功能正常，因此甲亢性肌病的可能性不大。空腹及餐后血糖均高于正常，肌电图显示有轻度周围神经损害，可能同时存在糖尿病性周围神经病。

鉴别诊断：①慢性炎性脱髓鞘性多发性神经病（chronic inflammatory demyelinating polyneuropathy，CIDP），支持点：慢性病程、逐渐进展的四肢近端力弱，伴肌萎缩，脑脊液有蛋白-细胞分离；不支持点：无肯定感觉障碍，腱反射未见减低，神经传导速度未见多条神经传导明显减慢，症状在用皮质类固醇治疗过程中出现。②多发性肌炎：红细胞沉降率不快，肌酸激酶正常，肌电图未见典型的肌源性损害，与多发性肌炎不符合。假如停用曲安奈德后无力症状好转，则可进一步除外多发性肌炎。

建议进一步查找有无导致 Cushing 综合征的内源性病因，如肾上腺肿瘤、垂体瘤等。请内分泌会诊，可否使用其他激素替代曲安奈德治疗。

【进一步诊治】

内分泌激素水平检测：性激素 6 项示睾酮 3.22ng/ml。血皮质醇（凌晨 0 时、早上 8 时、下午 4 时）均＜1.00μg/dl，ACTH（8am）＜5.00pg/ml，均正常。垂体 MRI 示垂体强化欠均匀。腹部 CT：肾上腺未见异常。根据以上结果，未见内源性原因导致 Cushing 综合征的证据。根据用药史，考虑患者为外源性糖皮质激素导致类固醇肌病可能性大。停用曲安奈德，遵内分泌科会诊意见加用泼尼松 7.5mg/ 次，每日 1 次口服替代治疗，2 周后减量为 5mg/ 次，每日 1 次。同时予维生素 B_1、维生素 B_6、甲钴胺营养神经治疗。高血压、冠心病、血脂代谢异常、糖尿病方面，加用氯吡格雷 50mg/ 次，每日 1 次口服，同时予降压、调脂、降糖治疗。寻常型银屑病方面，予硫代硫酸钠静脉推注、丁酸氢化可的松软膏外用，10 日后改为复方甘草酸苷静脉滴注、卡泊三醇外用，患者皮疹较前明显减轻。

【出院情况】

患者四肢力量较入院明显改善，可自行上半层楼，蹲下可缓慢站起。查体：四肢近端肌力 5⁻ 级，较入院改善。

【随访】

出院后 1 个月随访，四肢肌力进一步好转，双上肢肌力 5 级，双下肢近端肌力 5⁻ 级，远端肌力 5 级。继续泼尼松 5mg/ 次，每日 1 次替代治疗，建议持续半年至 1 年。

【最终诊断】

类固醇肌病（steroid myopathy）

糖尿病周围神经病

【讨论】

类固醇肌病，又称糖皮质激素引发的肌病（glucocorticoid-induced myopathy），1932 年 Harvey Cushing 首次描述了该病，他发现内源性糖皮质激素过量伴库欣综合征（Cushing syndrome）患者可出现严重的近端肌萎缩和无力。目前研究发现约 60% 的库欣综合征患者可出现肌无力症状。随着糖皮质激素应用于治疗多种疾病的增加，外源性糖皮质激素已成为药物性肌病最常见的原因。任何常用的糖皮质激素均可引起肌病，但氟化糖皮质激素制剂如地塞米松、曲安奈德和倍他米松更容易导致类固醇肌病，这时更换为另一种有等效抗炎剂量的类固醇时，常可观察到肌无力症状改善。

类固醇肌病的病理生理机制主要为糖皮质激素激活蛋白质分解系统，包括泛素 - 蛋白酶体系统（UPS）、溶酶体系统（组织蛋白酶）及钙依赖性系统（钙蛋白酶），诱导蛋白质分解代谢增加。另一机制为糖皮质激素抑制肌肉蛋白质合成，通过抑制氨基酸向肌肉的转运，从而限制蛋白质的合成；通过抑制胰岛素、胰岛素样生长因子 1 和氨基酸（尤其是亮氨酸），从而影响蛋白质合成的 mRNA 翻译的起始步骤，并且通过下调肌细胞生成素而导致肌萎缩。在动物实验中发现，类固醇肌病的成年大鼠的蛋白分解代谢增加，而老年大鼠的蛋白质合成减少。其他病理生理机制包括糖皮质激素引起线粒体功能障碍使其氧化能力降低，还可引起低钾血症和低磷血症，产生肌无力，但低钾和低磷在类固醇肌病中不起重要作用。在内源性库欣综合征的病例中，ACTH 水平升高也可能是引发肌无力的原因，过量的 ACTH 可影响神经肌肉传递的终板电位，与糖皮质激素的作用不同。

类固醇肌病选择性影响快收缩的糖酵解肌纤维（Ⅱ型肌纤维），主要为Ⅱb 纤维，而对慢收缩氧化性肌纤维（Ⅰ型肌纤维）的影响较小或没有影响。这种肌纤维特异性的机制尚不清楚。Ⅱb 型纤维的活性低于Ⅱa 型或Ⅰ型纤维，这种活性的差异可能是Ⅱb 型纤维更容易受累的原因。

　　类固醇肌病病因分为内源性和外源性。内源性指各种内分泌疾病引起的体内糖皮质激素产生过多，例如肾上腺皮质腺瘤、垂体瘤等。外源性指服用或注射糖皮质激素类药物导致，据统计 2.4%～21% 的外源性类固醇肌病患者可出现严重的肌无力，实际上如果将轻度无力和激素诱导的虚弱统计在内，类固醇肌病的发生率会更高。易患因素包括老年人、癌症患者、患有呼吸肌肉受累肌病、负氮平衡和不活动的患者。

　　类固醇肌病发病呈急性或慢性两种形式。急性类固醇肌病最常见于重症监护病房，它的特点是快速进展的近端和远端肌肉无力，弛缓性四肢瘫痪，腱反射减弱或消失，感觉系统和脑神经多不受累，可出现肌痛、横纹肌溶解。急性类固醇肌病常发生在类固醇治疗后 5～7 天，多见于机械通气，或接受了箭毒样神经肌肉阻滞药物的患者。卧床、营养缺乏、感染、高剂量糖皮质激素是引发急性类固醇肌病的诱因。大剂量糖皮质激素冲击治疗会导致快速的显著的肌无力，最早可在治疗开始后 2 周内观察到。使用泼尼松（或同等量效药物）等非氟化糖皮质激素，特别是甲泼尼龙，在合并急性脊髓损伤或急性呼吸衰竭等应激情况下可出现急性肌肉无力。慢性类固醇肌病肌无力发生隐匿，进展缓慢，通常是无疼痛的或仅有轻微的疼痛。内源性和外源性慢性类固醇肌病肌肉受累的模式是相同的，无力主要发生在近端，很少有远端肌肉受影响，通常骨盆带肌肉受累比肩胛带肌更严重，因此下肢无力表现更为明显，表现为蹲起费力，上楼困难。脑神经支配的肌肉和括约肌不受影响。慢性肌病持续数周或数月后可出现肌萎缩。发生类固醇肌病与使用类固醇治疗剂量和时间相关，应用泼尼松 40～60mg/d 超过 1 个月会导致类固醇肌病，但人群差异较大。通常认为泼尼松（或同等量效其他药物）用药时间少于 4 周或者每天剂量少于 10mg 的患者很少出现类固醇肌病。

　　类固醇肌病尚无统一的诊断标准，主要依据急性或慢性起病，以下肢近端无力为主的四肢弛缓性无力的临床特点，有内源性皮质激素分泌水平升高或外源性糖皮质激素使用过程中发病，结合辅助检查，排除其他病因导致的肢体无力可做出诊断，尤其是减量或停用糖皮质激素后临床症状缓解高度支持类固醇肌病的诊断。辅助检查包括肌电图和血清肌酸激酶（CK）、乳酸脱氢酶（LDH）、尿肌酸及肌肉活检。肌电图在急性类固醇肌病中表现为大量异常自发电活动，同时可见早期募集的潜伏期短的低波幅、短时限的多相运动单位电位。慢性类固醇肌病早期肌电图通常正常，后期可出现短时限、低波幅的运动单位电位等肌源性损害特点，因此常规肌电图对早期类固醇肌病的诊断存在一定的局限性。CK 和 LDH 在急性类固醇肌病可以明显升高，但在慢性类固醇肌病多无明显变化。研究发现慢性类固醇肌病尿肌酸水平升高，当临床发现血 CK 水平正常，而尿肌酸水平增高时高度提示慢性类固醇肌病。慢性类固醇肌病肌肉活检的组织学研究显示Ⅱb 型肌纤维非特异性萎缩，无炎性浸润，纤维大小随中央核的变化而变化，很少有肌坏死的迹象。

　　类固醇肌病鉴别诊断包括多发性肌炎、皮肌炎等炎性肌肉病和慢性炎性脱髓鞘多发性神经病（CIDP）。炎症性肌病常与自身免疫性疾病有关，如系统性红斑狼疮、干燥综合征、类风湿关节炎和硬皮病等，这类患者在使用糖皮质激素治疗原发病时，如果出现肌无力要注意鉴别是合并免疫相关的炎性肌病还是类固醇肌病。炎性肌病常有血清 CK 明显升高，伴有肌痛，红细胞沉降率增快，外周血免疫指标异常，自身抗体谱阳性等特点有助于鉴别。CIDP 肌电图多为神经源性改变，神经传导速度降低，脑脊液蛋白细胞分离现象有助于鉴别。本例患者慢性病程，肌电图神经传导检查有异常，脑脊液蛋白偏高，与 CIDP 较难鉴别。但患者无感觉障碍，查体腱反射未见减低，没有多条神经传导速度的明显减慢，症状在使用皮质类固醇治疗过程中出现，因此不支持CIDP。患者入院后发现空腹及餐后血糖都明显升高，支持糖尿病的诊断，考虑周围神经损害可能与糖尿病相关。在临床鉴别困难的情况下，减量或停用糖皮质激素观察临床症状的缓解情况对鉴别诊断非常有帮助。

类固醇肌病治疗，对于内源性糖皮质激素增多患者要查找病因，针对病因治疗。对于外源性类固醇肌病，采取减少类固醇的剂量，交替治疗方案，并改用非氟化剂等治疗措施。通常糖皮质激素停药后3~4周可观察到肌力的增加。适当的蛋白质摄入量有助于防止症状的快速加重。

本例患者因患银屑病，长期大剂量使用曲安奈德，曲安奈德属于氟化糖皮质激素，抗炎作用强而且持久，4mg曲安奈德抗炎活性约相当于5mg泼尼松，临床常用于局部或肌内注射治疗自身免疫性皮肤病。曲安奈德相比泼尼松更易产生类固醇肌病，国内外均有相关文献报道。当临床遇到表现为对称性肢体近端无力伴有库欣综合征表现的患者要注意仔细询问病史及用药史，排除内源性病因，结合类固醇用药史，通常较容易做出诊断。需要注意，类固醇肌病患者可因长期应用激素引起糖尿病，如同时合并糖尿病周围神经损害，肌电图检查可显示为周围神经损害，类似本例患者，这种情况下不能依据肌电图做出诊断，需要结合临床综合判定。

（于会艳　李淑华）

参 考 文 献

1. EDDELIEN HS, HOFFMEYER HW, LUND EL, et al. Glucocorticoid-induced myopathy in the intensive care unit[J]. BMJ Case Rep, 2015, 2015: bcr2015209793.

2. GUPTA A, GUPTA Y. Glucocorticoid-induced myopathy: Pathophysiology, diagnosis, and treatment[J]. Indian J Endocrinol Metab, 2013, 17(5): 913-916.

3. MINETTO MA, CARESIO C, D'ANGELO V, et al. Diagnostic evaluation in steroid-induced myopathy: case report suggesting clinical utility of quantitative muscle ultrasonography[J]. Endocr Res, 2018, 43(4): 235-245.

4. MINETTO MA, D'ANGELO V, ARVAT E, et al. Diagnostic work-up in steroid myopathy[J]. Endocrine, 2018, 60(2): 219-223.

5. PEREIRA RM, FREIRE DE CARVALHO J. Glucocorticoid-induced myopathy[J]. Joint Bone Spine, 2011, 78(1): 41-44.

6. SILVER EM, OCHOA W. Glucocorticoid-induced myopathy in a patient with Systemic Lupus Erythematosus (SLE): A case report and review of the literature[J]. Am J Case Rep, 2018, 19: 227-283.

7. 李金虹, 邓倩, 张永志. 类固醇肌病一例并文献复习[J]. 华西医学, 2016, 31(2): 216-219.

8. 时宏娟, 焉传祝, 戴廷军. 类固醇肌病的研究现状[J]. 中华医学杂志, 2014, 94(6): 476-478.

病例 42　反复发作性肢体无力 44 年, 加重 5 年

【病例资料】

患者, 男性, 50 岁。因"反复发作性肢体无力 44 年, 加重 5 年"于 2015 年 6 月 1 日收入院。

现病史: 患者 44 年前 (6 岁时) 无明显诱因突然从坐位站起困难, 自觉四肢发软发酸, 无肢体麻木感, 持续约 10 分钟后自行恢复, 此后上述症状反复发作, 多于感冒后、心情不好时、饥饿及重体力活动后出现, 每次持续数小时或 1 天左右恢复, 发作最严重 1 次是重感冒后全身无力持续 3 天, 伴咀嚼费力, 吞咽困难和气短。每年发作 5~6 次。发作间期活动正常。发作时不伴有肢体麻木、疼痛, 无头痛头晕及意识障碍, 无二便障碍, 无晨轻暮重及疲劳现象。近 5 年双下肢逐渐变细。近 2 年发作后双下肢无力不能完全恢复, 遗留双下肢近端无力, 表现为蹲起动作及上楼梯困难, 上肢力量尚可。曾在当地医院就诊, 多次发作时查血钾正常, 未能明确诊断。患者自发病以来饮食、睡眠、二便正常, 体重无明显变化, 记忆力无下降。

既往史: 高血压病 4 年余, 血压控制可。心动过速 40 余年。无糖尿病病史。

个人史: 吸烟 30 余年, 10 支/d, 饮酒 30 余年, 100g/d, 无毒物接触史。

家族史: 家族中未发现类似疾病患者, 母亲及 3 个姐妹 1 个哥哥均健康, 父亲因肺癌于 70 岁时去世, 生前无类似症状。育有 1 子 2 女均健康。

入院查体: 神志清楚, 言语流利。高级皮质功能正常。身材略矮, 眼距略宽, 脑神经未见异常。双上肢肌肉容积及肌力正常, 双下肢远近端肌肉均匀萎缩变细, 左侧明显, 左下肢肌力 4⁻级, 右下肢肌力 4 级, 四肢肌张力正常, 双上肢腱反射对称减低, 双侧膝反射及跟腱反射均未引出, 双侧病理征 (−), 深浅感觉及共济运动未见异常。

辅助检查: 2014 年 12 月腰椎 MRI (外院): 腰椎退行性病变, L_4~L_5 椎间盘轻度膨出, 椎管无明显狭窄, 神经根无明显受压。

【入院诊断】

发作性四肢无力伴肌萎缩原因待查

　　　　周期性瘫痪?

　　　　代谢性肌病?

【入院后辅助检查】

血常规、红细胞沉降率及凝血象正常。肝肾功能、血糖及血脂均正常, 肌酸激酶 294U/L (正常范围: 25~200U/L), 尿酸 677μmol/L (正常范围: 208~428μmol/L)。血乳酸 1.26mmol/L (正常范围: 0.6~2.2mmol/L), 血氨 184μmol/L (正常范围: <80μmol/L)。感染三项和抗核抗体谱均为阴性, 甲状腺功能全套均正常。

心电图未见异常。超声心动图未见异常。腹部 B 超: 脂肪肝, 肝囊肿, 胆囊壁隆起样病变 (息肉可能性大)。

住院期间出现过 2 次疲劳后的全身无力发作, 当时急查血钾 1 次正常、1 次轻度减低 (3.3mmol/L)。

【蒋景文教授初次查房】(2015 年 6 月 5 日)

病史特点: ①中年男性, 幼年起病; ②发作性四肢无力 44 年, 近 5 年双下肢逐渐出现肌

萎缩伴持续性无力，仍有间断性四肢无力发作。无肌强直。曾多次于发作时在当地查血钾正常。入院后发作 2 次，1 次血钾正常、1 次血钾轻度减低（3.3mmol/L），CK 轻度升高（294U/L）；③无家族史；④查体：神清，语利，认知功能正常，个头略矮，眼距略宽，脑神经未见异常，双上肢正常，双下肢远近端肌肉普遍萎缩，左侧明显，无假性肥大，双下肢肌力 3～4 级，双上肢腱反射对称减低，双下肢腱反射均未引出，双侧病理征（−），深、浅感觉正常。

定位诊断：双下肢肌力减退伴肌萎缩，查体双下肢肌力 3～4 级，腱反射消失，病理征阴性，定位于下运动神经元，肌酶谱轻度升高，无感觉异常，无肉跳，肌源性可能大，下肢腱反射完全消失也不排除神经源性。

定性诊断：儿时起病，慢性病程，发作性四肢无力，每次发作与劳累有关，首先考虑周期性瘫痪；但 2 次发作时查血钾并没有明显降低或升高，近几年又出现明显的肌萎缩不支持周期性瘫痪的低钾型和高钾型，至于正常血钾型非常少见，文献报道发作时间长，可以数天到 1 周恢复，且多伴有肌强直，病程长的患者晚期也可以出现肌萎缩，但一般不很明显。其次考虑进行性肌营养不良和代谢性肌病（如糖原贮积病、脂质沉积病和线粒体肌病）：肌酶谱不太高及没有肌肉假性肥大也不支持肌营养不良；代谢性肌病均可出现肌肉耐力下降及肌萎缩，但不会是典型的发作性病程。最后患者双下肢无力及萎缩左右不对称，腱反射完全消失，无假性肥大，尚不能除外遗传性周围神经病。

建议：行下肢 MRI 及肌电图检查，如符合肌源性损害行肌肉活检。

【进一步诊治】

2015 年 6 月 10 日肌电图（EMG）：右侧三角肌及左、右胫前肌均表现为安静状态下有纤颤、束颤及正锐波等自发电位，未见肌强直电位，轻收缩时运动单位电位时限缩短，大力收缩时募集电位呈病理干扰相，峰值电压降低，上述结果符合肌源性病变。神经传导速度（NCV）：双下肢运动传导速度正常，左腓肠神经感觉传导速度轻度减慢，右腓肠神经波幅减低，其余下肢 SCV 正常。双上肢运动感觉传导速度均正常。

2015 年 6 月 12 日双下肢肌 MRI 示：双侧臀部及大腿肌肉轻度脂肪浸润改变，双侧小腿肌肉脂肪浸润伴萎缩，以左小腿为著。

2015 年 6 月 12 日行右股四头肌活检：肌纤维大小不一，部分可见大小不一的空泡结构，可见明显核内移现象，没有发现肌纤维坏死和炎细胞浸润及异常物质沉积，未见脂肪滴增多。结论：符合肌病样病理改变，特别是空泡性肌病。未发现炎性肌病、肌营养不良或神经源性骨骼肌损害的典型病理改变特点（图 42-1）。

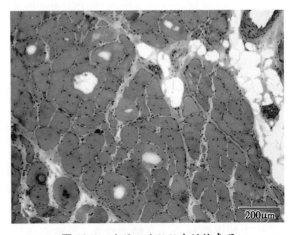

图 42-1　右股四头肌肌肉活检表现

光镜下观察肌纤维直径大小不一，可见肥大肌纤维和萎缩肌纤维；许多肌纤维存在核内移现象；一些肌纤维内有空泡形成；个别肌纤维内有嗜酸性物质沉积。HE×200

【蒋景文教授再次查房】（2015 年 6 月 19 日）

肌电图上右侧三角肌及左、右胫前肌均显示肌源性损害；MCV 均正常，左腓肠神经 SCV 偏慢，右腓肠神经波幅低提示下肢轻度感觉神经损害。肌肉活检符合肌病样病理改变,提示空泡性肌病,但未见炎性肌病、代谢性肌病和肌营养不良等病理改变。病理上的空泡性肌病变一般没有特异性,许多肌病变晚期可以出现。发作性病程和有身材略矮、眼距略宽等体貌特征要考虑 Andersen-Tawil 综合征的可能性,建议基因检测。下肢的感觉神经受损原因未明,不除外与患者长期饮酒有关。

【进一步检查】

2015 年 6 月 25 日基因检测:染色体 17 的 SCN4A 基因第 13 个外显子的基因突变,c.2111C>T,导致氨基酸改变 p.T704M(苏氨酸 > 蛋氨酸)。未检测到 Andersen-Tawil 综合征和肌营养不良的致病基因突变。

【最终诊断】

正常血钾型周期性瘫痪(normokalemic periodic paralysis, normoKPP)

【讨论】

本例患者病程漫长,儿时起病,主要表现反复发作性四肢无力,每次发作均在 1～3 天自发缓解,很容易想到周期性瘫痪,但发作时血钾无明显异常和近年逐渐出现双下肢肌萎缩不好解释。而正常血钾性周期性瘫痪罕见,且文献中个案报道均有家族史,临床除肌无力外常伴肌强直现象,一般也不会出现肌萎缩。本例临床最困惑的是肌萎缩,使诊断颇费周折,最后通过肌肉活检排除其他肌病,又通过基因检测才最终确诊为正常血钾性周期性瘫痪。检索国内外文献,伴发肌肉明显萎缩的正常血钾性周期性瘫痪还没有报道过。

周期性瘫痪(periodic paralysis, PP)是神经科医生比较熟悉的疾病,是一种常染色体显性遗传的骨骼肌离子通道病,作为离子通道病的代表,是一大组以反复发作性骨骼肌弛缓性瘫痪伴血钾浓度变化为主要临床特征的疾病。发病率 1/10 万,属少见病,好发于儿童、青少年。传统上据发作时血钾水平分为低钾型周期性瘫痪(hypokalemic periodic paralysis,hypoKPP)、高钾型周期性瘫痪(hyperkalemic periodic paralysis,hyperKPP)和正常血钾型周期性瘫痪(normoKPP)。

周期性瘫痪又按病因分为原发性和继发性两大类,前者分为家族性及散发性,后者分为甲状腺毒性周期性瘫痪(thyrotoxic periodic paralysis, TPP)、钾摄入不足或排钾过多(肾性排钾过多最常见)等,相关疾病有 Graves 病,肾小管酸中毒,原发性醛固酮增多症,原发性皮质醇增多症,各类肾病性失钾及药物使用不当等。提示临床遇到发作性肌无力的患者需要做尿常规、血气分析,肾和肾上腺 B 超,甲状腺功能等检查以排除继发性周期性瘫痪后方可诊断原发性周期性瘫痪。

低钾性周期性瘫痪是原发性周期性瘫痪最常见的类型,青少年发病,患者多于入睡或晨醒时四肢无力,近端重于远端,腱反射减弱或消失。脑神经支配肌肉很少受累,重者呼吸肌可受累,可出现心律失常。症状持续数小时到数天。青壮年时发作频率最高,50 岁以后发作次数逐渐减少。高糖类饮食、前晚高盐饮食、剧烈运动、感染、创伤、情绪激动、月经、寒冷均可诱发。发作时血钾明显降低,肌肉病理可正常或出现肌纤维空泡变性,管状聚集。发作时肌电图可见动作电位波幅下降,发作间期正常。发作时心电图可见 P-R 间期延长,T 波低平,出现 U 波。根据致病基因分两型;Ⅰ型最常见,占 70%～80%,位于染色体 1q 的骨骼肌电压门控性钙离子通道(voltage-gated calcium channel,VGCC)Cav1.1 α1 亚单位的 CACNA1S 基因突变;Ⅱ型仅占 10%,位于染色体 17q 的编码骨骼肌钠离子通道的核心 α 亚单位(α-subunit type Ⅳ of voltage-gated sodium channel,SCN4A)的基因突变。仍有 10% 未发现致病基因。发病机制可能与肌膜钙离子通道病变导致钠内流减慢,延缓了激活过程,

使肌肉兴奋 - 收缩偶联过程减慢，产生肌无力。但钙离子通道异常如何降低细胞外钾离子浓度及如何引起肌膜异常去极化的机制尚不十分清楚。

高钾性周期性瘫痪相对少见，多于 10 岁前发病，晨起或早餐前发作，频率可每年几次至每天几次，每次持续时间较短（15min 至 1h），严重者数天。发作期血钾升高。服用高钾药物、运动后休息、饥饿、紧张、寒冷均可诱发。约 50% 的患者发作间期出现自发性肌强直（轻微肌强直、肌肉痛性痉挛，易见于面肌、舌肌、鱼际肌和伸指肌）或叩击性肌强直（与低钾型周期性瘫痪区别）。心电图可见 T 波波幅升高；肌电图发作期可见运动单位数目减少和肌强直电位，发作间期可出现轻微肌强直电位；肌肉病理可正常或肌纤维空泡变性。致病基因也是位于 17q23～q25 的 SCN4A，SCN4A 突变位点在高钾性周期性瘫痪较为明确，目前发现有 N440K、L6891T、I1693T、T704M、A1156T、M1360V、M1370V、11495T、11495F 及 M1592V 等多种突变。其中，2/3 的患者携带 T704M、A1156T、M1360V、M1592V 这 4 种 SCN4A 基因中的 1 种突变，以 T704M 和 M1592V 最多见。患者发作性无力可能与通道活化的电压阈值降低或通道开放时间延长，影响去极化时的流入电流。

正常血钾性周期性瘫痪临床罕见，亦多在 10 岁前发病，症状及诱因与低钾性周期性瘫痪相似，但每次发作时间相对较长，可持续数天至数周，发作时不伴有血钾浓度变化，补钾后可加重，患者多极度嗜盐。文献中提到少数病程长者晚期可以出现肌萎缩，但鲜有报道。该病致病基因与高钾性周期性瘫痪相同，也是 SCN4A 基因突变所致，以往认为是一种独立疾病，近年来认为可能是高钾性周期性瘫痪的临床变异型。因部分高钾性周期性瘫痪的家系中可见高钾和正常血钾两种类型的患者，也有报道同一个典型高钾性周期性瘫痪患者偶尔可见发作时血钾正常。

本例患者儿时起病，短暂性发作性骨骼肌瘫痪，慢性病程，每次发作时间数小时至 2～3 天不等，发作时没有明显的血钾异常，支持正常血钾性周期性瘫痪，但患者没有家族史，没有嗜盐现象，无肌肉强直，且出现明显肌萎缩不支持，最后通过基因确诊为此病。该患者基因突变位点是 SCN4A 的 T704M，也是 normoKPP 常见的致病基因突变位点，肌萎缩可能与发作频繁及病史漫长导致晚期肌肉损害和活动减少的失用性萎缩有关。

在诊断中也曾想到少见的 Andersen-Tawil 综合征，该病也是常染色体显性遗传病，占周期性瘫痪的 10%。青少年发病，典型者表现三联征：周期性瘫痪、心律失常（Q-T 间期延长、室性心律失常）和外形异常（眼距过宽、小颌畸形、下位耳、腭裂、身材矮小和指弯曲）。患者表现为运动后休息时出现无力，不伴肌强直。多伴有低血钾，也可正常血钾和高血钾，一般不会出现肌萎缩。致病基因为染色体 17q 电压门控性钾离子通道 α 亚单位的（KCNJ2）突变。本例患者有部分异常外貌特征且临床症状和血钾正常支持，但通过基因检测没有发现 KCNJ2 异常突变因而可以排除。提示临床遇到不典型周期性瘫痪患者要想到这一少见病，注意特殊的外貌特征可帮助鉴别，最后确诊要通过基因检测。

由于确切发病机制不清，周期性瘫痪的治疗仍以对症为主，尚无有效的预防手段。低钾型周期性瘫痪急性期以 10% 氯化钾或枸橼酸钾 30～40ml/ 次口服，然后 20ml/2h，直至症状好转，24 小时内钾总量可达 10～15g；缓解期小剂量补钾预防发作。高钾型周期性瘫痪急性期静脉注射葡萄糖酸钙 0.5～2g，也可应用葡萄糖和胰岛素静脉滴注；缓解期给予排钾利尿药（氢氯噻嗪）和 / 或乙酰唑胺口服。血钾正钾型周期性瘫痪的治疗与高钾型相仿，也可在发作期静脉注射葡萄糖酸钙 0.5～2g，和 / 或大剂量生理盐水静脉滴注；缓解期预防用药主要是乙酰唑胺 125～250mg/ 次，每日 3 次，氢氯噻嗪也有一定疗效，可能是通过降低血清钾的浓度，减少周期性发作的频度和强度。肌强直患者常用抗心律失常药物如美西律和利多卡因，其作用机制是阻断依赖性钠通道从而防止动作电位的反复发放，另外，平素保持高钠低钾饮食。

（侯世芳 刘 明）

参 考 文 献

1. GONZÁLEZ-TREVIÑO O，ROSAS-GUZMÁN J. Normokalemic thyrotoxic periodic paralysis：A new therapeutic strategy[J]. Thyroid，1999，9（1）：61-63.

2. DAVIES NP，EUNSON LH，SAMUEL M，el al. Sodium channel gene mutations in hypokalemic periodic paralysis：an uncommon cause in the UK[J]. Neurology，2001，57（7）：1323-1325.

3. CHARLES G，ZHENG C，LEHMANN-HORN F，et al. Characterization of hyperkalemic periodic paralysis：a survey of genetically diagnosed individuals[J]. J Neurol，2013，260（10）：2606-2613.

4. VICART S，STERNBERG D，FOURNIER E，et al. New mutations of SCN4A cause a potassium-sensitive normokalemic periodic paralysis[J]. Neurology，2004，63（11）：2120-2127.

5. SONG YW，KIM SJ，HEO TH，et al. Normokalemic periodic paralysis is not a distinct disease[J]. Muscle Nerve，2012，46（6）：914-916.

6. CHINNERY PF，WALLS TJ，HANNA MG，et al. Normokalemic periodic paralysis revisited：does it exist[J]? Ann Neurol，2002，52（2）：251-252.

7. PLASTER NM，TAWIL R，TRISTANI-FIROUZI M，et al. Mutationsin Kir2.1 cause the developmental and episodic electricalphenotypes of Andersen's syndrome[J]. Cell，2001，105（4）：511-519.

8. FU C，WANG Z，WANG L，et al. Familial Normokalemic Periodic Paralysis Associated With Mutation in the SCN4A p.M1592V[J]. Front Neurol，2018，9：430.

9. AKABA Y，TAKAHASHI S，SASAKI Y，et al. Successful treatment of normokalemic periodic paralysis with hydrochlorothiazide[J]. Brain Dev，2018，40（9）：833-836.

10. GRAGG JI，FEDERICO M，MELLICK LB，et al. Normokalemic Thyrotoxic Periodic Paralysis with Acute Resolution in the Emergency Department[J]. Clin Pract Cases Emerg Med，2017，1（2）：129-131.

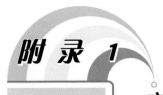

附录 1

病例诊断疾病表

第一部分 脑与脊髓疾病

病例18 脑膜胶质瘤病(leptomeningeal gliomatosis,LG)

病例19 类固醇激素反应性慢性淋巴细胞性炎性反应伴脑桥血管周围强化症
(chronic lymphocytic inflammation with pontine perivascular enhancement responsive to steroids, CLIPPERS)

病例20 脑膜癌病(meningeal carcinomatosis,MC)

病例21 多形胶质母细胞瘤(glioblastoma multiforme)

病例22 进行性核上性麻痹(progressive supranuclear palsy,PSP)

病例23 遗传性帕金森病(hereditary Parkinson's disease)

病例24 线粒体脑肌病(mitochondrial encephalomyopathy)
肌阵挛性癫痫伴肌肉破碎红纤维综合征(myoclonic epilepsy with ragged red fibers,MERRF)

病例25 齿状核红核苍白球路易体萎缩症(dentatorubral-pallidoluysian,DRPLA)

病例26 遗传性痉挛性截瘫4型(hereditary spastic paraplegia type 4,HSP4)

病例27 前庭阵发症(vestibular paroxysmia,VP)
合并面肌痉挛(facial spasm)

病例28 自发性脊髓蛛网膜下腔出血(spinal subarachnoid hemorrhage,S-SAH)
合并视神经炎脊髓炎谱系疾病(neuromyelitis optica spectrum disorder,NMOSD)

病例29 脊髓硬脊膜外动静脉瘘(spinal extradural arteriovenous fistula)

病例30 恶性颈静脉球瘤伴多发椎体转移
(malignant glomus jugulare tumor with multiple vertebral metastases)
急性脊髓压迫症(acute compressive myelopathy)

病例31 神经布鲁菌病(neurobrucellosis,NB)

第二部分 周围神经和肌肉疾病

病例32 遗传性压迫易感性神经病(hereditary neuropathy with liability to pressure palsies,HNPP)

病例33 Miller-Fisher综合征不完全型(Miller-Fisher syndrome incomplete form)

病例34 嗜酸性肉芽肿性多血管炎(eosinophilic granulomatosis with polyangiitis,EGPA)
合并神经系统损害(impairment of nervous system)

病例35 肉芽肿性多血管炎性周围神经病(peripheral neuropathy in granulomatosis with polyangiitis)
合并Lambert-Eaton肌无力综合征(Lambert-Eaton myasthenia syndrome,LEMS)

病例36 恶性胸腺瘤(malignant thymoma)
副肿瘤综合征(paraneoplastic syndrome)
重症肌无力(myasthenia gravis,MG)
僵人综合征(stiff-person syndrome,SPS)
合并多发性肌炎(polymyositis,PM)

病例37 视神经脊髓炎谱系疾病(neuromyelitis optica spectrum disorders,NMOSD)
合并重症肌无力(myasthenia gravis,MG)

病例38 强直性肌营养不良症1型(myotonic dystrophy type 1,DM1)

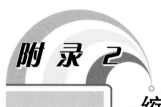

附录 2

缩略词中英文对照

英文缩写	英文全称	中文
3D-CISS	Three-dimensional constructive interference in steady-state	三维稳态构成干扰序列
3D-FIESTA	Three-dimensional fast imaging employing steady-state acquisition	三维稳态进动快速成像序列
AAEM	American Association of Electrodiagnostic Medicine	美国电诊断医学会
AchRAb	acetylcholine receptor antibody	乙酰胆碱受体抗体
THS	Tolosa-Hunt syndrome	Tolosa-Hunt 综合征
PM	polymyositis	多发性肌炎
ADA	adenosine deaminase	腺苷脱氨酶
ADEM	acute disseminated encephalomyelitis	急性播散性脑脊髓炎
ADEs	antiepileptic drugs	抗癫痫药物
ADL	activity of daily living	日常生活活动能力
AE	autoimmune encephalitis	自身免疫性脑炎
AHA	American Heart Association	美国心脏病协会
AHLE	acute hemorrhagic leukoencephalitis	急性出血性白质脑炎
AIRE	autoimmune regulator	自身免疫调节因子
AMPAR	alpha-amino-3-hydroxy-5-methyl-4-isoxazolepropionic acid receptor	α- 氨基 -3- 羧基 -5 甲基 -4- 异噁唑丙酸受体
ANCA	antineutrophil cytoplasmic antibody	抗嗜中性粒细胞胞质抗体
AQP4Ab	aquaporin 4 antibody	水通道蛋白 4 抗体
ASOs	antisense oligonucleotides	反向引物寡核苷酸
BAEP	brainstem auditory evoked potential	脑干听觉诱发电位
BBE	Bickerstaff brain stem encephalitis	Bickerstaff 脑干脑炎
CAD	cervical artery dissection	颈部动脉夹层
CADASIL	cerebral autosomal dominant arteriopathy with subcortical infarcts and leucoencephalopathy	伴皮层下梗死和白质脑病的常染色体显性遗传性脑动脉病
CAG	cytosine-adenine-guanine	胞嘧啶 - 腺嘌呤 - 鸟嘌呤
CASPR2	contactin associated protein-like 2	接触蛋白相关蛋白 2
CCM	cerebral cavernous malformation	脑海绵状血管畸形

CIDP	chronic inflammatory demyelinating polyradiculoneuropathy	慢性炎性脱髓鞘性多发性神经根神经病
CJD	Creutzfeldt-Jakob disease	克-雅病
CLIPPERS	chronic lymphocytic inflammation with pontine perivascular enhancement responsive to steroids	类固醇激素反应性慢性淋巴细胞性炎性反应伴脑桥血管周围强化症
CNS	central nervous system	中枢神经系统
CPEO	chronic progressive external ophthalmoplegia	慢性进行性眼外肌瘫痪
CRP	C-reactive protein	C反应蛋白
CSF	cerebrospinal fluid	脑脊液
CSS	Churg-Strauss syndrome	Churg-Strauss综合征
CVST	cerebral venous sinuses thrombosis	脑静脉窦血栓形成
CVT	cerebral venous thrombosis	脑静脉血栓形成
DAT	dopamine transporter	多巴胺转运蛋白
DAVF	dural arteriovenous fistula	硬脊膜动静脉瘘
DCVT	deep cerebral venous thrombosis	脑深静脉血栓形成
DM	dermatomyositis	皮肌炎
DM	myotonic dystrophies	萎缩性肌强直
DMPK	dystrophia myotonica protein kinase	萎缩性肌强直蛋白激酶
DRD	dopa-responsive dystonia	多巴反应性肌张力障碍
DRPLA	dentatorubral-pallidoluysian atrophy	齿状核红核苍白球路易体萎缩症
DSA	digital subtraction angiography	数字减影血管造影
DTI	diffusion tensor imaging	弥散张量成像
DWI	diffusion weighted imaging	弥散加权成像
EBP	epidural blood patch	硬膜外血贴
Ecad	epithelial-cadherin	受体上皮钙黏蛋白
EDS	excessive daytime sleepiness	白天过度嗜睡
EGFR	epidermal growth factor repeats	表皮生长因子样重复序列
EGPA	eosinophilic granulomatosis with polyangiitis	嗜酸性肉芽肿性多血管炎
EOPD	early-onset Parkinson disease	早发性帕金森病
ETFA	electron transfer flavoprotein α	电子转移黄素蛋白 α 亚单位
ETFB	electron transfer flavoprotein β	电子转移黄素蛋白 β 亚单位
ETFDH	electron transfer flavoprotein dehydrogenase	电子转移黄素蛋白脱氢酶
FBDS	faciobrachial dystonic seizures	面臂肌张力障碍发作
FDG-PET	fluorodeoxyglucose-positron emission tomography	氟脱氧葡萄糖-正电子发射断层显像
FLAIR	fluid-attenuated inversion recovery	液体衰减反转恢复序列
fMRI	function MRI	功能磁共振成像
GABABR	gamma-aminobutyric acid B receptor	γ-氨基丁酸B型受体
GAD	glutamic acid decarboxylase	谷氨酸脱羧酶
GBS	Guillain-Barré syndrome	吉兰-巴雷综合征

GC	gliomatosis cerebri	大脑胶质瘤病
GCA	giant cell arteritis	巨细胞动脉炎
GCS	Glasgow Coma Scale	格拉斯哥昏迷评分
GJT	glomus jugulare tumor	颈静脉球瘤
GPA	granulomatosis with polyangiitis	肉芽肿性多血管炎
HAMA	Hamilton Anxiety Scale	汉密尔顿焦虑量表
HAMD	Hamilton Depressive Scale	汉密尔顿抑郁量表
HD	Huntington disease	亨廷顿病
HE	Hashimoto encephalopathy	桥本氏脑病
HNA	hereditary neuralgic amyotrophy	遗传性神经痛性肌萎缩
HNPP	hereditary neuropathy with liability to pressure palsy	遗传性压迫易感性神经病
HSP	hereditary spastic paraplegia	遗传性痉挛性截瘫
hyperKPP	hyperkalemic periodic paralysis	高钾型周期性麻痹
hypoKPP	hypokalemic periodic paralysis	低钾型周期性麻痹
ICAD	internal carotid artery dissection	颈内动脉夹层
ICP	intracranial pressure	颅内压
ICVT	isolated cerebral venous thrombosis	孤立性皮层静脉血栓形成
IE	infective endocarditis	感染性心内膜炎
In1A	internalin A	表面侵入性蛋白内化素 A
IVIG	intravenous immunoglobulin	静脉注射免疫球蛋白
LBs	lewy bodies	路易小体
LEMS	Lambert-Eaton myasthenic syndrome	Lambert-Eaton 肌无力综合征
LG	leptomeningeal gliomatosis	脑膜胶质瘤病
LGI1	leucine-rich glioma inactivated-1	富亮氨酸胶质瘤失活 1 蛋白
LM	listeria monocytogenes	单核球增多性李斯特菌
LNs	lewy neuritis	路易神经突
LSM	lipid storage myopathy	脂质沉积性肌病
MADD	multiple acyl-coenzyme A dehydrogenase deficiency	多种酰基辅酶 A 脱氢酶缺陷
MC	meningeal carcinomatosis	脑膜癌病
MELAS	mitochondrial encephalomyopathy with lactic acidosis and stroke-like episodes	线粒体脑肌病伴高乳酸血症和卒中样发作
MERRF	myoclonic epilepsy with ragged red fibers	肌阵挛性癫痫伴肌肉破碎红纤维综合征
MFS	Miller-Fisher syndrome	Miller-Fisher 综合征
MG	myasthenia gravis	重症肌无力
MMSE	mini-mental state examination	简易精神状态检查
MND	motor neuron disease	运动神经元病
MoCA	Montreal Cognitive Assessment	蒙特利尔认知评估量表
MPA	microscopic polyangiitis	显微镜下多血管炎
MRC	mitochondria respiratory chain	线粒体呼吸链

MRS	magnetic resonance spectroscopy	磁共振波谱分析
MRV	magnetic resonance venography	核磁共振静脉血管造影
MS	multiple sclerosis	多发性硬化
MVD	micro vascular decompression	微血管减压术
NINDS-SPSP	National Institute of Neurological Disorders and Stroke and Society for PSP	美国国立神经系统疾病与脑卒中研究所与进行性核上性麻痹学会
NLSDI	neutral lipid storage disease with ichthyosis	中性脂质贮积病伴鱼鳞病
NLSDM	neutral lipid storage disease with myopathy	中性脂质贮积病伴肌病
NMDAR	N-methyl-D-aspartate receptor	N- 甲基 -D- 天冬氨酸受体
NMO	neuromyelitis optica	视神经脊髓炎
NMOSD	neuromyelitis optica spectrum disorder	神经脊髓炎谱系疾病
normoKPP	normokalemic periodic paralysis	正常血钾型周期性麻痹
NVCC	neurovascular cross compression	神经血管交互压迫
OPDM	oculopharyngodistal myopathy	眼咽远端型肌病
OPMD	oculopharyngeal muscular dystrophy	眼咽型肌营养不良
PABPN1	polyadenylation-binding protein nuclear 1	多聚腺苷酸结合蛋白核 1
PCD	primary carnitine deficiency	原发性肉碱缺乏
PD	Parkinson disease	帕金森病
PDLG	primary diffuse leptomeningeal gliomatosis	原发性弥漫性脑膜胶质瘤病
PME	progressive myoclonus epilepsy	进行性肌阵挛性癫痫
PMP22	peripheral myelin protein 22	周围髓鞘蛋白 22
PNS	peripheral nervous system	周围神经系统
PP	periodic paralysis	周期性麻痹
PRES	posterior reversible encephalopathy syndrome	可逆性后部脑病综合征
PROMM	proximal myotonic myopathy	近端肌强直肌病
PSP	progressive supranuclear palsy	进行性核上性麻痹
RBD	REM sleep behavior disorder	快速动眼期睡眠行为障碍
RBF	ragged blue fiber	破碎蓝纤维
RCVS	reversible cerebral vasoconstriction syndrome	可逆性脑血管收缩综合征
RRF	ragged red fiber	破碎红纤维
RNS	repetitive nerve stimulation	重复神经电刺激
RR-MADD	riboflavin responsive-MADD	核黄素反应性 MADD
SAH	subarachnoid hemorrhage	蛛网膜下腔出血
SBMA	spinobulbar muscular atrophy	延髓脊髓肌萎缩
SCA	spinocerebellar ataxia	脊髓小脑共济失调
SCV	sensory conduction velocity	感觉传导速度
SDH	succinate dehydrogenase	琥珀酸脱氢酶
SDH	subdural haematoma	硬膜下血肿
SIH	spontaneous intracranial hypotension	自发性低颅内压
SLG	secondary leptomeningeal gliomatosis	继发性脑膜胶质瘤病

SPS	stiff-person syndrome	僵人综合征
SREAT	steroid-responsive encephalopathy associated with autoimmune thyroiditis	自身免疫性甲状腺炎相关的激素反应性脑病
S-SAH	spinal subarachnoid hemorrhage	脊髓蛛网膜下腔出血
TA	temporal arteritis	颞动脉炎
TDAVF	tentorial dural arteriovenous fistula	小脑幕硬脑膜动静脉瘘
TEE	transesophageal echocardiography	经食管超声心动图
TGAb	antithyroglobulin antibody	抗甲状腺球蛋白抗体
TMAb	antithyroid microsomal antibody	抗甲状腺微粒体抗体
TPOAb	anti-thyroid peroxidase antibody	抗甲状腺过氧化物酶抗体
TPP	thyrotoxic periodic paralysis	甲状腺毒性周期性麻痹
TTE	transthoracic ecocardiography	经胸超声心动图
VAD	vertebral artery dissection	椎动脉夹层
VGCC	voltage-gated calcium channel	电压门控性钙离子通道
VGKC	voltage-gated potassium channel	电压门控性钾离子通道
VP	vestibular paroxysmia	前庭阵发症
WG	Wegener granulomatosis	韦格纳肉芽肿病